Musculoskeletal disorders

運動器疾患
ワークブック

目崎 登 監修
小林 直行 編

Workbook

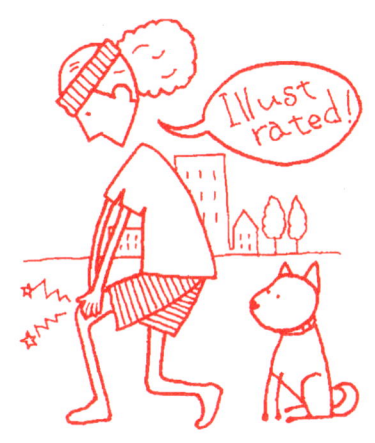

医歯薬出版株式会社

監修・編集・執筆一覧

●監 修
目崎　登（筑波大学名誉教授）

●編 集
小林直行（帝京平成大学地域医療学部講師）

●執 筆
荒木誠一（東亜大学人間科学部）
飯出一秀（環太平洋大学体育学部）
伊藤　新（帝京平成大学地域医療学部）
伊藤　譲（帝京科学大学医療科学部）
市ヶ谷武生（帝京科学大学医療科学部）
稲川郁子（大東文化大学）
加藤明雄（帝京平成大学ヒューマンケア学部）
川口央修（呉竹医療専門学校）
後藤　充（帝京平成大学地域医療学部）
小山浩司（東京有明医療大学保健医療学部）
高橋和司（アムス柔道整復師養成学院）
高橋憲司（帝京平成大学地域医療学部）
玉井清志（帝京平成大学地域医療学部）
田宮慎二（帝京平成大学ヒューマンケア学部）
樽本修和（帝京平成大学地域医療学部）
西川　彰（帝京平成大学地域医療学部）
古山喜一（環太平洋大学体育学部）
山﨑昌彦（育英メディカル専門学校）
山下昌一（神奈川柔道整復専門学校）
吉野圭祐（神奈川柔道整復専門学校）

序

●監修の序

　本書は，アスリートを中心として，多くの人々のケア・サポートを行うコメディカル（アスレティックトレーナー，柔道整復師，理学療法士など）の方々を対象として，運動器の外傷や疾患についての理解を深めていただくために企画・計画されました．

　各部位別に外傷や疾患について，文章ではなく， テキスト として箇条書きに簡明に記述されています．それぞれの外傷・疾患について，特徴，発生機序，症状，徒手検査，治療法（整復法・固定法など）が示されています．同時に，学習した後の知識の確認のため自己学習（Self-learning）として，対応する形式で「穴埋め形式」の問題 ワーク を示しています．

　さらに章末には演習問題を加え，読者の理解度をチェックできるようにしています．

　本書は，短時間で効率良く学習し，知識を吸収できるように工夫されていることからも，各職種のコメディカルの方々にとって，大変に有益であると思われます．

　この企画を積極的に支援していただいた医歯薬出版株式会社編集部の各位に敬意を表します．

平成 24 年 2 月吉日

目崎　登

●編集の序

　本書は"理解を深める"ことに重点を置いて作成されたテキストです．筋・骨・関節・軟部組織などの運動器に関わる疾患を理解することは，整形外科医，理学療法士，柔道整復師，鍼灸・あん摩マッサージ師，アスレティックトレーナーの各専門職を目指す学生にとって重要です．これまで多くの参考書はありましたが，自己学習をするには難解であったり，重要なポイントを把握するのが難しく，どこを覚えたらいいのかわからないといった問題点がありました．

　本書では，各疾患の保存療法の重要ポイントをまとめた テキスト をまず読み，学習効果を高めるために採用した穴埋めの ワーク を行うことによって重要語句を自然に理解できるようにいたしました．さらに，文章で記した内容を視覚的に理解できるように，イラスト，単純X線写真や MRI 画像も充実させました．

　国家試験やアスレティックトレーナーの試験を受ける学生にとっても，重要ポイントがテキストとしてまとめられ，自己学習ができるので，本書が十分な力を発揮すると確信しております．

　最後に，執筆をお願いいたしました先生方は各疾患のスペシャリストであります．ご多忙の中，原稿を執筆して頂きありがとうございました．監修の労をお取りいただきました目崎　登先生には本当の息子のように，時に厳しく，時に優しく公私ともどもご指導を賜りました．厚く御礼申し上げます．また，本書の作成にあたって医歯薬出版株式会社の竹内　大氏には，多くの助言とご指導を賜りました．ここに深謝の意を表します．

小林　直行

本書を有効に活用するために

本書は疾患を解説した テキスト と問題の ワーク からできています.

テキストをまず読み，ワークを行うことで効率よく重要ポイントを覚えることができるように配慮されています．ワークではテキストとの関係が分かるように，各頁に見出しを示しましたが，すべての疾患を記載してはおりません．

骨折・脱臼・軟部組織損傷の順で大きく3部に分けられています．学生の皆様，または各専門職にあっては必要なところから学習を始めましょう．

1．「学習のポイント」を理解しよう！

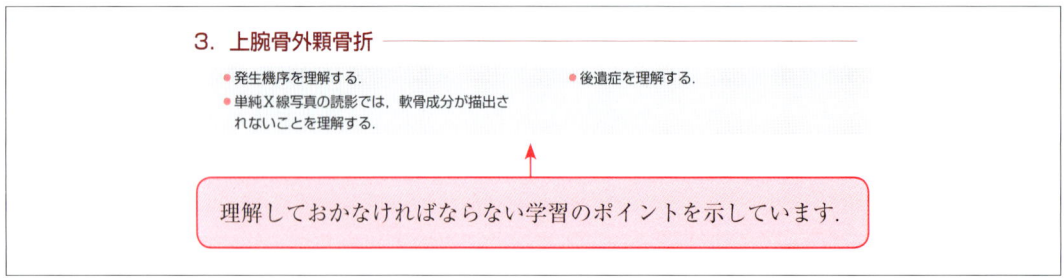

2． テキスト を参考にしながら，イラストで理解を深め穴埋めの ワーク をやってみよう！

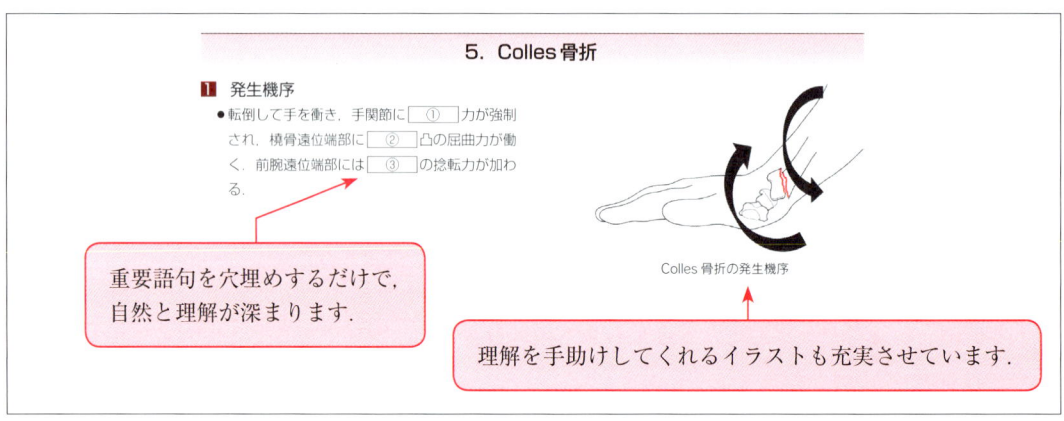

3．赤色シートを用いて「テキスト」内の重要語句を暗記しよう！
4．「check point」で用語を理解し，「エキスパートへの道」でもう一歩進んだ知識を得よう！

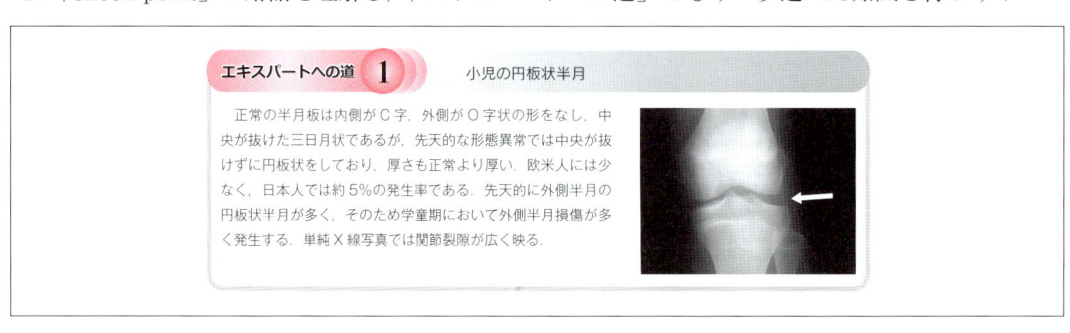

目次

序 .... iii　　本書を有効に活用するために iv

第1部　骨　折

テキスト ＆ ワーク

第1章　頭部・顔面部の骨折 2
1. 頭蓋骨骨折 2/3
2. 眼窩底吹き抜け骨折 4/5
3. 上顎骨骨折 4/5
4. 下顎骨骨折 6/7
5. 頬骨・頬骨弓骨折 6/7
6. 鼻骨骨折 8/7
   演習問題 9

第2章　頸部の骨折 10
1. Jefferson 骨折 10/11
2. 軸椎歯突起骨折 10/11
3. hangman 骨折 12/13
4. 椎体楔状圧迫骨折 12/13
5. tear drop 骨折 12/13
6. 椎体破裂骨折 14/13
7. 棘突起骨折 14/13
   演習問題 15

第3章　体幹部の骨折 16
1. 上部胸椎棘突起骨折 16/-
2. 胸椎椎体圧迫骨折および胸腰椎移行部椎体圧迫骨折 16/17
3. Chance 骨折 17/19
4. 椎体破裂骨折 18/-
5. 腰椎肋骨突起骨折 18/19
   演習問題 20

第4章　胸郭部の骨折 21
1. 胸骨骨折 21/-
2. 肋骨骨折・肋軟骨骨折 22/23
3. 鎖骨骨折 24/25
4. 肩甲骨骨折 28/29
   演習問題 31

第5章　上腕骨近位端部の骨折 32
1. 上腕骨骨頭骨折 32/-
2. 上腕骨解剖頸骨折 32/-
3. 上腕骨外科頸骨折 33/35
4. 上腕骨大結節骨折 34/36
5. 上腕骨小結節骨折 34/36
6. 上腕骨近位骨端線離開 34/36
   演習問題 37

第6章　上腕骨骨幹部および肘関節周辺部の骨折 38
1. 上腕骨骨幹部骨折 38/39
2. 上腕骨顆上骨折 40/43
3. 上腕骨外顆骨折 42/45
4. 上腕骨内側上顆骨折 44/47
5. 尺骨肘頭骨折 46/47
6. 橈骨近位端部骨折 48/47
   演習問題 50

第7章　前腕骨骨幹部から遠位端部の骨折 51
1. 橈骨単独骨折 51/-
2. 前腕両骨骨幹部骨折 52/-
3. Monteggia 脱臼骨折 54/53
4. Galeazzi 脱臼骨折 54/53
5. Colles 骨折 54/55
6. Smith 骨折 57/59
7. 背側 Barton 骨折 58/-
8. 掌側 Barton 骨折 58/-
9. chauffeur 骨折 60/-
10. 橈骨遠位骨端線離開 60/-
    演習問題 61

第8章　手根部の骨折 62
1. 舟状骨骨折 62/63

第9章　中手部の骨折 … 68

   2. 月状骨骨折 … 64/-
   3. 三角骨骨折 … 65/-
   4. 大菱形骨骨折 … 65/-
   5. 有頭骨骨折 … 65/-
   6. 有鉤骨鉤骨折 … 66/-
   7. 有鉤骨体部骨折 … 66/-
   8. 豆状骨骨折 … 66/-
   演習問題 … 67

第9章　中手部の骨折 … 68
   1. 中手骨骨頭部骨折 … 68/-
   2. 中手骨頸部骨折 … 68/71
   3. 中手骨骨幹部骨折 … 69/71
   4. 中手骨基部骨折 … 70/71
   演習問題 … 72

第10章　手指部の骨折 … 73
   1. 基節骨骨折 … 73/75
   2. 中節骨骨折 … 73/75
   3. 末節骨骨折 … 76/77
   演習問題 … 78

第11章　骨盤および股関節周辺部の骨折 … 79
   1. 骨盤輪骨折 … 79/81
   2. 骨盤裂離骨折 … 80/81
   3. Malgaigne骨折 … 80/81
   4. 大腿骨骨頭骨折 … 80/-
   5. 大腿骨頸部骨折 … 82/83
   6. 大腿骨大転子骨折 … 84/-
   7. 大腿骨小転子骨折 … 84/85
   演習問題 … 86

第12章　大腿骨および膝蓋部の骨折 … 87
   1. 大腿骨骨幹部骨折 … 87/89
   2. 大腿骨顆上骨折 … 88/89
   3. 大腿骨遠位骨端線離開 … 88/91
   4. 大腿骨顆部骨折 … 88/91
   5. 内側側副靱帯付着部裂離骨折 … 90/91
   6. 膝蓋骨骨折 … 90/93
   演習問題 … 94

第13章　下腿部の骨折 … 95
   1. 脛骨顆部骨折 … 95/97
   2. 脛骨顆間隆起骨折 … 96/97
   3. 脛骨粗面骨折 … 98/97
   4. 腓骨頭骨折 … 99/-
   5. 脛骨単独骨折および脛腓両骨骨折 … 100/99
   6. 腓骨骨幹部単独骨折 … 102/-
   7. 下腿骨果上骨折 … 102/-
   8. 下腿骨骨幹部疲労骨折 … 104/103
   演習問題 … 105

第14章　足関節周辺部および足部の骨折 … 106
   1. 足関節果部骨折 … 106/107
   2. 距骨骨折 … 108/109
   3. 踵骨骨折 … 110/109
   4. 舟状骨骨折 … 111/113
   5. 立方骨骨折 … 111/-
   6. 中足骨骨折 … 112/113
   7. 足趾骨骨折 … 112/-
   演習問題 … 114

第2部　脱　臼

第1章　頭部および体幹の脱臼 … 116
   1. 顎関節脱臼 … 116/117
   2. 環軸関節の脱臼および脱臼骨折 … 120/121
   3. 頸椎脱臼 … 120/-
   4. 胸椎部脱臼骨折 … 120/-
   5. 胸腰椎移行部脱臼骨折 … 121/121
   演習問題 … 122

第2章　肩周辺部の脱臼 … 123
   1. 胸鎖関節脱臼 … 123/-
   2. 肩鎖関節脱臼 … 124/125
   3. 肩関節脱臼 … 126/127
   演習問題 … 131

第3章　肘部の脱臼 ……………… 132

1. 前腕両骨後方脱臼　　　　132/133
2. 前腕両骨前方脱臼　　　　134/135
3. 前腕両骨側方脱臼　　　　134/135
4. 前腕両骨分散（開排）脱臼　134/135
5. 橈骨頭単独脱臼　　　　　134/-
6. 肘内障　　　　　　　　　136/135
   演習問題 …………………………… 137

第4章　手および手指部の脱臼 …… 138

1. 遠位橈尺関節脱臼　　　　138/-
2. 橈骨手根関節脱臼　　　　138/-
3. 月状骨脱臼および月状骨周囲脱臼 … 138/141
4. 手根中手（CM）関節脱臼　139/-
5. 中手指節関節脱臼　　　　140/141
6. 指節間関節脱臼　　　　　142/143
   演習問題 …………………………… 144

第5章　下肢の脱臼 ……………… 145

1. 股関節脱臼　　　　　　　145/147
2. 膝蓋骨脱臼　　　　　　　148/149
3. 膝関節脱臼　　　　　　　150/-
4. Chopart関節脱臼　　　　151/-
5. Lisfranc関節脱臼　　　　151/153
6. 足趾の脱臼　　　　　　　152/153
   演習問題 …………………………… 154

第3部　軟部組織損傷

第1章　頭部・胸郭の疾患 ……… 156

1. 顎関節症　　　　　　　　156/157
2. 顎関節捻挫　　　　　　　157/-
3. 頭部・顔面打撲　　　　　158/-
4. 胸肋関節損傷　　　　　　158/-
5. 肋間筋損傷　　　　　　　159/-
   演習問題 …………………………… 160

第2章　頚部の疾患 ……………… 161

1. 斜頚　　　　　　　　　　161/163
2. 環軸関節回旋位固定　　　161/-
3. 頚椎椎間板ヘルニア　　　161/163
4. 頚椎症　　　　　　　　　162/-
5. 後縦靱帯骨化症　　　　　162/-
6. 胸郭出口症候群　　　　　162/165
7. 寝違え　　　　　　　　　164/-
8. むちうち損傷　　　　　　166/167
9. 外傷性腕神経叢麻痺　　　166/167
10. 副神経麻痺　　　　　　　168/-
11. 頚部の神経麻痺　　　　　169/-
    演習問題 …………………………… 170

第3章　胸背部・腰部の疾患 …… 171

1. 胸背部の軟部組織損傷　　171/-
2. 腰部の軟部組織損傷　　　171/-
3. 不安定性に基づく腰痛　　173/175
4. 変形性脊椎症　　　　　　174/177
5. 腰椎椎間板ヘルニア　　　176/177
6. 破壊性病変　　　　　　　178/-
7. 脊髄腫瘍　　　　　　　　180/-
   演習問題 …………………………… 181

第4章　肩部および上腕部の疾患 … 182

1. 腱板損傷　　　　　　　　182/183
2. 上腕二頭筋長頭腱損傷　　184/185
3. Bennett病変　　　　　　186/187
4. SLAP損傷　　　　　　　186/187
5. 肩峰下インピンジメント症候群 … 188/189
6. リトルリーガーズショルダー … 190/189
7. 動揺性肩関節　　　　　　190/189
8. 肩甲上神経絞扼障害　　　191/193
9. 腋窩神経絞扼障害　　　　191/193
10. 肩関節周囲炎　　　　　　192/-
11. 石灰沈着性腱板炎　　　　192/193
12. 変形性肩関節症，変形性肩鎖関節症
    　　　　　　　　　　　　193/-
    演習問題 …………………………… 194

第5章　肘部の疾患　195

1. パンナー病　195/197
2. 円回内筋症候群　195/197
3. 後骨間神経麻痺　196/199
4. 前骨間神経麻痺　198/199
5. コンパートメント症候群　198/201
6. 肘関節後外側回旋不安定症　200/201
7. 肘内側側副靱帯損傷　202/203
8. 肘部管症候群　202/203
9. 変形性肘関節症　204/205
10. 野球肘　204/205
11. 離断性骨軟骨炎　206/207
12. 上腕骨外側上顆炎　208/207
    演習問題　209

第6章　手および手指部の疾患　210

1. Kienböck病　210/-
2. スワンネック変形　210/-
3. Dupuytren拘縮　211/211
4. de Quervain病　212/213
5. ばね指　214/-
6. ロッキングフィンガー　214/-
7. Heberden結節　215/215
8. ボタン穴変形　216/217
9. Madelung変形　216/-
10. 母指（第1指）MP関節尺側側副靱帯損傷　217/217
11. 三角線維軟骨複合体損傷　218/-
12. 手根管症候群　219/221
13. Guyon管症候群　220/221
    演習問題　222

第7章　股部の疾患　223

1. 鼠径部痛症候群　223/225
2. ばね股　223/225
3. 梨状筋症候群　224/225
4. ペルテス病　224/227
5. 大腿骨頭すべり症　226/227
6. 単純性股関節炎　226/229
7. 変形性股関節症　228/229
8. 大腿骨頭壊死症　228/229
9. 股関節拘縮　230/231
   演習問題　233

第8章　大腿および小児の膝部の疾患　234

1. 大腿部打撲　234/235
2. 大腿部骨化性筋炎　234/-
3. 大腿部の肉ばなれ　236/235
4. 小児の膝変形　237/237
5. 離断性骨軟骨炎　238/237
   演習問題　239

第9章　膝部の疾患　240

1. 半月板損傷　241/241
2. 内側側副靱帯損傷　242/241
3. 外側側副靱帯損傷　242/-
4. 前十字靱帯損傷　243/245
5. 後十字靱帯損傷　244/245
6. Osgood-Schlatter病　244/247
7. ジャンパー膝　246/247
8. 腸脛靱帯炎　246/249
9. タナ（棚）障害　248/-
10. 膝蓋軟骨軟化症　248/249
11. 鵞足炎　248/251
12. 滑液包炎　249/-
13. 変形性膝関節症　250/251
    演習問題　252

第10章　下腿および足部の疾患　253

1. コンパートメント症候群　253/255
2. アキレス腱炎・周囲炎　253/-
3. アキレス腱断裂　253/255
4. 腓骨筋腱脱臼　254/-
5. 脛骨過労性骨膜炎・シンスプリント　254/-
6. 足関節外側側副靱帯損傷　255/257
7. 足関節内側側副靱帯損傷　256/257
8. その他の足部靱帯損傷　256/257
9. 扁平足障害　256/-
10. 後足部の疾患　256/259
11. 前足部の疾患　258/259
    演習問題　260

索引　261
付　ワーク・演習問題解答　267

第 1 部

骨　　　折

■学習のはじめに

- 骨折とは，なんらかの外力によって骨組織の連続性が絶たれた状態をいう．
- 骨折は原因により，外傷性骨折のほか，病的骨折と疲労骨折が挙げられる．
- 症状として，全身症状と局所症状があり，全身症状では外傷性ショックや脂肪塞栓などに注意を要する．局所症状では疼痛，腫脹，機能障害，異常可動性，変形，軋音が挙げられる．
- 疼痛では，骨折部に限局した圧痛と腫脹がみられ，骨髄からの多量の出血のため熱感を伴った骨折血腫を形成するのが特徴である．
- 完全骨折時には，異常可動性や軋音がみられ，転位があれば変形が確認できる．
- 骨折と脱臼・捻挫などの鑑別は，上記を理解すれば難解ではない．指の骨折などは突き指などと処置をされている場合が多いため注意を要する．

第1章 頭部・顔面部の骨折

頭部の骨折

1. 頭蓋骨骨折

- 分類を理解する．
- 症状を理解する．

<特徴>
- 小児は頭部外傷の頻度が高い．
- 亀裂骨折が多く発生する．

☞ **check point**：亀裂骨折は線状骨折ともよばれる．

<分類>
- 頭蓋骨骨折は，最大脳頭蓋線を境に，上は頭蓋冠骨折，下は頭蓋底骨折に分類される．
- 最大脳頭蓋線：眉間と外後頭隆起を結ぶ仮想の線をさす．

頭蓋冠骨折と頭蓋底骨折

	頭蓋冠の骨折	頭蓋底の骨折
発生外力	直達外力	介達外力
単純X線診断	容易	困難
骨折型	亀裂骨折が多い 　成人：陥没骨折 　小児：陥凹骨折	亀裂骨折が多い
分類		前頭蓋底，中頭蓋底，後頭蓋底に分類 （中頭蓋底の錐体部骨折が最も多い）

<頭蓋底骨折の症状>
- 前頭蓋底の骨折：ブラックアイ（眼鏡様皮下出血），髄液鼻漏，鼻出血．
- 中頭蓋底の骨折：バトル徴候，髄液耳漏，耳出血．
- 側頭骨の錐体部骨折：顔面神経麻痺．
- 頭蓋骨骨折は亀裂骨折が多いため，骨折の固有症状を証明しにくい．

<頭蓋骨骨折への対応>
- 絶対安静の状態で，頭部を固定・冷却し速やかに専門医に委ねる．

<合併症>
- 急性硬膜外血腫，急性硬膜下血腫，脳振盪，脳挫傷．
- 脳圧迫症，頭蓋内出血．
- 脳神経の損傷．嗅神経（Ⅰ），視神経（Ⅱ），顔面神経（Ⅶ），内耳神経（Ⅷ）．

テキスト ＆ ワーク

1．頭蓋骨骨折

1 頭蓋骨骨折の分類
- 図のように，①　を境に，②　と③　に分かれる．
- ④　と⑤　を結ぶ最大脳頭蓋線の上下で分類される．
- 頭蓋冠骨折は⑥　により発生し，頭蓋底骨折は墜落などで脊椎を介し頭蓋底に⑦　が作用し発生する．

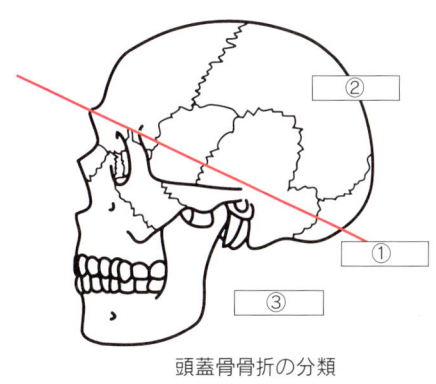

頭蓋骨骨折の分類

2 頭蓋底の分類
- 上方から頭蓋窩をみた写真である．a：①　，b：②　で，c：③　である．中頭蓋底の側頭骨錐体部骨折が最も多い．

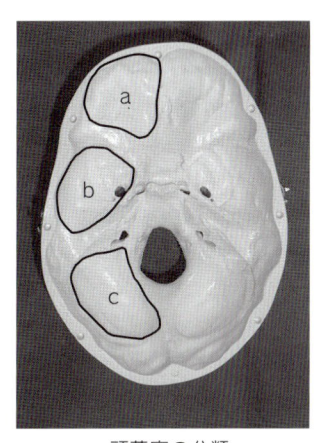

頭蓋底の分類

3 ブラックアイとバトル徴候
- ブラックアイは①　骨折，バトル徴候は②　でみられる．
- ブラックアイは，③　ともいい，パンダの眼のようにみえることからパンダ眼ともいう．バトル徴候は耳介後部から乳様突起にみられる．

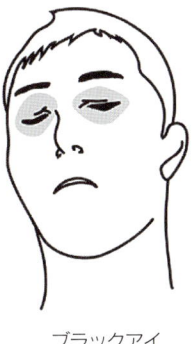 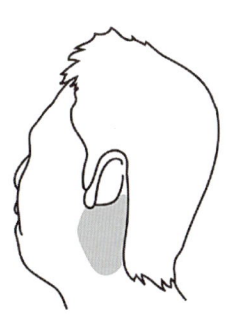

ブラックアイ　　　　バトル徴候

顔面部の骨折

2. 眼窩底吹き抜け骨折（眼窩底破裂骨折）

- 発生機序を理解する．
- 症状を理解する．

<眼窩を構成する骨>
- 頬骨，上顎骨，前頭骨，蝶形骨，篩骨，口蓋骨，涙骨

<発生機序>
- ボールやパンチにより眼球に直達外力を受けることで，眼窩内の圧力が眼窩底に波及して骨折を起こす．サッカーのヘディングなどで相手の頭部が直撃することもある．

☞ **check point**：発生機序は受傷機転，発生メカニズムと同義語である．

<好発部位>
- 眼窩底および眼窩内側．

<症状>
- 眼球が陥凹する．
- 眼窩内出血や浮腫による瞼の腫脹のため眼裂が狭小化する．
- 下直筋が骨折部に挟み込まれ，眼球の上転障害がみられる．
- 眼球の複視・視野障害が発生する．
- 眼窩下神経（三叉神経第2枝：上顎神経）麻痺により頬から上口唇にしびれを感じる．

3. 上顎骨骨折

- 分類を理解する．
- ルフォール分類に関連した症状を理解する．

<発生機序>
- 殴打やボールの直撃など，直達外力によって発生する．

<分類>
- 上顎骨だけでなく顔面部の骨折を含むルフォール（Le Fort）分類を用いることがある．
- 縦に骨折線が入るものを上顎骨矢状骨折とよぶ．
- 顔面中央1/3の骨折をルフォールは3型に分類したが，上顎骨矢状骨折を加えた4つの型を顔面中央1/3骨折の分類として用いることがある．

☞ **check point**：逆行性感染とは，菌が経路を逆行して感染することである．

<症状>
- 内出血，骨片転位により顔貌の変化がみられる．
- 咀嚼障害，咬合不全，言語障害，下顎運動障害がみられる．
- 上顎歯牙を動かすと連動して顎の動揺がみられる．
- ルフォールのⅡ・Ⅲ型では，髄液鼻漏を起こしやすい．髄液鼻漏により逆行性感染のリスクが高まる．
- 合併症として，気道閉塞を起こす場合がある．
- 上顎骨には副鼻腔の上顎洞があるため，開放性骨折になりやすい．
- 眼窩下神経麻痺（三叉神経第2枝）により頬から上口唇にしびれを感じる．

2．眼窩底吹き抜け骨折，3．上顎骨骨折

1 眼窩底吹き抜け骨折（眼窩底破裂骨折）の発生機序および症状
- ボールなどが眼球に直撃することで発生する．
- ① が骨折部に挟み込まれると眼球の ② が発生する．

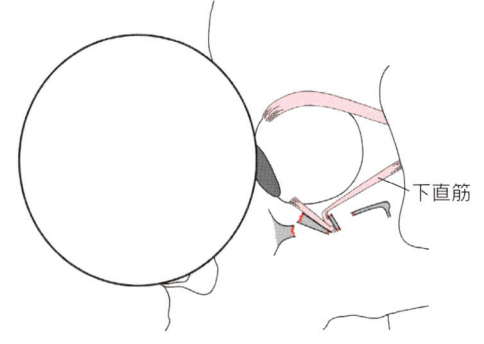

眼窩底吹き抜け骨折の発生機序

2 眼窩下神経の神経支配
- 眼窩下神経は ① の第2枝である． ② から伸びる枝である．
- 眼窩下神経麻痺では， ③ から ④ にしびれを感じる．

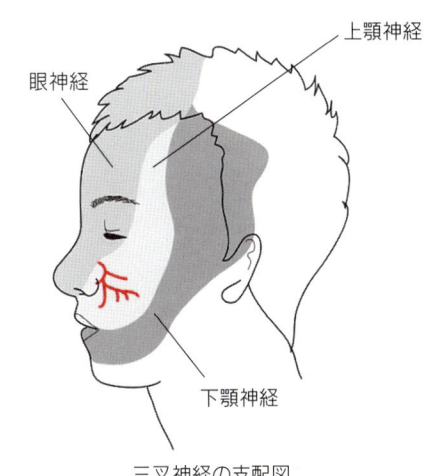

三叉神経の支配図

3 上顎骨骨折のルフォール（Le Fort）分類
- ① ， ② は，上顎骨のみの骨折であるが，ルフォールⅡ型，Ⅲ型では頭蓋底（鼻篩骨）の骨折を含むため ③ を起こしやすい．

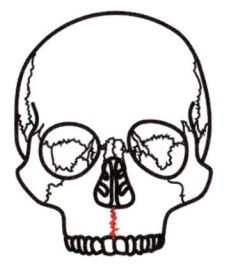
上顎骨矢状骨折

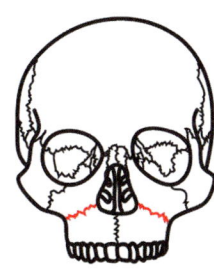
ルフォールⅠ型

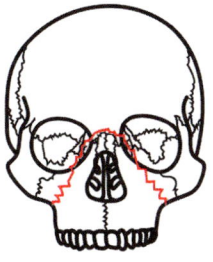
ルフォールⅡ型

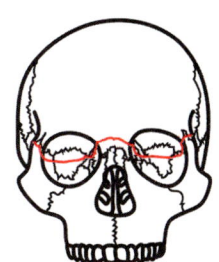
ルフォールⅢ型

上顎骨骨折を中心としたルフォール分類

4. 下顎骨骨折

- 分類を理解する．
- 発生機序を理解する．

<分類>
- 下顎骨骨体部骨折：正中部骨折，オトガイ孔部骨折（犬歯部骨折），大臼歯部骨折，下顎角部骨折
- 下顎枝部骨折：関節突起頚部骨折，筋突起部骨折

<発生頻度>
- 下顎骨骨体部骨折：全体の6割超．開放性骨折が多い．
- 下顎枝部骨折：全体の4割弱．閉鎖性骨折が多い．
- 関節突起頚部骨折が下顎骨骨折全体で発生頻度が最も高い．

<発生機序>
- 直達外力で発生しやすい．
- 正中部骨折では，オトガイ部の叩打や側方からの圧迫により発生しやすい．
- 下顎枝部骨折については，顎関節脱臼の整復時に発生しやすいため注意が必要となる．

<症状>
- 顔貌の変形．
- 咬合異常，開口障害，嚥下障害，唾液流出．
- 歯肉部の出血や裂傷．

<治療法>
- 保存療法が困難なことが多い．
- 咬合不全を残さないように顎間固定を行うことがある．

<合併症>
- 顎関節脱臼，咬合不全・咀嚼障害，下歯槽神経の障害，気道閉塞．

5. 頬骨・頬骨弓骨折

- 分類および骨折部位を理解する．

<分類>
- 頬骨弓単独骨折
  骨折線が3ヵ所みられ，V字型に陥没することが多い．
- 頬骨体部骨折
  Tripod fracture：頬骨前頭縫合部，頬骨弓，上顎頬骨縫合部の3ヵ所で骨折する．

<症状>
- 内出血，腫脹，骨片転位による顔貌の変化がみられる．
- 頬骨弓単独骨折では，骨片により側頭骨が圧迫され開口障害を伴う．
- 頬骨体部骨折では，眼球陥没，複視・視野障害を起こす．
- 頬骨体部骨折では，咬筋の緊張により骨片は内下方へ転位する．

テキスト & ワーク

4．下顎骨骨折，5．頬骨・頬骨弓骨折，6．鼻骨骨折

1 下顎骨骨折の分類
- 写真のように下顎骨骨体部骨折（①，②，③，④）と下顎枝部骨折（⑤，⑥）に分けられる．
- 下顎枝部骨折においては ⑦ の整復の際に発生することがある．

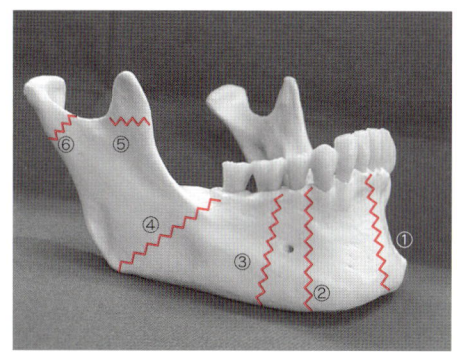

下顎骨骨折の部位

2 頬骨弓単独骨折と頬骨体部骨折の発生部位
- 頬骨弓単独骨折では，骨折線が ① みられ，② 型に陥没することが多い．
- Tripod fracture：③，④，⑤ の3ヵ所で骨折する体部骨折のことをいう．

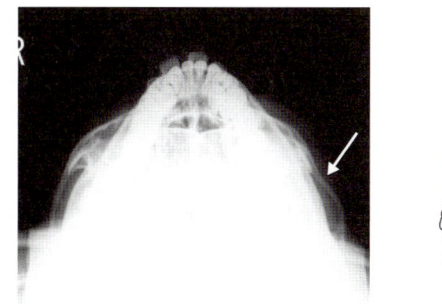

頬骨弓単独骨折

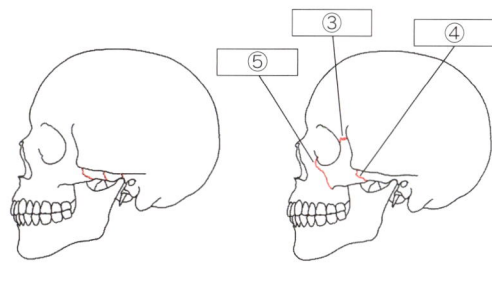

頬骨体部骨折

3 鼻骨骨折の変形
- ① 型：鼻の側面から外力を受け発生する．
- ② 型（平鼻）：鼻の正面から外力を受け発生する．

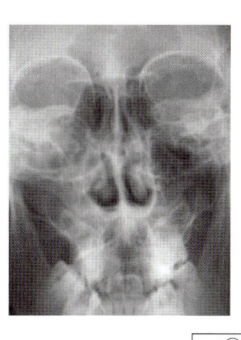 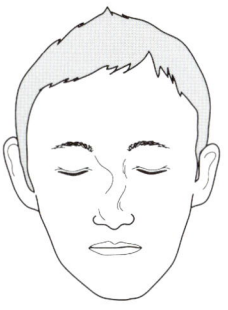

① 型

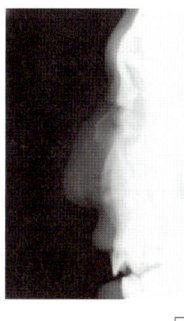 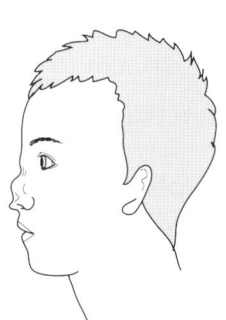

② 型（平鼻）

6. 鼻骨骨折

- 分類および骨折部位を理解する．
- 受診科を理解する．

<分類>
- 鞍鼻型，斜鼻型に分類される．
発生頻度は斜鼻型のほうが高い．

<発生機序>
- 鞍鼻型：鼻の正面から直達外力を受けることで発生する．
- 斜鼻型：鼻の側面から直達外力を受けることで発生する．

<症状>
- 顔貌の変形．
- 眼窩部に皮下出血斑．
- 鼻出血．
- 鼻閉．
- 時間の経過とともに，腫脹が増大し変形が不明瞭となる．

<治療法>
- 鉗子や丸い塗り箸の先に滅菌ガーゼを巻きつけたものを使用する．
- 転位に応じた方向に骨片を持ち上げ，母指・示指で鼻の形を整える．
- ガーゼや綿花で作製したタンポンを鼻孔に挿入し整復位を保持する．
- スポーツにおいては骨癒合が得られていない状態で復帰するため，再受傷を予防するスポーツ用の装具を用いる．

<整復後の確認事項>
- 必ず本人に鏡で，変形の有無を確認させる．
- 形成外科，耳鼻咽喉科への受診を勧める．
- 脳震盪やその他の症状が疑われた場合には，脳神経外科や総合病院内にある眼科への受診を勧める．

（高橋憲司）

4　鼻骨骨折のスポーツ用装具

- スポーツに復帰する際は　①　が得られていないことが大半なため，スポーツ用の装具を用いる．

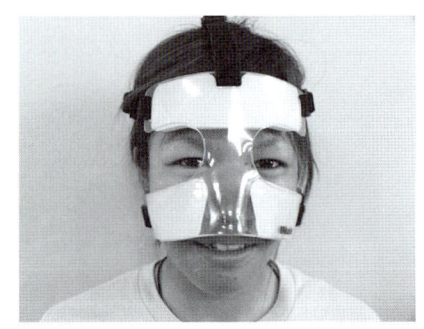

鼻骨骨折のスポーツ用装具

演習問題

1) 頭部外傷について正しいのはどれか.
   1. 頭蓋底骨折は介達外力によるものが多い.
   2. 前頭蓋底骨折ではバトル徴候が出現する.
   3. バトル徴候は脳損傷を示唆する所見である.
   4. 成人の頭蓋底骨折では陥没骨折が最も多い.

2) 頭蓋底骨折について誤っているものはどれか.
   1. 前頭蓋底骨折では, 髄液耳漏・耳出血がみられる.
   2. 頭蓋底骨折は骨折の固有症状の確認が困難である.
   3. X線頭蓋単純撮影での診断は困難である.
   4. 中頭蓋底の側頭骨錐体部骨折では, 顔面神経麻痺がみられる.

3) 頭蓋骨骨折で発生頻度が最も高いのはどれか.
   1. 破裂骨折
   2. 亀裂骨折
   3. 陥没骨折
   4. 陥凹骨折

4) 眼窩底吹き抜け骨折の症状で眼球の上転障害が発生することがあるが, 下記のどの筋が関与するか選びなさい.
   1. 上直筋
   2. 下直筋
   3. 外側直筋
   4. 上斜筋

5) 眼窩下神経の枝分かれは何神経からか選びなさい.
   1. 眼神経
   2. 下顎神経
   3. 上顎神経
   4. 頬神経

6) 上顎骨骨折について正しいのはどれか.
   1. 開放性骨折になりやすい.
   2. 介達外力によるものが多い.
   3. 気道閉塞はみられない.
   4. 下顎の運動障害は認めない.

7) 上顎骨骨折について髄液漏がみられる危険性があるのはどれか. 2つ選べ.
   1. ルフォールⅠ型
   2. ルフォールⅡ型
   3. ルフォールⅢ型
   4. 上顎骨矢状骨折

8) 下顎骨骨折について正しいのはどれか.
   1. 介達外力によるものが多い.
   2. 正中部骨折は下顎枝部骨折である.
   3. 関節突起頸部での骨折が最も多い.
   4. 体部より枝部での骨折が多い.

9) 頬骨体部骨折の tripod fracture に該当しないものはどれか.
   1. 頬骨弓
   2. 上顎頬骨縫合部
   3. 鱗状縫合部
   4. 頬骨前頭縫合部

10) 鼻骨骨折について誤っているのはどれか.
    1. 鼻出血はほぼ必発し, 鼻閉がみられる.
    2. 受傷後, 時間の経過とともに腫脹が増大するため, 骨折固有症状を認めにくくなる.
    3. 鞍鼻型の発生頻度が高い.
    4. 顔貌の変形を呈する.

11) 次の骨折のうち, 眼窩下神経障害の合併が考えられないものはどれか.
    1. 眼窩底吹き抜け骨折
    2. 上顎骨骨折
    3. 頬骨および頬骨弓骨折
    4. 下顎骨骨折

12) 誤っているのはどれか.
    1. 成人の頭蓋冠骨折は不全骨折が多い.
    2. 眉間と乳様突起を結ぶ線を最大脳頭蓋線と呼ぶ.
    3. 頭部外傷によりブラックアイが出現した場合は絶対安静である.
    4. 頬骨弓単独骨折により開口障害が出現する.

第2章 頚部の骨折

頚椎骨折

＜特徴＞
- 交通事故やラグビーなどのコンタクトスポーツや水泳の飛び込みで発生しやすい．
- 骨折が発生した際には四肢麻痺などの重篤な損傷が多く，日常生活が著しく制限される．
- 上位頚髄損傷を合併すると呼吸筋の麻痺を生じ致命的となる．（C3〜C5から出た神経根は頚神経叢を経由して横隔神経となり横隔膜を支配するため）

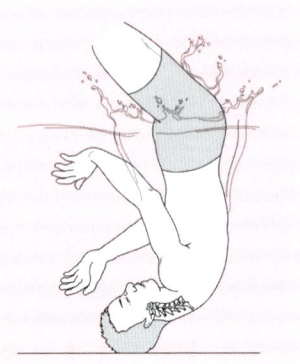

1. Jefferson 骨折（環椎破裂骨折）

- 発生機序を理解する．
- 診断方法を理解する．
- 症状，とくに頚髄損傷がまれであることを理解する．

＜発生機序＞
- 頭部からの軸圧力により発生する．

＜診断および症状＞
- 力学的に脆弱な部位で骨折し，骨片は破裂するように（4片）に分かれることが多い．
- 開口位にて単純X線撮影を行うことがあるが，CT像の方が詳細に描出される．
- 骨折片は脊柱管から遠位性に拡大するので，頚髄損傷はまれである．

＜治療法＞
- 脊椎の安定性が保持されているものに対し，牽引と安静臥床などの保存療法を行う．
- 明らかな不安定性や疼痛を伴う変形性関節症を残すものなどには観血的固定術が行われる．

2. 軸椎歯突起骨折

- 分類を理解する．

＜特徴＞
- 交通事故などにより頚部に強大な屈曲力または伸展力が作用し発生するものが多い．
- 開口位X線撮影が有効である．

＜分類＞
- Anderson 分類によりⅢ型に分類される．
- 小児では成長軟骨板が存在するため，Ⅲ型の部位に骨端線離開を生じることもある．

1. Jefferson骨折，2. 軸椎歯突起骨折

1 Jefferson骨折（環椎破裂骨折）
- ① 骨折（環椎破裂骨折）では，各骨片は外側方向に転位し脊柱管は拡大するため，② の合併は少ない．
- ③ X線撮影：Jefferson骨折では，側塊が外側に転位してみえる．

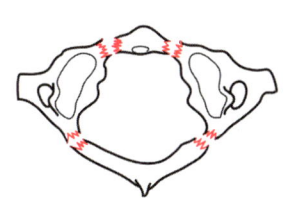

Jefferson骨折（環椎破裂骨折）

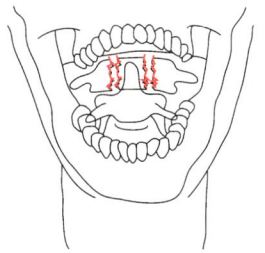

Jefferson骨折の開口位X線撮影

2 軸椎歯突起骨折
- 左下図は軸椎歯突起骨折の ① 分類を示す．
  - Ⅰ型：歯突起上部の骨折．安定性が良好である．
  - Ⅱ型：歯突起基部の骨折．発生頻度が最も高く，転位や偽関節を生じやすい．
  - Ⅲ型：軸椎椎体におよぶ骨折．骨癒合が良好なため，整復後の外固定は比較的短期間でよい．
- 軸椎歯突起骨折では，② X線撮影が有効である．

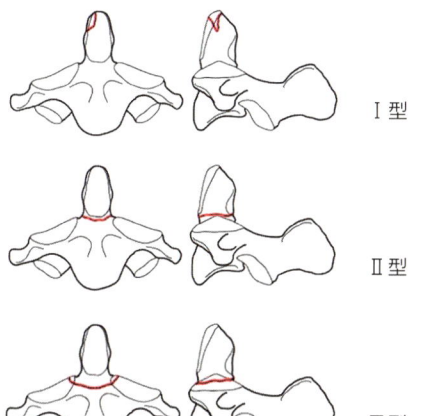

軸椎歯突起骨折の分類

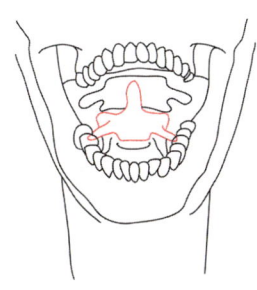

軸椎歯突起骨折の開口位X線撮影

3. hangman 骨折（軸椎関節突起間骨折）

- 発生機序を理解する．

<発生機序>
- 絞首刑の際に，頸部に伸展力と牽引力が加わり発生することから hangman 骨折と名付けられた（hangman には絞首刑執行人という意味がある）．
- 交通事故などによる伸展圧迫力や屈曲圧迫力で起こることも多い．

<症状および診断>
- 両側の椎弓根部が骨折する．
- 単純 X 線側面像では関節突起部を上下に走る骨折線を認める．

<治療法>
- 転位が軽度であれば短期間の安静と外固定が有効とされている．
- 転位が明らかなものでは頭蓋直達牽引による整復と 6 週間程度の外固定が行われる．
- 不安定性を残存する場合は頸椎固定術が行われる．

4. 椎体楔状圧迫骨折

- 好発部位および症状を理解する．
- 治療法を理解する．

<発生機序>
- 強力な屈曲力と圧迫力により発生する．

<好発部位および症状>
- 第 5，第 6 頸椎に好発する．
- 椎体は楔状変形を呈することが多い．
- 脊髄損傷を合併することは少ない．

<治療法>
- 無理に整復する必要はなく，保存療法として SOMI（sterno-occipital mandibular immobilizer brace）装具などで固定する．

5. tear drop 骨折

- 骨片の形態を理解する．

<発生機序>
- 椎体前下部に軸圧力が加わり剪断骨折が発生する．さらに伸展力が働くと骨折部が引き離される．

<症状>
- 椎体の前下部に三角形の骨片を生じる．
- 脊髄損傷を合併することは少ない．

<治療法>
- 転位がないか軽度のものは SOMI 装具やギプス包帯などで固定する．

3. hangman骨折，4. 椎体楔状圧迫骨折，5. tear drop骨折，6. 椎体破裂骨折，7. 棘突起骨折

1 hangman骨折（軸椎関節突起間骨折）
- ① 骨折（軸椎関節突起間骨折）は，転位軽度な場合が多いが，転位する場合は軸椎前方部分が前方へ移動するため，脊髄損傷の合併は少ない．

2 椎体楔状圧迫骨折
- SOMI装具：下顎部，後頭部，胸部を固定する装具である． ① 骨折や ② 骨折の固定に用いられる．

3 tear drop骨折
- 屈曲位にある頚椎部に軸圧が加わると椎間板の圧力により椎体 ① に剪断骨折が発生し，さらに頚椎に伸展力が働くと，骨折部位が引き離される．

4 椎体破裂骨折
- 椎体破裂骨折では， ① を合併することが多い．

5 棘突起骨折
- 第 ① 頚椎棘突起に多く発生する．
- ② 骨折， ② 病などと呼ばれている．
- スポーツなどによる ③ 性骨折とゴルフスイングなどによる ④ 性骨折がある．

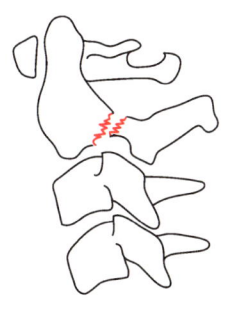
hangman骨折

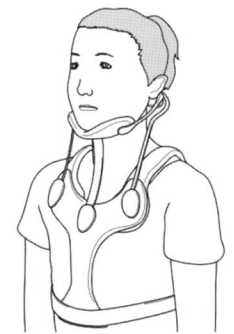
SOMI装具

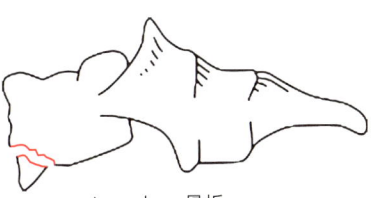
tear drop骨折

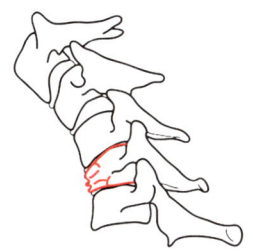
椎体破裂骨折

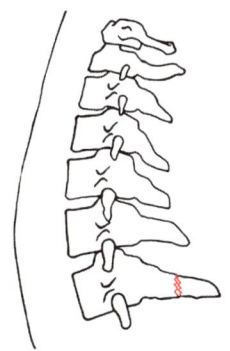
頚椎棘突起骨折

6. 椎体破裂骨折

- 頚髄損傷の合併が多いことを理解する．

<発生機序>
- 頚部が軽度屈曲位で，生理的前弯が消失した状態で軸圧力が加わると発生する．

<特徴>
- 椎体後部の骨片が後方へ転位するため，脊髄損傷を合併することが多い．

<治療法>
- 神経症状がないものに対し，2〜4週間の頚椎牽引の後，頚椎カラーにて固定する．

7. 棘突起骨折

- スコップ作業者骨折などの呼称を理解する．
- 発生機序を理解する．

<発生機序>
- 土木作業やゴルフスイング時などに急激な筋の収縮力により発生する．

<特徴>
- 下部頚椎，特に第7頚椎棘突起に多く発生する．
- スコップ作業者骨折，スコップ作業者病などと呼ばれている．

<症状>
- 棘突起に圧痛，叩打痛を認める．
- 神経根損傷や脊髄損傷の合併はみられない．

<治療法>
- 疼痛が軽減するまで安静に臥床させた後，2〜3ヵ月間の頚椎カラー固定を行う．

> ☞ **check point**：傷害と障害は"しょうがい"という同じ読み方をするが，運動器疾患分野では意味は異なる．急激な1回の外力により骨折，脱臼，打撲，捻挫などを生じることを外傷（trauma）とよび，同じ動作を繰り返すことによって微細な外力が働き，骨，関節，筋肉，靱帯などを損傷することを障害（overuse）とよぶ．外傷と障害をあわせ，けが全般を傷害（injury）とよんでいる．

（山﨑昌彦）

演習問題

1) Jefferson 骨折について正しいのはどれか.
　1. 下位頚椎の骨折である.
　2. 破裂骨折である.
　3. 脊髄損傷を起こしやすい.
　4. 疲労骨折である.

2) 軸椎歯突起骨折の Anderson 分類について正しいのはどれか.
　1. 小児の骨端線離開はⅠ型である.
　2. Ⅰ型の発生頻度が最も高い.
　3. Ⅱ型は偽関節を生じやすい.
　4. Ⅲ型は歯突起上部の骨折である.

3) hangman 骨折について誤っているのはどれか.
　1. 軸椎歯突起骨折を指す名称である.
　2. 絞首刑の際に発生する.
　3. 転位が軽度の場合が多い.
　4. 脊髄損傷の合併は少ない.

4) 頚椎椎体圧迫骨折について誤っているのはどれか.
　1. 第3·4頚椎に好発する.
　2. 椎体は楔状変形を呈する.
　3. 屈曲力と圧迫力により発生する.
　4. 脊髄損傷を合併することは少ない.

5) tear drop 骨折について誤っているのはどれか.
　1. 椎体に軸圧力が加わり発生する.
　2. 三角形の骨片を生じる.
　3. 椎体の後上部に骨折を生じる.
　4. 転位軽度のものはSOMI装具で固定する.

6) 頚椎棘突起骨折について誤っているのはどれか.
　1. ゴルフスイング時に生じることがある.
　2. 第5頚椎に最も多く発生する.
　3. 棘突起に叩打痛を認める.
　4. スコップ作業者病と呼ばれる.

7) SOMI 装具により固定されない部位はどれか.
　1. 前頭部
　2. 後頭部
　3. 下顎部
　4. 胸部

8) 脊髄損傷を合併する可能性が最も高いのはどれか.
　1. tear drop 骨折
　2. hangman 骨折
　3. Jefferson 骨折
　4. 椎体破裂骨折

9) 楔状変形を呈しやすい骨折はどれか.
　1. 軸椎歯突起骨折
　2. 軸椎関節突起間部骨折
　3. 椎体部骨折
　4. 棘突起部骨折

10) 疲労性骨折が発生しやすい部位はどれか.
　1. 環椎前弓部
　2. 軸椎歯突起部
　3. 棘突起部
　4. 椎体部

11) 開口位 X 線撮影が最も有効なのはどれか.
　1. tear drop 骨折
　2. Jefferson 骨折
　3. 椎体破裂骨折
　4. 椎体圧迫骨折

12) 軸圧力により発生する骨折でないのはどれか.
　1. 軸椎歯突起骨折
　2. Jefferson 骨折
　3. tear drop 骨折
　4. 椎体破裂骨折

第3章 体幹部の骨折

胸椎および腰椎骨折

1. 上部胸椎棘突起骨折

- 疲労骨折で発生する別名を理解する.

<特徴>
- 疲労骨折はスコップ作業者骨折，スコップ作業者病とよばれる.
- 第1胸椎棘突起にみられる.

<治療法>
- 予後良好であり，約2～3週間の安静で回復する.

2. 胸椎椎体圧迫骨折および胸腰椎移行部椎体圧迫骨折

- 好発年齢を理解する.
- 発生機序および好発部位を理解する.
- 症状および骨片の変形を理解する.
- 治療法を理解する.

<特徴>
- 脊椎骨折の中では発生頻度が高い.
- 骨粗鬆症のある高齢者に好発する.
- 脊髄損傷を合併することは少なく，予後良好であることが多い.

<発生頻度および好発部位>
- 最も発生頻度が高いのは胸腰椎移行部（第12胸椎，第1腰椎）である.
- その他の部位では第6～第8胸椎に多い.

<発生機序>
- 尻もちをついたり，高所から飛び降りた際に，脊椎に垂直軸方向からの圧迫力や屈曲力が作用し発生する.
- 高所から飛び降りた際には踵骨骨折を合併することが多い.
- 軽微な外力で発生した場合は，骨粗鬆症や腫瘍による病的骨折を疑う必要がある.

<症状>
- 骨折した椎体は楔状変形を呈し，脊柱の後弯が強くなる.
- ときに亀背や凸背を呈することがある.
- 疼痛による運動制限を認める.
- 受傷椎体の棘突起が後方に突出する.
- 突出した棘突起に叩打痛を認める.
- 胸椎部では受傷後，数日経過すると，皮膚分節に沿った帯状痛を認めることがある.

1. 上部胸椎棘突起骨折，2. 胸椎椎体圧迫骨折および胸腰椎移行部椎体圧迫骨折

1 胸腰椎移行部椎体圧迫骨折

- ① のある高齢者が尻もちをついたり，スポーツ，労働災害など，墜落により発生する．第 ② 胸椎，第 ③ 腰椎の ④ 部に多く発生する．棘突起に ⑤ 痛を認め，椎体部は ⑥ 変形を呈する．

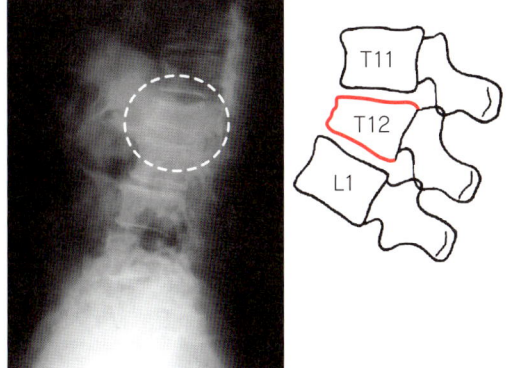

胸腰椎移行部椎体圧迫骨折

2 ベーラー（Böhler）の整復法および固定法

- ① 部，② 部，③ 部の3つの力点により反張位をとらせる固定である．

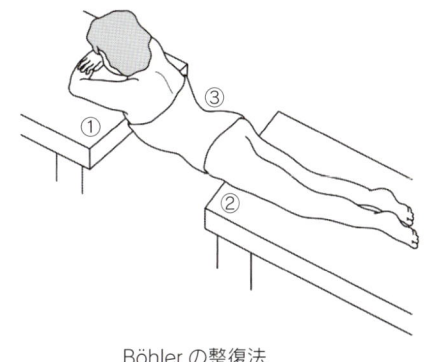

Böhler の整復法

＜治療法＞
- 脊髄損傷を誘発するおそれがあるため，徒手整復は行わないことが多い．
- 若年者で後弯角が 20°以上の場合，体幹を反張位とするベーラー（Böhler）整復法，反張背臥位整復法，背臥位吊り上げ整復法などが行われる．
- 可能な限り，前面は胸骨上端部と恥骨結合部，後面は骨折部の3つの力点により反張位をとらせるベーラー肢位にて固定を行う．
- リハビリテーションとしてベーラー体操を施行する．

3. Chance 骨折

- 発生機序を理解する．
- 骨折の形態を理解する．
- 合併症や脊髄損傷の有無について理解する．

＜発生機序＞
- 発生頻度の低い骨折である．
- 交通事故で発生することが多い．
- 2点シートベルト装着時，衝突により脊柱に屈曲力が働き，腰椎椎体前方には圧迫力，後方の椎弓に

は牽引力が作用し発生する．
- 単純X線側面像にて，腰椎の椎体，椎弓根，椎弓に走る骨折を認める．

＜特徴＞
- 疼痛による運動制限，棘突起部の限局性圧痛を認め，腹部にはシートベルトによる圧痕がみられる．
- 脊髄損傷を合併することは少ない．
- 合併症として，脊髄損傷や腹部内臓器損傷がある．

4. 椎体破裂骨折

- 症状として脊髄損傷の発生について理解する．

＜発生機序＞
- 脊椎に軸圧力が働き，椎体が破裂するように骨折する．

＜特徴＞
- 好発部位は胸腰椎移行部から腰椎部である．
- 椎体の後縁骨片が，後方に転位すると脊髄や馬尾神経の損傷を高頻度に合併する．

5. 腰椎肋骨突起骨折

- 発生機序を理解する．
- 症状を理解する．
- 合併症および合併症の鑑別の仕方について理解する．

＜特徴＞
- 肋骨突起は第3腰椎が最長で，下位腰椎ほど大きい．

＜発生機序＞
- 直達外力によるものと，大腰筋や腰方形筋の筋収縮によるものとがある．

＜症状＞
- 直達外力により発生したものでは，局所に強い腫脹や圧痛を認める．
- 疼痛により脊柱の運動制限著明，また，股関節の運動制限もみられる．
- 体幹を健側に側屈すると疼痛が増強するPayr徴候がみられる．

＜治療法＞
- 初期には臥床安静をとらせ，段階的リハビリテーションにより，一般に3〜6週間で軽快する．

＜合併症＞
- 直達外力によるものは，腎損傷を合併する危険性が高い．

（山﨑昌彦）

3. Chance骨折, 4. 椎体破裂骨折, 5. 腰椎肋骨突起骨折

1 Chance骨折の発生機序
- ① に発生する. ② , ③ , ④ に走る骨折線を認める.
- ⑤ 損傷を合併することは少ない.

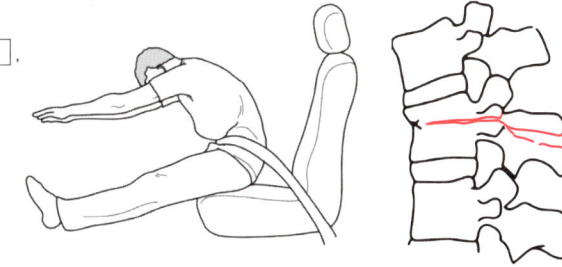

Chance骨折の発生機序と骨折形態

2 腰椎肋骨突起骨折
- 直達外力によるものと, ① 筋や ② 筋の収縮によるものとがある. 肋骨突起骨折では体幹を ③ に側屈すると疼痛が増強する ④ がみられる.
- 直達外力によるものでは局所に強い ⑤ や ⑥ を認め, ⑦ 損傷の合併に注意する必要がある.

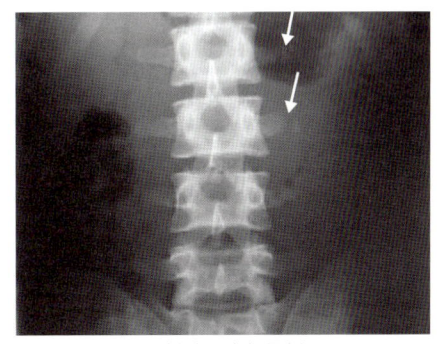

腰椎肋骨突起骨折

演習問題

1) スコップ作業者病と呼ばれるのはどれか．
   1. 第1胸椎棘突起骨折
   2. 第3胸椎横突起骨折
   3. 第8胸椎椎体圧迫骨折
   4. 第12胸椎破裂骨折

2) 胸腰椎移行部椎体圧迫骨折について誤っているのはどれか．
   1. 骨粗鬆症を基盤にもつ高齢者に発生しやすい．
   2. 下位腰椎での発生頻度が高い．
   3. 椎体は楔状変形を呈することが多い．
   4. 脊髄損傷を合併することは少ない．

3) 胸腰椎移行部椎体圧迫骨折の症状として最も出現しやすいのはどれか．
   1. 下肢の知覚異常
   2. 直達性局所痛
   3. 疼痛性側弯
   4. 棘突起部の叩打痛

4) 椎体圧迫骨折の治療法について誤っているのはどれか．
   1. 高齢者では徒手整復を行うことが多い．
   2. 整復法の一つに背臥位吊り上げ整復法がある．
   3. 固定肢位は体幹を反張位とする．
   4. リハビリテーションとしてベーラー（Böhler）体操を行う．

5) 脊椎骨折の中で最も発生頻度が高いのはどれか．
   1. 椎体骨折
   2. 椎弓骨折
   3. 横突起骨折
   4. 棘突起骨折

6) 高所から飛び降りた際に発生しやすい骨折はどれか．
   1. 第1胸椎棘突起骨折
   2. 第12胸椎横突起骨折
   3. 第1腰椎椎体圧迫骨折
   4. 第5腰椎肋骨突起骨折

7) Chance骨折の発生機序について誤っているのはどれか．
   1. 椎体前方に圧迫力が作用する．
   2. 椎弓根部に捻転力が作用する．
   3. 後方の椎弓部に牽引力が作用する．
   4. 脊椎に屈曲力が働く．

8) Chance骨折の特徴について正しいのはどれか．
   1. 発生頻度が高い．
   2. 棘突起部に限局性圧痛を認める．
   3. 脊椎損傷を合併することが多い．
   4. 背部に圧痕がみられることが多い．

9) 椎体破裂骨折について誤っているのはどれか．
   1. 脊椎に軸圧力が働き発生する．
   2. 胸腰椎移行部に発生しやすい．
   3. 腰椎部に発生しやすい．
   4. 脊髄や馬尾神経損傷を合併する頻度は低い．

10) 直達外力により発生した腰椎肋骨突起骨折について誤っているのはどれか．
    1. 局所に強い腫脹を認める．
    2. 体幹を健側に側屈すると疼痛が増強する．
    3. 股関節の運動制限は認めない．
    4. 腎損傷の合併に注意する．

11) Payr徴候が出現するのはどれか．
    1. 上位胸椎棘突起疲労骨折
    2. Chance骨折
    3. 胸腰椎移行部椎体圧迫骨折
    4. 腰椎肋骨突起骨折

12) 最も考えられるのはどれか．
    88歳の女性．夜間にトイレへ行こうとしたとき，足が滑って尻もちをついた．翌朝から背部痛を訴えるようになったため来所した．骨粗鬆症の治療で近くの病院に通院しているとのことであった．第1腰椎棘突起部に叩打痛を認め，脊柱起立筋群の緊張が著明であった．病院でのX線検査の結果，第1腰椎の骨折と診断された．
    1. 棘突起骨折
    2. 肋骨突起骨折
    3. 椎体骨折
    4. 椎弓骨折

第4章 胸郭部の骨折

1. 胸骨骨折

- 発生機序を理解する．
- 好発部位および転位を理解する．
- 症状を理解する．

<発生機序>
- 直達外力によるものが多く，衝突，圧迫などで発生する．
- 交通事故ではハンドルで胸部を強打し受傷する場合や（steering wheel injury），シートベルトにより圧迫され受傷する場合がある（seat belt syndrome）．
- 介達外力によるものは，体幹の急激なる過度の屈曲が強制された場合に発生する．
- 交通事故では，flexion-compression fractureとよばれる直達外力と介達外力を含んだ受傷機転も多い．

<好発部位と骨片転位>
- 胸骨体部が最も多く，続いて胸骨柄体境界部に発生する．
- 横骨折が多い．
- 下骨片が上骨片の前上方に騎乗転位する．
- 直達外力の場合，陥没骨折を呈する場合もある．
- 剣状突起骨折では剣状突起部が後方に転位する．

<症状>
- 皮膚直下に位置するため，腫脹，皮下出血は著明である．
- 疼痛は呼吸運動により増悪するので，両肩を前内方にすぼめて腹式呼吸を行う．
- 疼痛緩和肢位をとる．
- 深呼吸時に疼痛が増強する．

<固定法>
- バストバンド固定．

<予後>
- 転位が残存した状態で固定したとしても，骨癒合は良好である．
- 変形治癒したとしても機能上問題はない．

<合併症>
- 心挫傷，まれに心タンポナーデ，心原性ショックなど
- 胸管損傷，内胸動脈損傷（血胸）
- 肋骨骨折，頚椎骨折，胸椎骨折
- 縦隔臓器の損傷

2. 肋骨骨折・肋軟骨骨折

- 発生機序，特に高齢者における発生やスポーツ動作での発生機序も理解する．
- 幼小児期に発生した場合の発生原因および対処方法について理解する．
- 好発部位を理解する．
- 種々の固定方法の利点と方法を理解する．
- 症状および合併症を理解する．

<発生機序>
- 直達外力：衝突あるいは側胸部を強打するなどして受傷する．骨折部は胸郭内方凸を呈する．
- 介達外力：前後，左右からの圧迫などによって受傷する．骨折部は胸郭外方凸を呈する．
- 高齢者では，咳やくしゃみ，寝返り動作などのちょっとした動作で骨折する場合がある．
- ゴルフや野球，ウエイトリフティングなどのスポーツでは，疲労骨折が起きることもある．
- 幼小児期の骨折はまれであり，虐待の可能性も考慮し，両親を含め注意深く観察する．

<好発部位>
- 第5〜第8肋骨に多く発生するが，特に第7肋骨に多い．
- ゴルフによる疲労骨折は非利き手側の第2〜第9肋骨の肋骨角付近で発生することが多く，特に第5，6肋骨に多く発生する．
- 第1肋骨には重量挙げの選手などに疲労骨折として発生する．
- 第2肋骨および第11，12肋骨（浮肋）骨折はまれである．

<症状>
- 骨折部の高さで左右，前後から胸郭を圧迫すると骨折部に一致した介達痛がみられる．
- 咳，くしゃみ，深呼吸により疼痛が誘発され，運動痛がみられる．
- 深呼吸時に，骨折部に手を当てると軋音を感じることがある．
- 単純X線で骨折線が確認できない場合が多い．肋軟骨骨折は描出されない．
- 骨折の有無を臨床所見にて判断する場合も多い．
- 多発骨折以外は転位を認めないことが多い．

<固定法・固定期間>
- 肋骨骨折固定バンドにより，完全呼気時に胸郭を圧迫し固定する．
- 絆創膏を用いる場合は，胸部下部より正中線を越え健側より始まり健側で終わる．けっして胸部全周にわたって貼付しない．
- 固定期間は3週間であるが，疼痛管理のためであり，必ずしも必要としない．

<合併症>
- 胸壁動揺（flail chest）：多発骨折時に奇異呼吸を起こす．
- 気胸，血胸などの肺損傷．
- 腎，肝臓等の内臓器損傷．

<予後>
- 良好である．

（古山喜一）

1. 胸骨骨折，2. 肋骨骨折・肋軟骨骨折

1 肋骨骨折の発生機序
- 骨折部は直達外力では ① を，介達外力では，② を呈する．

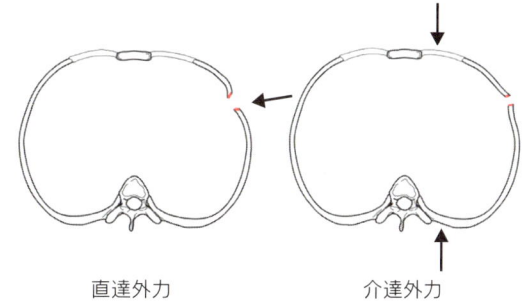

直達外力　　介達外力

2 肋骨骨折の好発部位
- 第 ① ～第 ② 肋骨に多く発生するが，特に第 ③ 肋骨に多い．写真では第6，7肋骨が骨折している．
- ゴルフによる疲労骨折：④ 側の第 ①，第 ⑤ 肋骨の ⑥ 付近で発生することが多い．
- ウエイトリフティングによる疲労骨折：第 ⑦ 肋骨に疲労骨折を好発する．

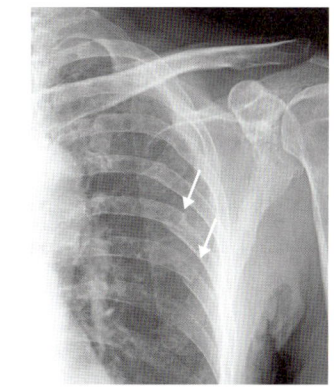

肋骨骨折の単純X線像

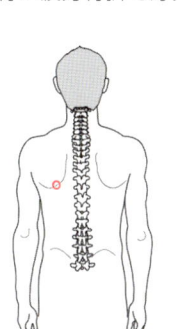

ゴルフによる疲労
骨折の好発部位

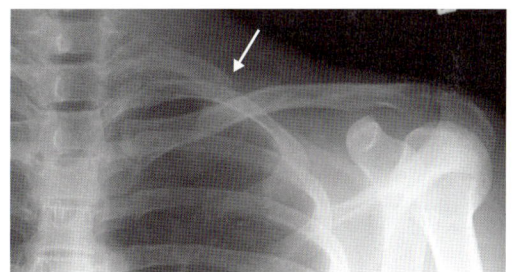

第1肋骨疲労骨折

3 胸壁動揺
- 骨性胸郭との連続を失った部分が吸気時には陥凹し，呼気時には膨隆する，いわゆる ① が起きる．この状態が ②（flail chest）である．① は呼吸困難を引き起こし，生命に危険をおよぼす場合がある．

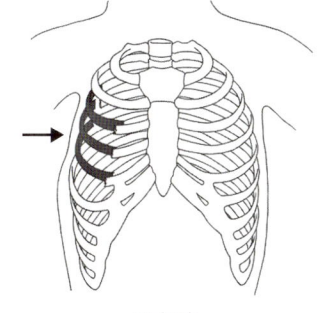

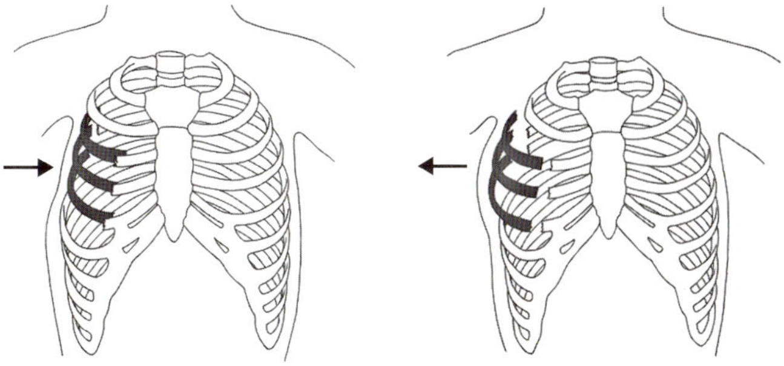

吸気時　　　　　呼気時

胸壁動揺

3. 鎖骨骨折

- 直達外力と介達外力による発生機序の違いを理解する.
- 骨折部位を外力の違いから理解する.
- 筋の作用から骨片転位を理解する.
- 小児特有の不全骨折の骨片転位を理解する.
- 疼痛緩和肢位を理解する.
- 症状を理解する.
- 肘内障との鑑別方法を理解する.
- 整復法および固定肢位を理解する.
- 種々の固定法を理解する.
- 合併症を理解する.
- 保存療法の限界を理解する.

<特徴>
- 発生頻度が高く,全骨折の10～15%を占める.
- 小児から高齢者まで幅広い年齢層に発生する.

<発生機序>
- 直達外力:まれ.
- 介達外力:多い.
  - 肩を衝いて転倒する場合や,肩関節外転,肘関節伸展位で手掌を衝いた場合に発生する.

<骨折部位>
- 直達外力:外1/3部に骨折を生じることが多い.
- 介達外力:中外1/3境界部に発生する.

<骨片転位>
- 完全骨折(中外1/3境界部での骨折)

骨片	骨片転位	原因
近位骨片	上方やや後方	胸鎖乳突筋(図の①)
遠位骨片	下方	上肢の重量(図の②)
	内方(短縮)	大・小胸筋の牽引(図の③)

- 不全骨折:上方凸の屈曲変形を示すことが多い.

<症状>
- 胸鎖乳突筋を弛緩させるため頭部を患側に傾ける(疼痛緩和肢位).
- 患側の肩は下垂し,肩幅は減少する.
- 骨折部が皮膚直下に存在するため,異常可動性,軋音を触知しやすい.
- 皮下出血斑が前胸部に出現する.
- 上肢の運動制限が現れる.

3. 鎖骨骨折(1)

1 発生機序
- 肩を衝くなどの ① 外力により，② 部に発生する．

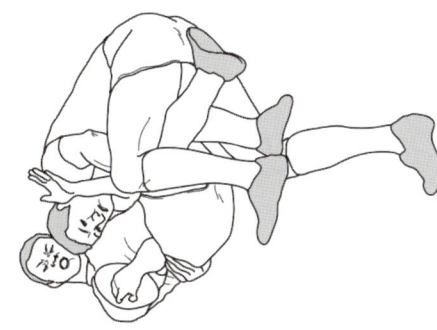

介達外力による発生機序

2 骨折部位
- 中外1/3境界部骨折の近位骨片は ① やや ② へ転位し，遠位骨片は ③ および ④ 転位する．小児の骨折では ⑤ の若木骨折となる．

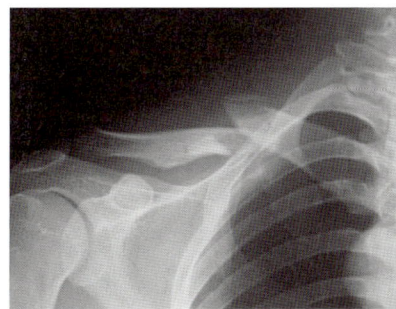

中外1/3境界部の骨折　　　不全骨折

単純X線写真

3 症状
- 疼痛緩和肢位：① 筋を弛緩させるため頭部を ② に傾け，患側肢を健側の手で保持する．
- 高齢者では前胸部にかけて ③ が出現する．患側の肩が ④ し，肩幅が ⑤ しているのもよくわかる．

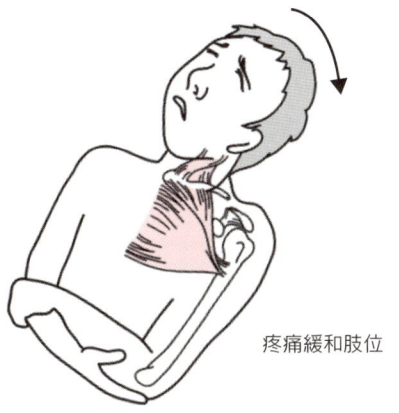

疼痛緩和肢位

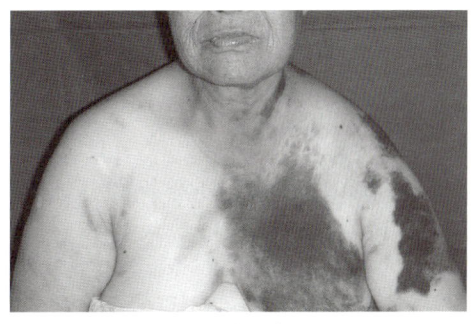

皮下出血斑

- 小児では不全骨折が多い．
- 乳幼児の場合は両腋窩を持って抱き上げると号泣する．
- 青壮年期では骨片転位が高度となり，第3骨片を生じやすい．

＜治療法＞
- 坐位整復法
  - 第1助手：両肩を後外方へ引き，短縮転位を除去する．
  - 第2助手：上腕を外上方へ持ち上げ，下方転位を除去する．
  - 術　者：遠位骨片を近位骨片に適合させるように操作する．
- 臥位整復法
  - 鎖骨整復台に患者を背臥位に寝かせて，両肩を外転させる．
  - この肢位でしばらく放置すると転位がほとんど整復される．
- 両側肩甲骨が後上方に挙上した胸を張った姿勢で固定する．
- 幼小児では，8字帯固定法，リング固定法を用いる．
- 成人では，デゾー（Desault）包帯固定法，セイヤー（Sayre）絆創膏固定法，バンド固定法を用いる．
- 固定期間は成人で4～6週間，幼小児の若木骨折では2～3週間である．
- リハビリテーション中に，骨癒合が得られていない状態で90°以上の挙上をすると鎖骨が回旋し，再転位することもあるため注意する．

＜合併症・後遺症＞
- 神経血管損傷：腕神経叢損傷，鎖骨下動脈損傷．
- 胸膜・肺尖損傷：血胸，気胸．
- 変形治癒：女性では美容上の問題となるが，機能障害は少ない．
- 偽関節：形成されても機能的問題は少ない．
- 変形性肩鎖関節症：鎖骨外端部骨折後にみられることがある．

＜保存療法の限界＞
- 外1/3部の骨折（鎖骨外端部骨折）で，烏口鎖骨靱帯が断裂しているもの．
- 粉砕骨折で，整復肢位持続困難なもの．
- 第3骨片があり，皮下貫通のおそれがあるもの．

エキスパートへの道 1　鎖骨遠位端骨融解症

　症例の大半が，鎖骨遠位端部を打撲した既往をもっており，数週から数ヵ月経過して起きることが多い．また，転位のない鎖骨外端部（遠位端部）骨折が見逃され放置された場合に骨融解を生じることもある．非外傷性に起きる場合は，特にベンチプレスなどのトレーニングを行う選手に多く，原因は軟骨下骨の微小骨折と考えられている．症状として，鎖骨遠位端部の圧痛や肩関節外転制限などが挙げられる．治療法は，鎖骨遠位端切除術が行われている．

3. 鎖骨骨折(2)

4 整復法
- 両肩を後外方へ引き，□①□転位を除去し，上腕を外上方へ持ち上げ，□②□転位を整復する．

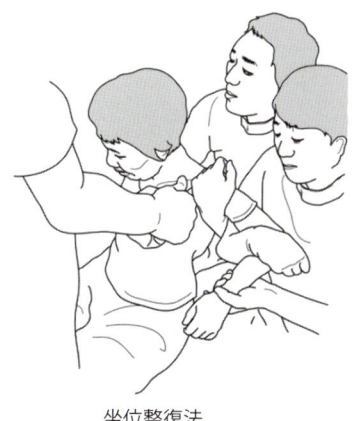
坐位整復法

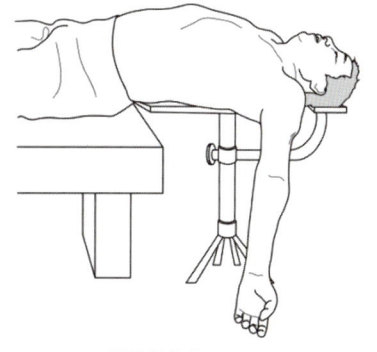
鎖骨整復台

5 固定法
- 両側肩甲骨が後上方に挙上した□①□姿勢で固定する．
- 写真のようなバンド固定法のほかに，小児では□②□固定法，成人では□③□固定法などがある．

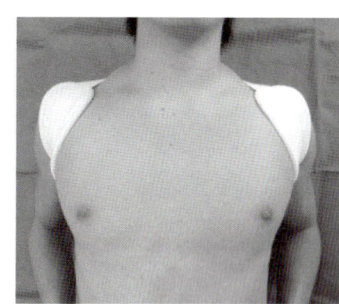
鎖骨バンドによる固定法

6 保存療法の限界(1)
- 第□①□骨片が回転し，□②□の恐れのある場合，□③□骨折で整復肢位持続不能なものは，保存療法の限界である．

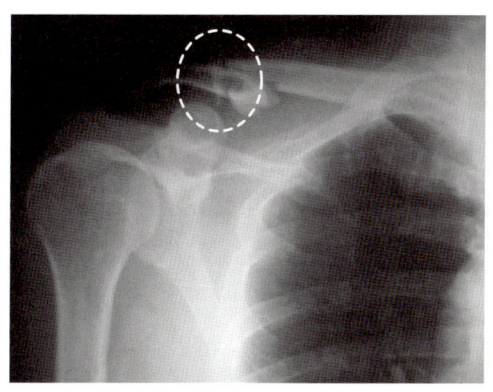
第3骨片が直立している鎖骨骨折

4. 肩甲骨骨折

- 分類を覚える．
- 好発する発生機序を理解する．
- 骨片転位に関与する筋を理解する．

＜特徴＞
- 肩甲骨は可動域が大きく，多くの筋群に囲まれている．
- 全骨折の1％程度を占める比較的まれな骨折である．

1）肩甲骨骨体部骨折および上・下角骨折

＜分類＞
- 横骨折，縦骨折，粉砕骨折に分類され，横骨折となることが多い．

＜発生機序＞
- 直達外力で発生することが多い．

＜骨片転位＞
- 肩甲骨を取り囲む筋群により転位は少ない．
- 上角骨折では肩甲挙筋により上内方転位する．
- 下角骨折では大円筋，前鋸筋により前外上方転位する．

＜症状＞
- 患肢を内転位に保持する．
- 腱板筋群の攣縮により外転障害がみられ，腱板損傷に症状が類似する．

＜合併症＞
- 肋骨骨折．
- 気胸，血胸．

2）関節窩骨折

＜発生機序＞
- 肩甲骨後方より強打し，上肢外転位で上腕骨頭が関節窩に衝突することで発生する．
- 骨折線は関節窩の中心部を通る．

＜症状＞
- 上腕骨頭が関節窩の破壊により内方へ移動し，肩峰が突出する．
- 肩関節脱臼に合併する場合がある．

3）頚部骨折

＜分類＞
- 外科頚骨折：多い．
- 解剖頚骨折：まれ．

3. 鎖骨骨折(3), 4. 肩甲骨骨折

7 保存療法の限界(2)

- 外端部（外1/3）部骨折のⅡ型は ① 療法の適応である．

Neer 分類
Ⅰ型：烏口鎖骨靱帯が正常で安定型の骨折
Ⅱ型： ② 靱帯の損傷があり，転位の大きい不安定型の骨折
Ⅲ型：転位はないが関節面にかかる骨折

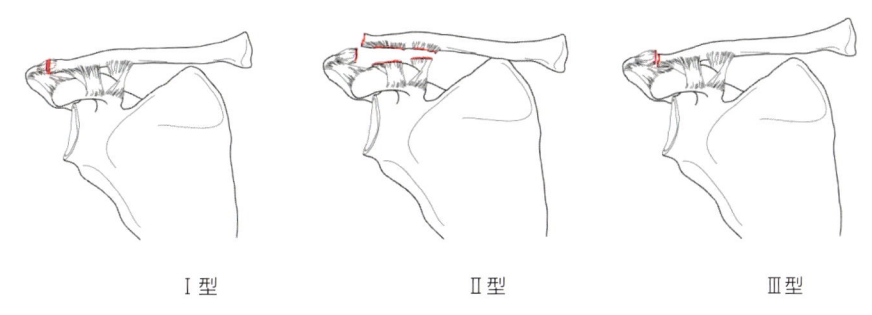

Ⅰ型　　Ⅱ型　　Ⅲ型

鎖骨外端部骨折（烏口鎖骨靱帯付着部より遠位での骨折）の Neer 分類

8 肩甲骨骨折

- ① 外力による発生が多く，体部骨折の多くは ② 骨折となる．上角骨折は ③ 筋により ④ 転位する．下角骨折は ⑤ 筋， ⑥ 筋により ⑦ 転位する．

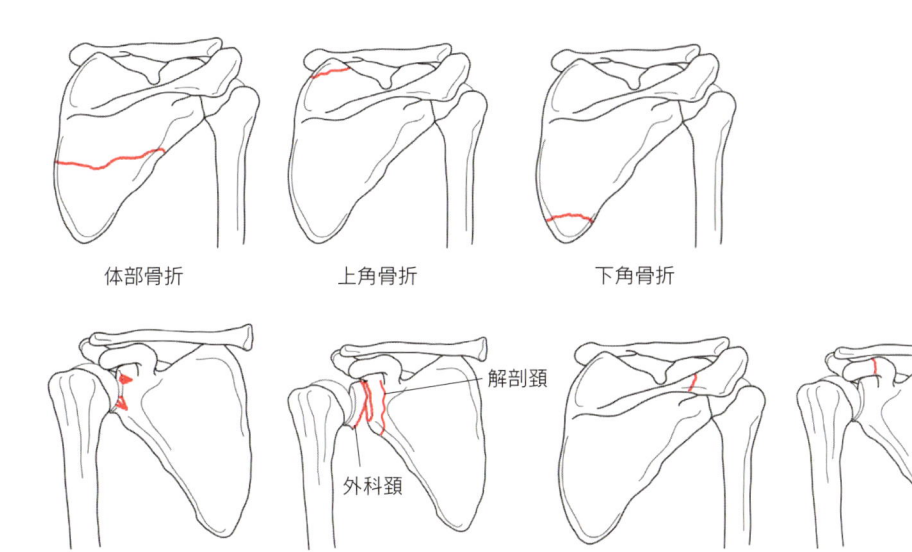

体部骨折　　上角骨折　　下角骨折

関節窩骨折　　頸部骨折（解剖頸／外科頸）　　肩峰骨折　　烏口突起骨折

<症状>
- 上肢は挙上不能，肩峰突出し下方は凹む．
- 局所の外観が肩関節前方脱臼に類似するため鑑別を要する．
- 他動的に関節を動かすことができ，弾発現象はない．

4）肩峰骨折
- 直達外力によるものが多い．
- 三角筋の牽引力などで発生することもある．
- 一般に転位は軽度である．
- 下方転位の残存は肩峰下インピンジメント症候群の原因となる．

5）烏口突起骨折
- 直達外力によることがほとんどである．
- 単独骨折はまれで，肩関節上方脱臼や鎖骨外端部骨折に伴うことがある．
- 上腕二頭筋短頭，烏口腕筋，小胸筋の収縮にて疼痛が増悪する．

エキスパートへの道 2　　肩峰骨（os acromiale）

肩峰骨化中心が骨癒合しない場合をいい，三角形や円形に突出して残存する．発生頻度は約3％前後で，両側性の場合もしばしばみられる．肩峰の圧痛や肩関節の関節可動域制限などがみられ，肩峰下インピンジメント症候群の要因となることもある．鑑別疾患として肩峰骨折が挙げられる．

（山下昌一）

演習問題

1) 鎖骨骨折の発生頻度について正しいのはどれか.
   1. 鎖骨骨折の発生頻度は低い.
   2. 小児に発生することは少ない.
   3. 直達外力により発生することは少ない.
   4. 介達外力では内1/3部に発生しやすい.

2) 鎖骨骨折の固定法でないのはどれか.
   1. デゾー包帯固定
   2. 8字帯固定
   3. リング固定
   4. ハンギングキャスト固定

3) 定型的鎖骨骨折について誤っているのはどれか.
   1. 介達外力により発生しやすい.
   2. 鎖骨中外1/3境界部での骨折である.
   3. 完全骨折では筋による二次性転位を認める.
   4. 疼痛緩和肢位として頭部を健側に傾ける.

4) 定型的鎖骨骨折の骨片転位について正しいのはどれか.
   1. 上肢の重量により近位骨片が内方に転位する.
   2. 胸鎖乳突筋の緊張により近位骨片が上方やや後方に転位する.
   3. 大胸筋の緊張により遠位骨片が下方に転位する.
   4. 小胸筋の緊張により遠位骨片が下方に転位する.

5) 小児の鎖骨骨折について誤っているのはどれか.
   1. 解剖学的整復を必要とする.
   2. 若木骨折が多い.
   3. 上方凸変形となることが多い.
   4. 腋窩をかかえて抱き上げると号泣する.

6) 成人の鎖骨骨折の症状について誤っているのはどれか.
   1. 肩幅は減少してみえる.
   2. 前胸部に皮下出血斑を認める.
   3. 上肢の運動制限を認める.
   4. 完全骨折となることは少ない.

7) 鎖骨骨折の保存療法について誤っているのはどれか.
   1. 固定肢位は胸を張った姿勢である.
   2. 粉砕骨折で不安定なものは適応外である.
   3. 固定期間は成人で2〜3週間である.
   4. 固定法の1つにセイヤー絆創膏固定法がある.

8) 鎖骨骨折の合併症について誤っているのはどれか.
   1. 腕神経叢損傷を合併することがある.
   2. 偽関節になると機能障害が著明となる.
   3. 変形治癒になると美容上の問題となる.
   4. 肺尖損傷を合併することがある.

9) 肩甲骨上角骨折で，骨片を上内方に転位させる可能性がある筋はどれか.
   1. 脊柱起立筋
   2. 肩甲挙筋
   3. 前鋸筋
   4. 肩甲下筋

10) 肩甲骨骨折について誤っているのはどれか.
    1. 体部骨折は縦骨折となることが多い.
    2. 下角骨折は大円筋の作用により骨片が前外上方に転位する.
    3. 外科頚骨折は肩関節前方脱臼との鑑別を要する.
    4. 烏口突起骨折の固定肢位は肘関節屈曲位が望ましい.

11) 最も考えられる外傷はどれか.
    3歳の男児．友達と公園で遊んでいて転倒し，上肢を体幹に密着させて痛いといって泣いている．手および手関節の他動屈伸は可能であるが，両手を腋窩に入れて抱き上げると号泣する．
    1. 肘関節前腕両骨後方脱臼
    2. 上腕骨顆上伸展型骨折
    3. 肘内障
    4. 鎖骨骨折

12) 最も考えられる外傷はどれか.
    19歳の男子．柔道の試合中に投げられ，肩から落ちて肩部の疼痛を訴えて来所した．上肢の挙上は不能であり，鎖骨外側端部付近に上方突出変形を呈していた．変形部分を指で押すと，軋音を触知すると同時に変形が消失し，指を離すと変形が再度出現した．
    1. 定型的鎖骨骨折
    2. 鎖骨外端部骨折
    3. 肩鎖関節上方脱臼
    4. 肩甲骨烏口突起骨折

第5章 上腕骨近位端部の骨折

上腕骨近位端部骨折

＜特徴＞
- 上腕骨近位端部骨折は基本的に骨頭，大結節，小結節，骨幹の4つの要素の組合せによって成立している．
- 全骨折の4〜5％を占めるが，高齢になるほどこの割合は高くなる．
- 直達外力の場合は青壮年にも発生する．
- Neer分類を用いることが多い．

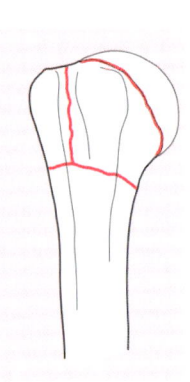

1. 上腕骨骨頭骨折

- 関節内骨折の特徴を理解する．
  - 単独骨折はまれである．
  - 肩部を強打することで発生する．
  - 強大な打撲の症状を生じ，関節捻挫と誤診されやすい．
  - 関節内骨折のため関節内血腫を起こす．
  - 結節部や外科頸骨折と比べ，腫脹が軽度である．
  - 関節内骨折のため，骨癒合は不良である．
  - 血流障害による骨頭壊死を起こすことがある．
  - 関節面の骨折のため，外傷性関節症を起こすことがある．
  - 肩関節前方脱臼の合併症として，上腕骨骨頭後外側の陥没骨折をHill-Sachs lesion（ヒル-サックス損傷）という．

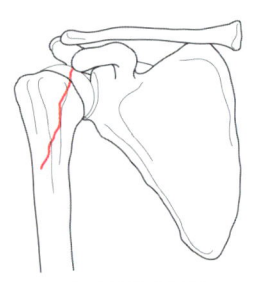

上腕骨骨頭骨折

2. 上腕骨解剖頸骨折

- 関節内骨折の特徴を理解する．
  - 単独骨折はまれであり，骨折線が結節部，外科頸にまで及ぶこともある．
  - 高齢者に多い骨折である．
  - 関節包や腱板の断裂を合併しなければ転位は少ない．
  - 関節内血腫が著明に現れる．
  - 嵌入骨折は経過良好であるが，高齢者の場合は骨癒合が困難な場合が多い．
  - 骨折により前・後上腕回旋動脈系の血流が断たれると阻血性壊死を生じる可能性が高い．

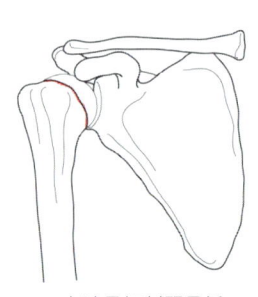

上腕骨解剖頸骨折

3. 上腕骨外科頸骨折

- 好発年齢，発生頻度を理解する．
- 発生機序を理解し，骨片の転位方向を考えることができる．
- 腫脹，皮下出血斑の部位，大きさを理解する．
- 運動制限について完全骨折と嵌入骨折の違いを理解する．
- 異常可動性と軋音の発生する骨折型を理解する．
- 骨折型により異なる骨片転位を理解する．
- 種々の固定肢位および固定方法を理解する．
- 合併症，特に神経・動脈損傷の症状を理解する．
- 鑑別診断について理解する．

＜特徴＞
- 骨粗鬆症を基盤とし，高齢者に発生頻度の高い骨折である．
- 関節外骨折である．

＜発生機序＞
- 介達外力（多い）：上肢外転位で手や肘を衝くと外転型骨折となる（多い）．
  ：上肢内転位で手や肘を衝くと内転型骨折となる．
- 直達外力（まれ）：三角筋部を強打したときなどは外転型骨折となりやすい．

＜症状＞
- 腫脹：血腫により著明である．
- 皮下出血斑：上腕内側部から前胸部に広がる．
- 運動制限：肩関節の運動制限が著明となる．嵌入骨折の場合はわずかに自動運動が可能である．
- 異常可動性と軋音：骨折部が深部に位置し，骨折端が咬合していることが多いため証明しづらい．

＜骨片転位＞

分類		外転型骨折	内転型骨折
転位	近位骨片	軽度内転位	軽度外転位
	遠位骨片	外転位 前内上方転位	内転位 前外上方転位
骨折部の変形		前内方凸	前外方凸
大結節と肩峰の距離		広がる	接近する

<固定法・固定期間>
- 外転副子，ミッテルドルフ三角副子，ハンギングキャスト，ギプス固定などを用いる．
  - 外転型骨折：内転位で固定を行う．
  - 内転型骨折：外転位で固定を行う．2～3週後，良肢位に固定を変更する．
- 固定期間：4～6週間．

<合併症・続発症・後遺症>
- 肩関節脱臼：合併症として発生する．
- 腋窩動脈損傷：橈骨動脈の拍動を確認する．
- 腋窩神経損傷：肩外側の知覚障害，三角筋麻痺による外転運動障害．
- 肩関節亜脱臼：ハンギングキャストなどによる骨頭の下方移動．
- 機能障害：肩関節の外転・外旋制限．

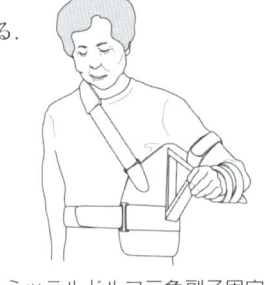

☞ **check point**：弾発性固定は，脱臼の固有症状であり，ばね様固定ともよばれる．

ミッテルドルフ三角副子固定

<鑑別診断>

	外転型骨折	肩関節前方脱臼
三角筋部の状態	腫脹著明	膨隆消失
骨頭の位置	肩峰下に骨頭を触知	烏口下に骨頭を触知
関節運動	可動性はあるが，軋轢音を聴取	弾発性固定

4．上腕骨大結節骨折

- 合併損傷としての発生，直達外力または腱板の牽引による発生機序を理解する．
- 後遺障害について理解する．

  - 肩関節前方脱臼に合併して発生することが多い．
  - 直達外力，または腱板による牽引によって裂離骨折として生じる．
  - 転位のあるものは外転・外旋位にて固定する．
  - 5 mm 以上の上方転位の残存は肩峰下インピンジメント症候群の原因となる．

5．上腕骨小結節骨折

- 発生機序を理解する．
- 合併症を理解する．

  - まれな骨折であり，肩関節後方脱臼に合併して生じることがある．
  - 直達外力，または肩甲下筋の牽引による裂離骨折として生じる．
  - 上腕二頭筋長頭腱脱臼を合併することがある．
  - 肩関節内転内旋位にて固定を行う．

6．上腕骨近位骨端線離開

- 発生機序，好発スポーツを理解する．

  - 骨端軟骨部は力学的脆弱部であるため，小児の上腕骨近位端部損傷の大部分を占める．
  - 少年野球の児童に多く発生するため，別名として little leaguer's fracture（リトルリーガーズショルダー）とよばれる．
  - 転倒して肘または手掌を衝いた際や，まれに分娩時に発生する．
  - 好発年齢は 5～11 歳頃で，Salter-Harris Ⅱ型となりやすい．
  - 自家矯正力が強く予後は良好である．

（山下昌一）

1．上腕骨骨頭骨折，2．上腕骨解剖頸骨折，3．上腕骨外科頸骨折

1 上腕骨外科頸骨折の分類
- 上腕骨外科頸骨折の外転型骨折：外転型骨折は ① 位で手を衝き受傷する．近位骨片は ② し，遠位骨片は ① し，前上内方へ転位する．嵌入骨折ではわずかに ③ 運動が可能である．

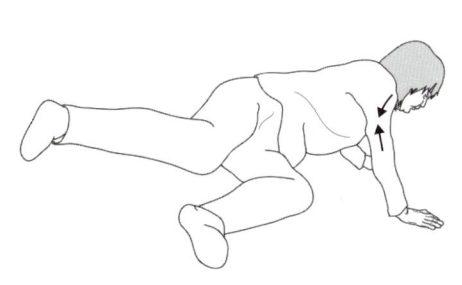

上腕骨外科頸骨折の発生機序

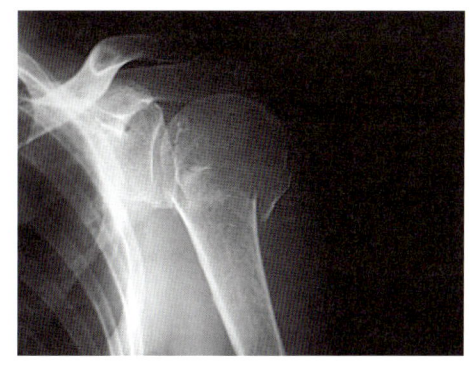

上腕骨外科頸骨折の単純X線像

2 上腕骨外科頸骨折の固定法
- ハンギングキャストは，ギプス包帯や上肢の重量により骨折部に持続牽引を加え，整復と固定を同時に得ることを目的としている．上腕骨外科頸骨折や上腕骨骨幹部骨折で用いられる固定法である．過牽引による ① 形成， ② 治癒などが問題となる．

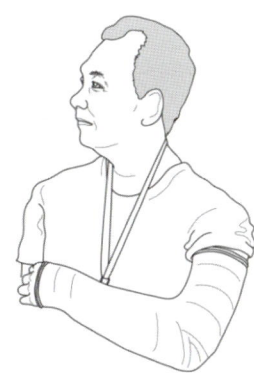

ハンギングキャストの適応
1．嵌入骨折の場合
2．転位の傾向が小さい場合
3．屈曲転位だけの場合
4．徒手整復が十分できた場合

ハンギングキャストの禁忌
1． ③ を必要とする場合
2． ④ の場合
3．治療に対する ⑤ が得られない場合
4． ⑥ のある場合

ハンギングキャスト

3 上腕骨外科頸骨折の合併症・続発症・後遺症
- 腋窩神経の確認では ① の感覚を確認する．腋窩動脈の確認では ② 動脈の拍動をチェックする．

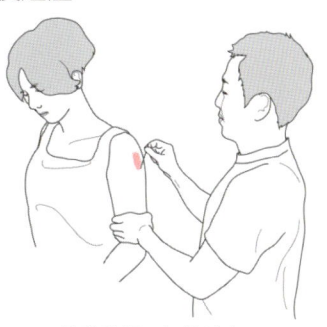

腋窩神経の知覚障害

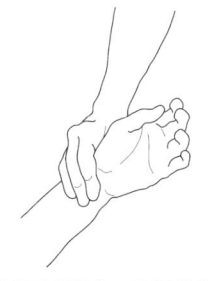

腋窩動脈損傷の確認部位

4. 上腕骨大結節骨折，5. 上腕骨小結節骨折，6. 上腕骨近位骨端線離開

1 上腕骨大結節骨折
- 肩関節 ① に合併することが多い．② ・ ③ 位で固定する．転位の残存は ④ の原因となる．

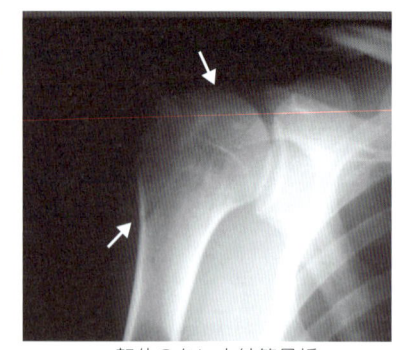

転位のない大結節骨折 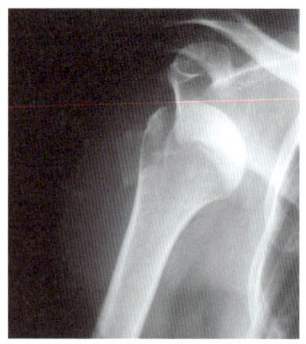　　肩関節前方脱臼に伴う大結節骨折

2 上腕骨小結節骨折
- まれな骨折である．肩関節 ① に合併して発生することや ② 筋による裂離骨折によって発生する．
- 骨折により ③ の脱臼を合併することがある．

3 上腕骨近位骨端線離開
- 投球により成長期に発生する上腕骨近位骨端線離開を ① といい，② を呈しやすい．

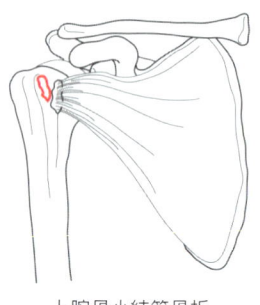

上腕骨小結節骨折

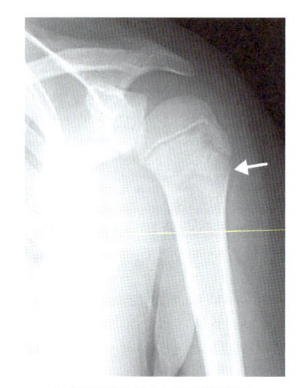

上腕骨近位骨端線離開

エキスパートへの道 1　上腕骨近位端部骨折に対する下垂位での振り子運動

上腕骨骨頭の近位骨片と骨幹部の遠位骨片が接触していれば，拘縮防止や骨折面の転位を改善することを目的に転位が大きくても可能なかぎり早期から振り子運動を行わせる方法がある．転位の少ない大結節骨折なども適応となる．

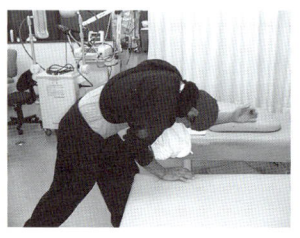

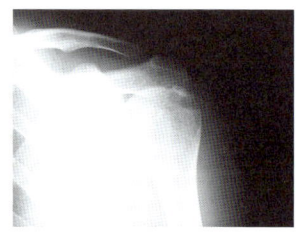

演習問題

1) 上腕骨骨頭骨折について誤っているのはどれか.
   1. 肩関節捻挫と誤診されやすい.
   2. 腫脹は著明である.
   3. 関節内骨折である.
   4. 骨頭壊死となることがある.

2) 上腕骨解剖頚骨折について正しいのはどれか.
   1. 単独骨折が多い.
   2. 関節内血腫はみられない.
   3. 高齢者に多い骨折である.
   4. 嵌入骨折は予後不良となることが多い.

3) 上腕骨外科頚骨折について正しいのはどれか.
   1. 肩関節外転位で手を衝き受傷すると外転型骨折となる.
   2. 関節内骨折である.
   3. 直達外力により発生するものが多い.
   4. 介達外力では内転型骨折となりやすい.

4) 上腕骨外科頚骨折の症状について誤っているのはどれか.
   1. 腫脹は著明となる.
   2. 前胸部に皮下出血斑を認める.
   3. 嵌入骨折の場合は自動運動が可能となる.
   4. 異常可動性を証明しやすい.

5) 上腕骨外科頚外転型骨折の骨片転位について誤っているのはどれか.
   1. 大結節と肩峰の距離は近づく.
   2. 近位骨片は内転位となる.
   3. 遠位骨片は外転位となる.
   4. 前内方凸変形となる.

6) 上腕骨外科頚骨折の固定について正しいのはどれか.
   1. 外転型骨折は外転位固定を行う.
   2. 内転型骨折にミッデルドルフ三角副子を使用してはいけない.
   3. 固定法の一つにハンギングキャストがある.
   4. 固定期間は3週間とする.

7) 上腕骨外科頚骨折の合併症の確認について誤っているのはどれか.
   1. 肩関節脱臼──上腕骨頭の位置を確認
   2. 腋窩動脈損傷──橈骨動脈の拍動を確認
   3. 腋窩神経損傷──肩外側の知覚を確認
   4. 腋窩神経損傷──肘関節の自動屈曲運動を確認

8) 上腕骨外科頚外転型骨折と肩関節前方脱臼の鑑別について誤っているのはどれか.
   1. 外転型骨折では弾発性固定を認めない.
   2. 外転型骨折では軋音を聴取する.
   3. 前方脱臼では三角筋の膨隆が消失する.
   4. 前方脱臼では肩峰下に骨頭を触知できる.

9) 上腕骨大結節骨折について正しいのはどれか. 2つ選べ.
   1. 単独骨折となることが多い.
   2. 裂離骨折として生じる.
   3. 転位を認めるものは肩関節下垂・内旋位固定が有効である.
   4. 転位残存は肩峰下インピンジメント症候群の原因となる.

10) 上腕骨小結節骨折について正しいのはどれか.
    1. 肩関節前方脱臼に合併することが多い.
    2. 大胸筋の作用により裂離骨折となる.
    3. 上腕二頭筋長頭腱脱臼を合併することがある.
    4. 外転・外旋位で固定を行う.

11) 上腕骨近位骨端線離開について誤っているのはどれか.
    1. 小児の上腕骨近位端部骨折の大部分を占める.
    2. Salter-Harris V型が多い.
    3. 学童期に発生しやすい.
    4. 予後良好である.

12) 骨粗鬆症を基礎疾患にもつ高齢者に発生頻度が最も高いのはどれか.
    1. 上腕骨骨頭部骨折
    2. 上腕骨解剖頚骨折
    3. 上腕骨外科頚外転型骨折
    4. 上腕骨外科頚内転型骨折

第6章 上腕骨骨幹部および肘関節周辺部の骨折

1. 上腕骨骨幹部骨折

- 発生機序の違いにより，骨折線の形態が異なることを理解する．
- 腫脹，皮下出血斑の出現部位を理解する．
- 異常可動性・軋音の症状を理解する．
- 骨片転位について三角筋付着部を境とした転位の違い，体表の凹凸について理解する．
- 固定肢位，固定法を理解する．
- 合併症・後遺症を理解する．

<特徴>
- 全骨折の約5％を占める．
- 遷延治癒や偽関節を生じやすい．

<発生機序>
- 直達外力：横骨折，粉砕骨折，軽度の斜骨折．
  転倒や転落，交通事故などで発生する．
- 介達外力：螺旋状骨折，斜骨折．
  転倒して手掌や肘などを衝いた場合や，自家筋力によるものの捻転骨折（投球骨折・腕相撲骨折）では，上腕骨近位に内旋力，遠位に外旋力が加わり発生する．

<症状>
- 腫脹と皮下出血斑：上腕部全体に著明．出血斑は上腕内側から肘関節，前腕内側に出現．
- 機能障害：神経損傷がなければ，あまり認められない．
- 異常可動性・軋音：著明．

<骨片転位>
- 三角筋付着部より近位か遠位かによって，転位が異なる．

		三角筋付着部より近位の骨折	三角筋付着部より遠位の骨折
近位骨片	転位	内方	前外方
	作用筋	大胸筋・大円筋・広背筋	三角筋
遠位骨片	転位	外上方	後上方
	作用筋	三角筋・上腕二頭筋・上腕三頭筋	上腕二頭筋・烏口腕筋・上腕三頭筋
骨折部の変形		前内方凸	前外方凸

1. 上腕骨骨幹部骨折

1 発生機序
- 投球骨折：自家筋力による捻転骨折では，上腕骨近位に ① 力，遠位に ② 力が加わり発生する．受傷時の転位は少ないが，筋の作用により3日後に転位が増強しているのがわかる．

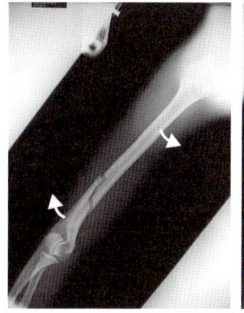

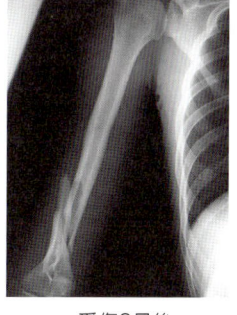

受傷時　　受傷3日後

2 固定法
- 機能的装具療法は，プラスチック製の固定材料で円柱状に固定をする方法である．筋を動かすことにより内圧が高まり骨折部を安定させる． ① と ② を予防できる良い方法である．

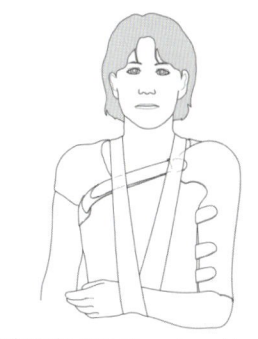

機能的装具固定（functional brace）

3 合併症
- 上腕骨骨幹部骨折は， ① の好発部位である．単純X線像では，仮骨はみられるが，骨癒合がえられていない．
- 橈骨神経損傷による運動麻痺と感覚麻痺：上腕骨骨幹部骨折では橈骨神経麻痺を合併することがあり，運動麻痺として ② や， ③ ， ④ ， ⑤ の橈背側の感覚障害を認める．母指と示指の間は，橈骨神経のみが支配している固有知覚領域である．

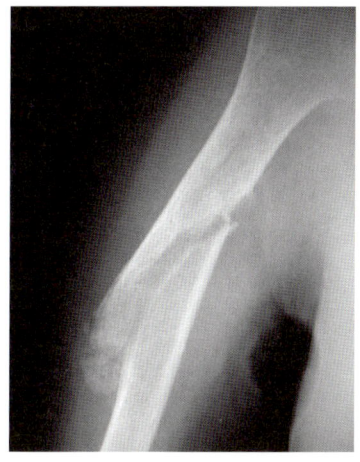

偽関節の単純X線像

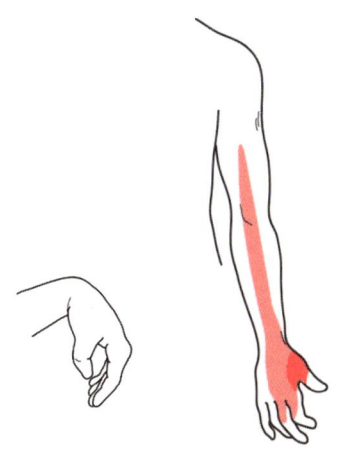

橈骨神経損傷による運動麻痺（下垂手）と感覚麻痺

<固定肢位>
- 三角筋付着部より近位の骨折：肩関節外転 30〜40°，内旋 0〜30°，肘関節 90°屈曲位，前腕中間位．
- 三角筋付着部より遠位の骨折：肩関節外転 70〜80°，水平屈曲 30〜45°，外旋軽度，肘関節 90°屈曲位，前腕中間位．

<固定法・固定期間>
- ハンギングキャスト
- ミッテルドルフ三角副子
- 機能的装具固定（functional brace）：筋萎縮と関節拘縮を予防できる．
- 固定期間は，斜骨折：約 8 週間．横骨折：約 10 週間．

<合併症>
- 偽関節．（下記はその要因）
  1) 横骨折では，骨折部の近位骨片と遠位骨片の接する部位が少ない．
  2) 緻密質に富む部位のため仮骨形成に不利．
  3) 整復位保持が困難．
- 橈骨神経麻痺：下垂手や，母指，示指，中指の橈背側の感覚障害．

<予後>
- 偽関節や，高度の橈骨神経麻痺を合併している症例は予後不良．
- 多少の短縮転位が残存しても機能障害にはならない．
- 骨折部が肘関節に近位であるほど，内反変形を起こしやすいが，機能障害は少ない． （山下昌一）

肘関節周辺部の骨折

2. 上腕骨顆上骨折

- 好発年齢，骨折方向による分類，発生機序，発生頻度を理解する．
- 症状，とくに神経損傷の合併を理解する．
- 骨折線と骨片転位を理解する．
- 単純X線写真の評価方法について理解する．
- 固定法について理解する．
- 後遺症について理解する．
- 鑑別診断について理解する．

<特徴>
- 小児に多く，小児における肘関節周辺部骨折の 60％ を占め，最も頻度が高い．
- 骨折方向による分類では伸展型が圧倒的に多い．

<分類および発生機序>
- 伸展型：肘関節伸展位で手掌を衝いて転倒した際，肘関節に前方凸の力が加わり骨折する．
- 屈曲型：肘関節屈曲位で肘部を強打し，肘関節に後方凸の力が加わり発生する．
- Smith 分類を用いることもある．

<症状>
- 腫脹：肘関節全体に著明．
- 疼痛：限局性圧痛，運動痛，自発痛のすべてが著明．

第6章 上腕骨骨幹部および肘関節周辺部の骨折

- 異常可動性・軋音：転位がある場合は著明．
- 変形：伸展型骨折では，肘頭が突出したクランク状変形を呈す（厚さの増大）．
  さらに水平面では内旋，前額面では内反することが多い（幅の増大）．
- 神経損傷：肘関節周囲のいずれの神経にも起こりうるが，橈骨神経，次いで正中神経の損傷が多い．
- 骨折線と骨片転位

	伸展型骨折	屈曲型骨折
	（図）	（図）
遠位骨片の転位	後上方	前上方
骨折線の走行	前方から後上方	後方から前上方

<骨片転位のX線評価>

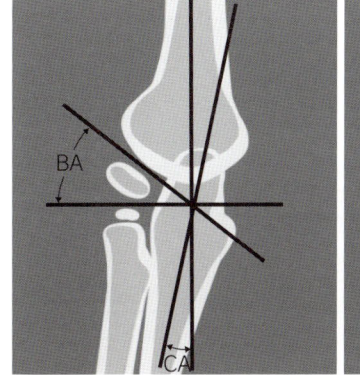

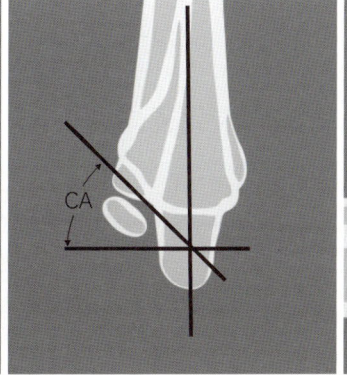

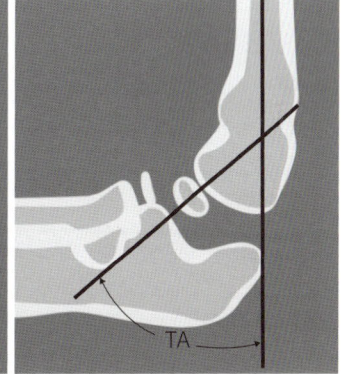

BA：Baumann angle　　CA：carrying angle　　TA：tilting angle

	バウマン角 (Baumann angle)	運搬角 (carrying angle)	傾斜角 (tilting angle)
測定法	正面像 上腕骨長軸に引いた線と，外顆部の骨端線との角度	正面像 上腕骨長軸と，尺骨長軸のなす角度	側面像 上腕骨長軸と，上腕骨顆部とのなす角
正常値	10～20°	5～15°（男子＜女子）	30～45°
評価	減少→内反肘	増加→外反肘 減少→内反肘	減少→肘関節の屈曲制限

<鑑別診断>

	上腕骨顆上伸展型骨折	肘関節後方脱臼
好発年齢	幼小児期に多い	青壮年期に多い
疼痛	限局性圧痛	連続的脱臼痛
腫脹	速やかに出現	徐々に出現
他動運動	異常可動性	弾発性固定
Hüter線	乱れない	肘頭高位

<固定法>
- 保存療法では，上腕近位から MP 関節の手前まで約 4 週間固定する．肩関節を含めることもある．
- 伸展型骨折：肘関節 90〜100°，前腕回内位
- 屈曲型骨折：肘関節 80〜90°，前腕中間位

<後遺症>
- 阻血性拘縮：血流障害により発生し，フォルクマン拘縮とも呼ばれる．前腕屈筋群に変性が起こる．手関節屈曲，MP 関節過伸展，PIP 関節と DIP 関節はともに屈曲する独特の肢位を呈す．
- 骨化性筋炎：暴力的な矯正手技が原因となることが多い．
- 屈伸障害：遠位骨片の後方屈曲転位を残存している場合に起こりやすい．
- 形態的変化：内反・内旋転位の残存による内反肘が起こりやすいが，機能障害は問題とならないことが多い．

3. 上腕骨外顆骨折

- 発生機序を理解する．
- 単純X線写真の読影では，軟骨成分が描出されないことを理解する．
- 後遺症を理解する．

<特徴>
- 発生頻度：上腕骨遠位端部骨折では顆上骨折に次いで高い．
- 幼小児に多い．
- 関節内骨折である．
- 小児骨折で最も偽関節を形成しやすい．

☞ **check point**：関節内骨折とは，関節軟骨に骨折線が入っているものをいう．わずかな転位の残存も後遺障害となる可能性がある．

<発生機序>
- pull off 型：肘関節伸展位で手掌を衝いて転倒した場合，肘関節に内反力が作用し，前腕伸筋群の牽引によって発生する．
- push off 型：肘関節伸展位もしくは軽度屈曲位，前腕回内位で手掌を衝き転倒した場合，肘関節に外反力が作用し，橈骨頭の突き上げによって発生する．

<症状>
- 腫脹：肘関節外側に著明．転位軽度の場合は腫脹も軽度であり，捻挫と誤診されやすい．
- 疼痛：外顆部に限局性圧痛，運動痛．
- 機能障害：転位軽度の場合は，肘関節の運動は比較的可能であることが多い．
- 異常可動性・軋音

2. 上腕骨顆上骨折

1 鑑別診断

- 上腕骨顆上伸展型骨折(a)は ① に多く、肘関節後方脱臼(b)は ② に多く発生する。上腕骨顆上骨折では ③ 可動性がみられ、後方脱臼では ④ 固定がみられる。Hüter線は写真のaでは ⑤ 、bでは ⑥ となる。

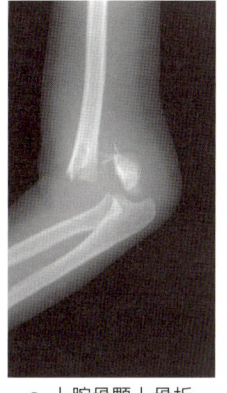

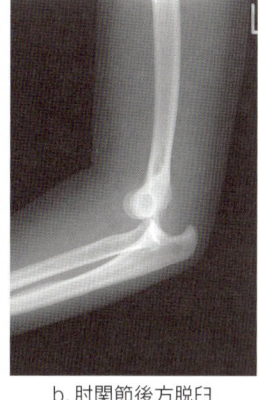

a. 上腕骨顆上骨折　　b. 肘関節後方脱臼

2 固定法

- 伸展型骨折の固定肢位は肘関節 ① 屈曲位、前腕 ② 位である。これに写真のような外旋位を加え、内旋転位を予防する方法もある。

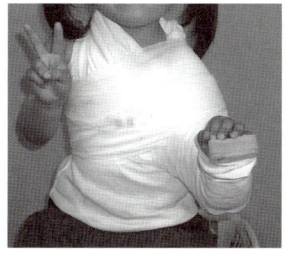

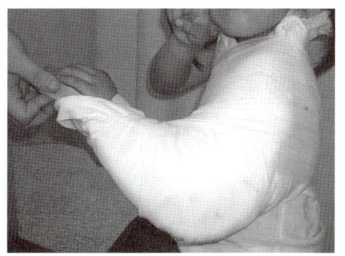

上腕骨顆上骨折に対する固定法

3 後遺症

- 暴力的な ① 手技（他動的関節可動域訓練）が原因で骨化性筋炎を呈することがある。

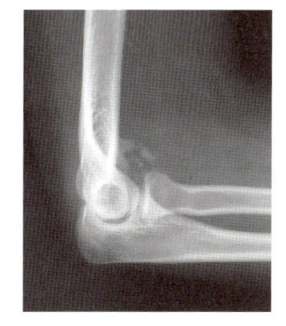

骨化性筋炎

エキスパートへの道 1　　フォルクマン拘縮

血管の直接損傷は、上腕骨顆上骨折の伸展型骨折で遠位骨片が橈側（外側）に転位している場合に発生しやすい。また骨片転位の未整復、包帯や固定の緊縛によっても血行障害を起こす。特に前腕屈筋群に壊死、変性、瘢痕化が惹起される。肘関節周囲から前腕部に水疱形成を伴う著しい腫脹、通常の骨折では考えられないような灼熱感を伴った激痛、指を他動的に伸展すると前腕筋腹に放散する激痛（passive stretch sign）がみられ、進行すると脈拍が触知できなくなる。急性期は筋膜切開の適応となる。徴候を認めた際はすべての固定を除去し、早急に専門医に託すことが必要である。

<固定法>

	転位のない骨折	転位のある骨折
肢位	肘関節90°屈曲位，前腕中間位から回外位	肘関節約80°屈曲位，前腕回外位
範囲	上腕近位端部からMP関節の手前	

<後遺症>
- 偽関節：回転転位残存の場合が多いが，側方転位が残存している場合でも起こりうる．
- 形態的変化：外反肘が多く，遅発性尺骨神経麻痺が起こりやすい．

エキスパートへの道 2　　遅発性尺骨神経麻痺

　上腕骨外顆骨折後の外反肘発生のメカニズムは，骨折が原因で上腕骨外顆部の成長が停止し上腕骨遠位内側のみが成長することで，上腕骨遠位関節面は斜め外側を向くのに伴い尺骨も外側偏位し，進行性に変形が起こる．肘の内側を通過する尺骨神経は正常の走行より外側に引き伸ばされ，圧迫・摩擦等の機械的刺激を受けるようになる．したがって，遅発性尺骨神経麻痺は外反肘変形に伴う進行性の疾患で，上腕骨外顆骨折受傷から早ければ4ヵ月，平均22年を経て発症する進行性の疾患である．

4. 上腕骨内側上顆骨折

- 発生機序を理解する．
- 骨片の転位方向を理解する．
- 肘関節の不安定性について理解する．
- 固定肢位を理解する．

<特徴>
- 上腕骨遠位端部の骨折において，顆上骨折，外顆骨折に次いで多く発生する．
- 内側上顆は，関節外に位置する．
- 前腕屈筋群や円回内筋の起始部であり，また，基部には内側側副靱帯が付着しているため，裂離骨折を起こしやすい．
- 内側型野球肘として，骨折を起こすこともある．
- 肘関節脱臼の合併損傷としての発生や尺骨神経損傷を合併することがある．

<発生機序>
- 介達外力：肘関節伸展位で，外反強制された場合に，前腕屈筋群や内側側副靱帯の強い牽引作用で起こることが圧倒的に多い．骨片は前下方（遠位前方）へ転位する．
- 直達外力：内側上顆を直接強打して発生することがあるがまれである．
- 反復外力：成長期に投球動作を反復すると，内側上顆の骨端線離開を起こす．

<症状>
- 腫脹，疼痛：肘関節内側部に著明．
- 機能障害：肘関節の屈曲伸展運動不能．
- 変形，肘関節の不安定性：肘関節の内側支持機構が失われ，外反不安定性や外反肘変形がみられることがある．

3. 上腕骨外顆骨折

1 発生機序
- pull off 型では，肘関節伸展位で手掌を衝いて転倒した場合，肘関節に ① 力が作用し， ② 群の牽引によって発生する．push off 型では肘関節伸展位もしくは軽度屈曲位，前腕回内位で手掌を衝き転倒した場合，肘関節に ③ 力が作用し， ④ の突き上げによって発生する．

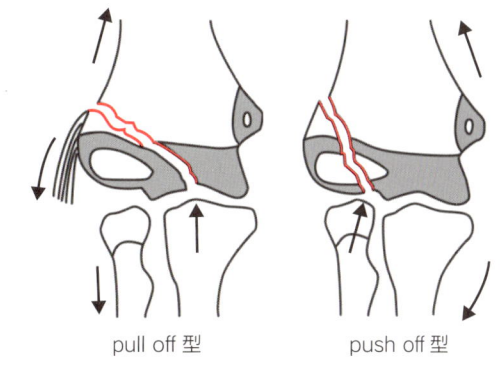

pull off 型　　push off 型
発生機序による骨折線の走行の違い

2 後遺症
- 上腕骨外顆骨折では， ① 転位が残存すると ② が必発する．
- 偽関節は ① 転位残存の場合に発生することが多い．形態的変化として ③ 肘が多く， ④ が起こりやすい．

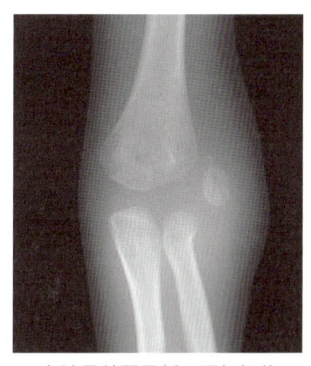

上腕骨外顆骨折の回転転位

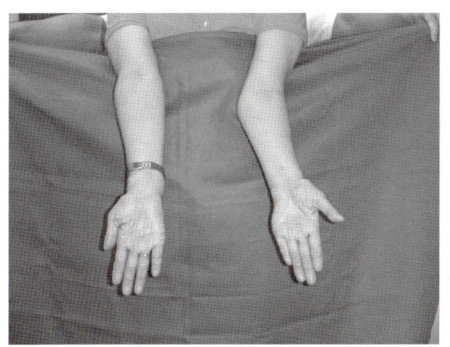

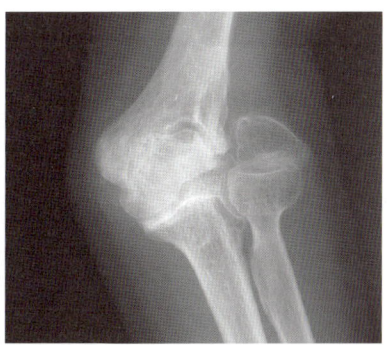

外反肘と遅発性尺骨神経麻痺（受傷50年後）

<固定法>
- 保存療法では，上腕中央部から MP 関節の手前まで固定する．
  - 転位のない骨折：肘関節 90°屈曲位，前腕中間位
  - 転位のある骨折：肘関節 90°屈曲位，前腕回内位，手関節掌屈位

<後遺症>
- 肘関節伸展障害
- 前腕回内制限
- 尺骨神経麻痺

エキスパートへの道 3　　Shenton 線と tangential 撮影

　上腕骨内側上顆骨折における単純 X 線像読影のポイントは，骨端線の間隙の増大と不規則性，そして Shenton 線からの乱れである．これらが微妙な場合，正面像における肘関節 45°屈曲位撮影（tangential view）を行うと，特に骨片の小さな内側上顆骨折は描出されやすい．

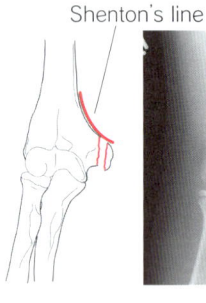

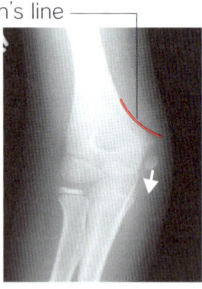

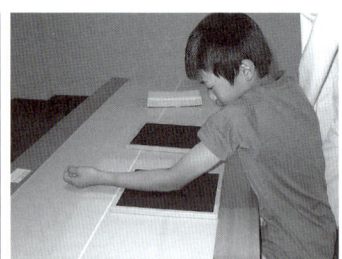

5. 尺骨肘頭骨折

- 好発年齢を理解する．
- 発生機序を理解する．
- 症状や骨片の転位に関して理解する．
- 固定肢位について理解する．
- 保存療法の限界について理解する．

<特徴>
- 成人に多く，小児にはまれ．
- 滑車切痕の中央部に骨折線が入る関節内骨折で，完全骨折となることが多い．
- 固定肢位が不良肢位であるため，高度の肘関節拘縮が起こりやすく，観血療法で対処されることが多い．
- 直達外力で発生することが多い．また，肘頭部は被覆軟部組織が少なく，開放性骨折となることもある．

<発生機序>
- 直達外力：圧倒的に多い．肘関節屈曲位で，肘頭部に強い衝撃が加わった際に発生する．
- 介達外力：肘関節の過伸展強制や上腕三頭筋の牽引で後上方に裂離骨折が発生するほか，後方型野球肘による疲労骨折が起こることがある．

4. 上腕骨内側上顆骨折，5. 尺骨肘頭骨折，6. 橈骨近位端部骨折

1 上腕骨内側上顆骨折

- 上腕骨内側上顆骨折は肘関節伸展位で，　①　強制された場合に，前腕　②　群や　③　靱帯の強い牽引作用で起こることが圧倒的に多い．骨片は　④　へ転位する．転位のある場合の固定肢位は前腕　⑤　位である．この単純X線写真では肘関節を45°屈曲した tangential 撮影で骨片がよく描出されている．

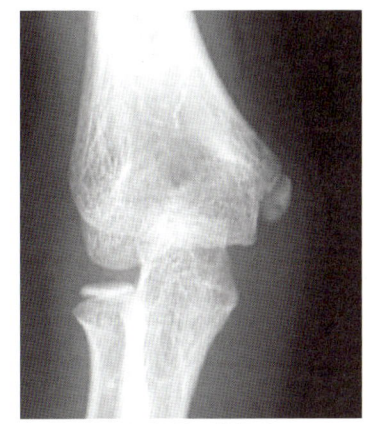

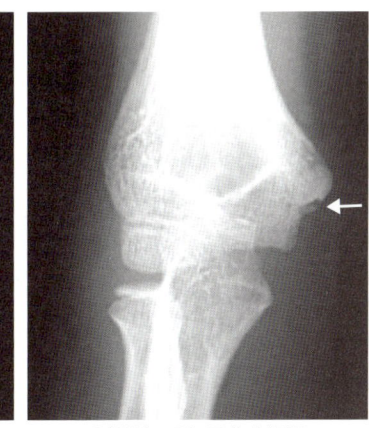

肘関節伸展位撮影　　　　肘関節45°屈曲位撮影

2 尺骨肘頭骨折

- 肘関節　①　位で肘頭部に強い衝撃が加わった際に発生することが多い．　②　筋の牽引により　③　に転位する．固定肢位は軽度　④　位である．

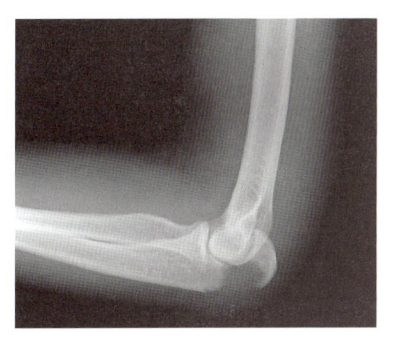

尺骨肘頭骨折

3 橈骨近位端部骨折

- 橈骨頭骨折は　①　に，橈骨頚部骨折は　②　に多く発生する．受傷後関節内に出血が溜まるため，運動痛が激痛であることが特徴である．

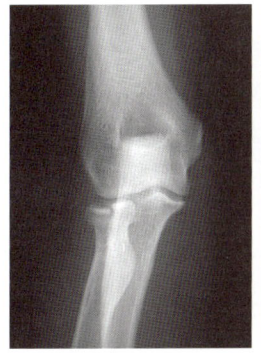

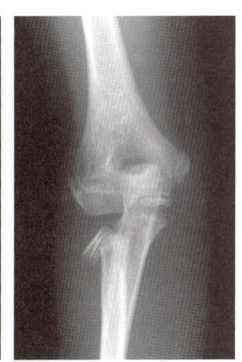

橈骨頭骨折　　橈骨頚部骨折
橈骨近位端部骨折

<症状>
- 腫脹：肘頭部を中心に著明にみられる．波動を触れることもある．
- 疼痛：限局性圧痛，運動痛，自発痛すべて著明である．
- 陥凹の触知：骨折部が離開している場合に触知する．
- 運動障害：自動伸展は不能，自動屈曲は可能である．
- 変形：骨折部の離開が著しい場合は，近位骨片が後上方に突出する．
- 皮膚の損傷：肘頭部に擦過傷がみられることもある．開放性骨折の場合もあり，注意を要する．

<合併症>
- 肘関節前方脱臼
- 尺骨神経損傷

<固定法（転位が大きい場合）>
- 肘関節ほぼ伸展位，前腕回外位で，上腕近位端部からMP関節の手前まで固定する．

<保存療法の限界>
　1cm以上の転位は観血療法を選択することも多い．

6．橈骨近位端部骨折

- 橈骨頭骨折は成人に，橈骨頚部骨折は小児に多くみられることを理解する．
- 症状について，誤診されやすい外傷であることを念頭に置き理解する．
- 固定肢位について理解する．
- 後遺症について理解する．

<特徴>
- 橈骨頭骨折は成人に，橈骨頚部骨折は小児に多くみられ，骨端線離開になることもある．
- 前腕の回旋を司る部位であるため，適切な治療がなされないと著しい障害を残存する．

エキスパートへの道 4　　Circular cylinder cast

　骨癒合を待って関節可動域訓練を開始しようとすると，すでに高度な癒着や肘関節の拘縮が起こってしまっていることが多い．したがって，早期運動療法が重要となる．Circular cylinder castは，前腕の回旋だけを許容する機能的治療法であり，早期の可動域回復と骨片の整復に効果がある．転位が少なく，骨片が輪状靱帯から逸脱していない橈骨近位端部骨折において適用がある．

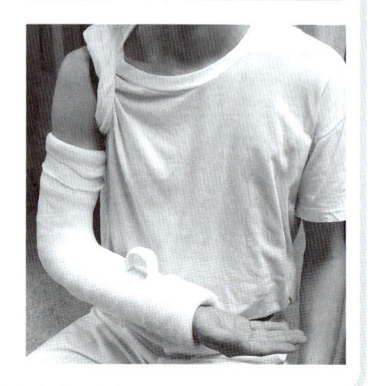

<発生機序>
- 直達外力：少ない．
- 介達外力：前腕回内位で手掌を衝いて発生することが多い．
  肘関節伸展，前腕回外，外反強制でも起こる．

<症状>
- 腫脹：橈骨頭部，前腕近位背側，外側肘三角部に認める．他の骨折より軽度であるため，捻挫と誤診されやすい．
- 疼痛：橈骨頭・橈骨頸部の限局性圧痛，前腕回旋時痛，肘関節の屈伸時痛，橈骨長軸の軸圧痛．
- 機能障害：肘屈伸障害，前腕回旋障害が著明．
- 変形：外反変形を呈することがある．

<鑑別診断>
- 肘関節捻挫，上腕骨外顆骨折

<固定法>
- 保存療法では，上腕骨近位端から MP 関節の手前まで固定する．
- 肢位：肘関節 90°屈曲位，前腕回外位
- 期間：小児 2〜3 週，成人 3〜4 週

<後遺症>
- 前腕の回旋制限．
- 橈骨部の骨端線離開骨折では，骨端線早期閉鎖による外反肘変形が起こることがある．

エキスパートへの道 5　　小児骨端線損傷の Salter-Harris 分類

　Ⅰ型は，転位を伴うまたは伴わない骨端軟骨の離開である．Ⅱ型は骨幹端に及ぶ骨端軟骨の損傷であり，三角骨片が特徴である．Ⅲ型は骨端に及ぶ骨端軟骨の損傷である．Ⅳ型は骨端軟骨の骨折に加えて，骨端と骨幹端の骨折がみられる．Ⅴ型は骨端軟骨の圧潰である．Ⅱ型がもっとも多く，Ⅰ〜Ⅲ型は比較的整復が容易で，成長障害を残すことは少ないのに対して，Ⅳ型では成長障害が，Ⅴ型ではさらに変形・短縮がおこりやすい．

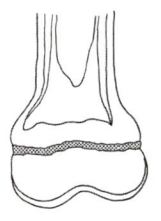

Ⅰ型　Ⅱ型　Ⅲ型　Ⅳ型　Ⅴ型

（稲川郁子）

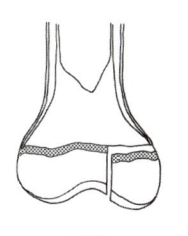

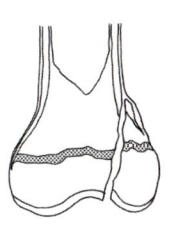

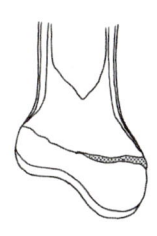

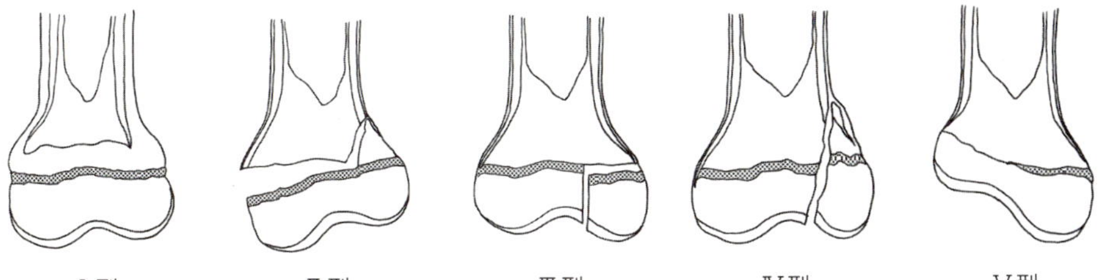

演習問題

1) 上腕骨骨幹部骨折について誤っているのはどれか.
   1. 偽関節を生じやすい.
   2. 直達外力によるものは横骨折となりやすい.
   3. 腕相撲により発生したものは螺旋状骨折となりやすい.
   4. 尺骨神経麻痺を起こしやすい.

2) 三角筋付着部より近位での上腕骨骨幹部骨折の骨片転位について正しいのはどれか.
   1. 近位骨片は内方へ転位する.
   2. 遠位骨片は三角筋による影響を受けない.
   3. 遠位骨片は後上方に転位する.
   4. 骨折部は前外方凸変形を呈する.

3) 上腕骨顆上骨折について正しいのはどれか.
   1. 圧倒的に屈曲型骨折が多い.
   2. 肘関節に前方凸の外力が加わると伸展型骨折になりやすい.
   3. 好発年齢は60歳代である.
   4. 尺骨神経損傷を合併することが多い.

4) 上腕骨顆上骨折について誤っているのはどれか.
   1. 遠位骨片は内反・内旋方向に転位することが多い.
   2. 伸展型骨折の骨折線は前方から後上方に走行する.
   3. Hüter線が乱れ, 肘頭高位となる.
   4. 肘関節後方脱臼との鑑別を要する.

5) 上腕骨顆上骨折について誤っているのはどれか.
   1. fat pad signが出現することがある.
   2. 傾斜角が減少すると肘関節の屈曲制限が出現する.
   3. 伸展型骨折は肘関節鋭角屈曲位, 前腕中間位で固定する.
   4. 変形治癒により内反肘を呈しやすい.

6) 上腕骨外顆骨折について誤っているのはどれか.
   1. 幼小児に好発する.
   2. 小児の骨折であれば偽関節になりにくい.
   3. 肘関節に内反力が作用するとpull off型となる.
   4. 捻挫と誤診されやすい.

7) 上腕骨外顆骨折の合併症について誤っている組合せはどれか.
   1. 骨片の回転転位——偽関節
   2. 変形——外反肘
   3. 後遺症——遅発性尺骨神経麻痺
   4. 併発症——尺骨神経損傷

8) 上腕骨内側上顆骨折について, 正しいのはどれか.
   1. 関節包内骨折である.
   2. 前腕屈筋群や内側側副靱帯による裂離骨折であることが多い.
   3. 転位のある骨折の固定肢位は回外位である.
   4. 神経障害は橈骨神経に発生することが多い.

9) 橈骨近位端部骨折について, 正しいのはどれか.
   1. 小児では橈骨頭骨折が頻発する.
   2. 成人では橈骨頸部骨折が頻発する.
   3. 変形治癒しても, 機能障害は問題とならない.
   4. 捻挫と誤診されやすい.

10) 単純X線写真を示す. 正しいのはどれか.
    45歳男性. 大きな荷物を両手で抱えて歩いていたため段差に気づかず転倒し左肘を地面に強打した. 初診時, 左肘後面に著明な疼痛および腫脹を認め, 肘関節の自動運動を行わせると, 屈曲は可能であるが伸展は著しく制限されていた.
    1. 小児から高齢者まで幅広い年齢層に好発する骨折である.
    2. 近位骨片の転位は上腕二頭筋の牽引力によるものである.
    3. 腫脹が著明な場合, 波動を触れることもある.
    4. 肘関節の固定肢位は90°屈曲位とする.

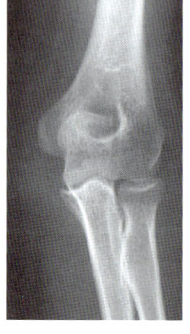

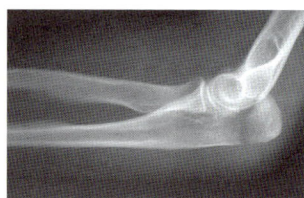

第7章 前腕骨骨幹部から遠位端部の骨折

前腕骨骨幹部骨折
＜特徴＞
- 尺骨骨幹部骨折と橈骨頭脱臼⇒Monteggia脱臼骨折
- 橈骨骨幹部骨折と遠位橈尺関節脱臼⇒Galeazzi脱臼骨折
- 前腕の回旋制限などの機能障害のほか，変形治癒や偽関節が起こりやすい．
- 整復位保持が困難なため，治療が難しく，観血療法に委ねられることも多い．

1. 橈骨単独骨折

● 骨片転位と固定方法を理解する．

＜発生機序＞
- 介達外力：手掌を衝いて転倒もしくは転落し発生する．
- 直達外力：前腕橈側部を強打され発生する．

＜分類＞
- 横骨折，斜骨折，骨片骨折．

＜骨片転位＞
- 円回内筋付着部より近位か遠位により骨片の転位が変わる．

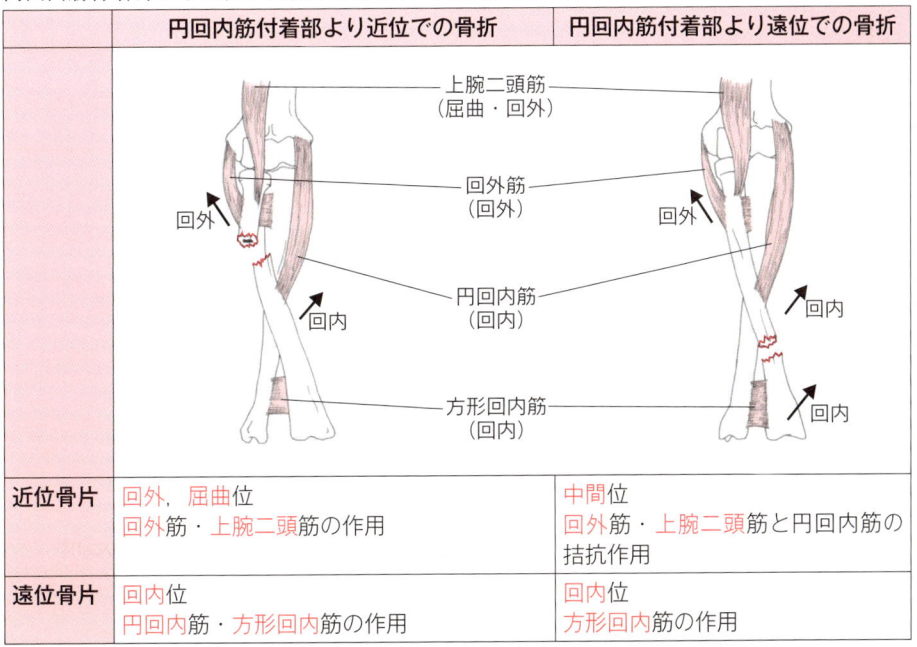

	円回内筋付着部より近位での骨折	円回内筋付着部より遠位での骨折
近位骨片	回外，屈曲位 回外筋・上腕二頭筋の作用	中間位 回外筋・上腕二頭筋と円回内筋の拮抗作用
遠位骨片	回内位 円回内筋・方形回内筋の作用	回内位 方形回内筋の作用

図中ラベル：上腕二頭筋（屈曲・回外），回外筋（回外），円回内筋（回内），方形回内筋（回内）

<固定肢位>

	円回内筋付着部より近位での骨折	円回内筋付着部より遠位での骨折
肢位	前腕回外位	前腕中間位
肘関節	90°屈曲位	

2. 前腕両骨骨幹部骨折

- 発生機序を理解する．
- 難治の理由を理解する．
- 骨片転位と固定方法，および両骨の骨折部の高さの違いを理解する．

<発生機序>

- 直達外力：打撃を受けた際に発生．橈尺骨の骨折線が同高位の横骨折となる．
- 介達外力：転倒時，手掌を衝いて発生．橈尺骨の骨折線は橈骨が近位になることが多い．斜骨折になりやすい．

<骨片転位>

	円回内筋付着部より近位での骨折	円回内筋付着部より遠位での骨折
	回外筋、上腕二頭筋、円回内筋、回外、回内	上腕二頭筋、円回内筋、回内
近位骨片	回外，外転（橈屈），屈曲（掌屈） 回外筋・上腕二頭筋の作用	中間位 回外筋・上腕二頭筋と円回内筋の拮抗作用
遠位骨片	回内位 円回内筋・方形回内筋の作用	回内位 方形回内筋の作用

<固定肢位>

	円回内筋付着部より近位での骨折	円回内筋付着部より遠位での骨折
肢位	前腕回外位	前腕中間位
肘関節	90°屈曲位	

<難治の理由>

- 両骨を同時に，解剖学的に整復することがきわめて困難である．
- 骨片が筋の作用により再転位しやすい．
- 再転位防止のために緊縛で強固な固定を行うと，循環障害となる．
- 遷延治癒や偽関節になる可能性がある．
- 固定期間が長期になるため，関節拘縮を起こす危険性がある．
- 両骨折端が癒合し，橋状仮骨を形成すると著しい前腕回旋障害を残す．（外傷性橈尺骨癒合症）

☞ check point：解剖学的整復とは，転位の残存がなく解剖学的に正常な状態になること．

1. 橈骨単独骨折，2. 前腕両骨骨幹部骨折，3. Monteggia脱臼骨折，4. Galeazzi脱臼骨折

1 Monteggia脱臼骨折

- ① 骨幹部骨折と ② 脱臼を合併した脱臼骨折である．

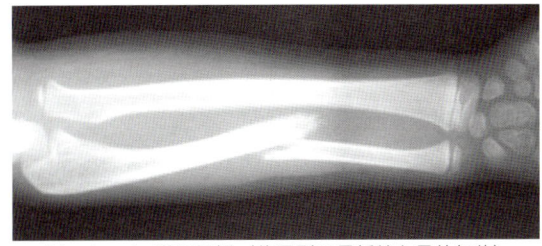

Monteggia脱臼骨折（伸展型の骨折線と骨片転位）

- ③ を整復した後に前腕回外位で橈骨頭の ④ を整復する．最終整復位が固定肢位となる．

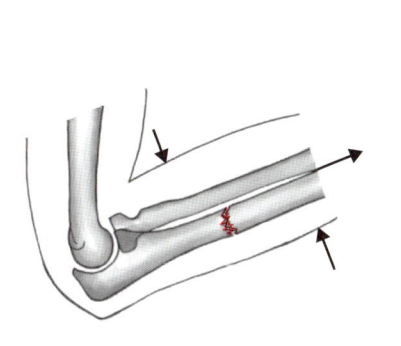

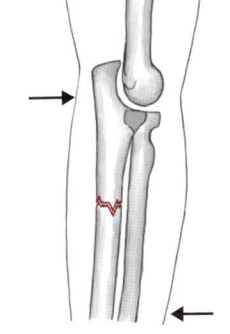

伸展型は屈曲にて整復される　屈曲型は伸展にて整復される
Monteggia脱臼骨折の固定肢位

- 橈骨神経麻痺では通常 ⑤ となるが，橈骨神経深枝の運動枝である後骨間神経麻痺では ⑥ となる．下垂指は手関節は ⑦ できるが，手指が ⑧ できない．

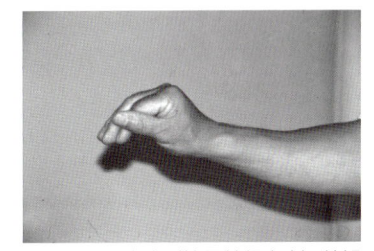

後骨間神経麻痺（橈骨神経麻痺）外観

2 Galeazzi脱臼骨折

- ① 骨幹部骨折と ② 脱臼を合併した脱臼骨折である．
- 写真は尺骨頭が ③ に脱臼している．

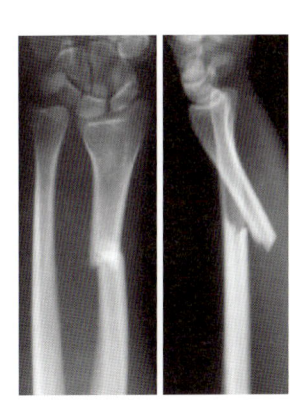

Galeazzi脱臼骨折

3. Monteggia 脱臼骨折

- 骨折と脱臼の部位，分類を理解する．
- 合併症，とくに神経損傷を理解する．
- 固定肢位を理解する．
  - 尺骨骨幹部骨折と橈骨頭脱臼を合併した脱臼骨折である．
  - 橈骨頭脱臼が看過されやすく，経時的に整復不能となるため，注意が必要である．
  - 小児に多発する（Bado 分類Ⅲ型）．
  - 伸展（前方）型と屈曲（後方）型（Watson-Jones 分類）があり，多発するのは伸展型である．
  - 伸展型は整復，固定が困難で，不安定性が高く難治である．
  - 神経損傷：橈骨神経の運動枝である後骨間神経の損傷が多発する（下垂指）．
  - 脱臼骨折であるが，整復は尺骨骨折から行う．
  - 固定肢位
    - 伸展型：肘関節鋭角屈曲位，前腕回外位
    - 屈曲型：肘関節伸展位，前腕回外位

☞ **check point**：脱臼骨折では，一般的に脱臼を先に整復すると骨折も同時に整復される．

4. Galeazzi 脱臼骨折

- 骨折と脱臼の部位，分類を理解する．
- 合併症，とくに神経損傷を理解する．
  - 橈骨骨幹部骨折と遠位橈尺関節脱臼を合併した脱臼骨折である．
  - 遠位橈尺関節脱臼の方向は，背側脱臼が多い．
  - 再転位や再脱臼が起こりやすく，不安定性が高く難治である．観血療法となることが多い．
  - 尺骨神経損傷が多い．

エキスパートへの道 1　小児の急性塑性変形（acute plastic bowing deformity：APD）

　小児の長管骨，とくに生理的弯曲が存在する前腕骨に長軸圧が加わった場合に，骨幹部に弯曲変形が生じ，これを急性塑性変形という．前腕の場合は，尺骨に若木骨折を，橈骨に急性塑性変形をきたすことが多い．若木骨折では弯曲の凸側に明らかな骨皮質の亀裂が確認できるが，急性塑性変形の場合は海綿骨に微小骨折を生じたもので，骨皮質や骨膜の亀裂は確認できない．自家矯正されない場合も多いため，整復が必要である．見落としに注意し，疑いがある場合は健側の単純X線像と比較する．

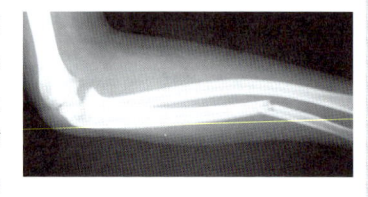

（稲川郁子）

前腕遠位端部骨折

5. Colles 骨折

- 発生頻度，好発年齢などの特徴を理解する．
- 固定法を理解する．
- 発生機序を理解する．
- 合併症を理解する．
- 骨折線と骨片転位，変形を理解する．

＜特徴＞
- 骨折の頻度が高く，幅広い年齢層に発生する．

5. Colles骨折

1 発生機序
- 転倒して手を衝き，手関節に ① 力が強制され，橈骨遠位端部に ② 凸の屈曲力が働く．前腕遠位端部には ③ の捻転力が加わる．

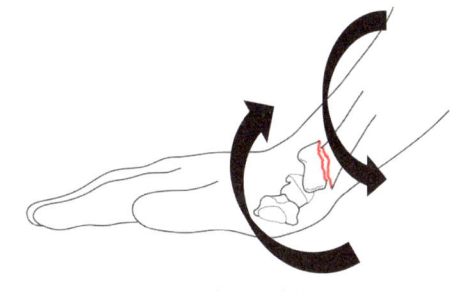

Colles骨折の発生機序

2 症状
- 高度の背側転位（側面）は ① 変形を呈する．
- 高度の橈側転位（前後面）は ② 変形を呈する．

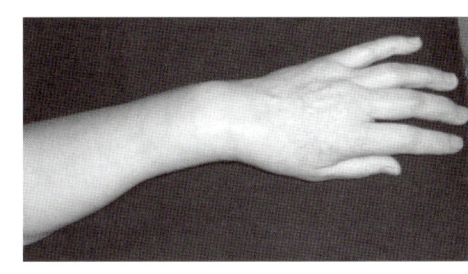

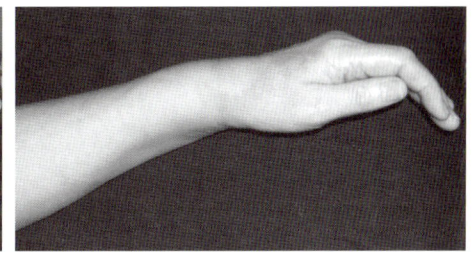

Colles骨折の外観像

- 遠位骨片は ③ 転位，④ 転位，⑤ 転位，⑥ 転位し，近位骨片は ⑦ 転位する．
- 橈骨関節面および掌側傾斜角の計測方法を示しているが，平均は橈骨傾斜角 ⑧ °，掌側傾斜角 ⑨ °である．

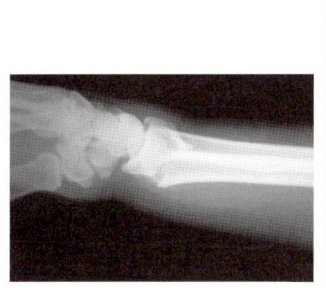

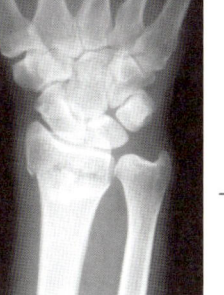

Colles骨折の単純X線像（骨折線と骨片転位） 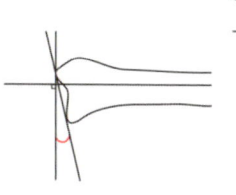　　掌側傾斜角 (palmar tilt)　　橈骨傾斜角 (radial inclination)

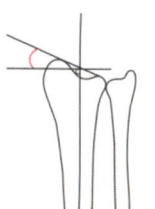

- 幼小児では若木骨折，竹節状骨折，骨端線離開となることが多い．
- 高齢者では粉砕骨折・多発骨折が多い．

<発生機序>
- 多くは介達外力によって発生する．
- 手関節に背屈力が強制され，橈骨遠位端部に掌側凸の屈曲力が働く．
- 前腕遠位部に過度の回外の捻転力が加わる．

<症状>
- 骨折線
  - 前額面：橈側近位から斜めに尺側遠位へ走る．
  - 矢状面：手関節の1〜3cm近位の掌側から背側近位に斜めに走る．
- 遠位骨片の転位
  背側転位，橈側転位，短縮転位，捻転（回外）転位
- 骨折部の厚さと幅が増大する．
- 高度の背側転位（側面）はフォーク状変形を呈する．
- 高度の橈側転位（前後面）は銃剣状変形を呈する．
- 腫脹は前腕遠位端部，手関節，手部にみられ，受傷数時間後には手指にまで及ぶ．
- 限局性圧痛，介達痛，運動痛を認める．
- 前腕の回外運動制限
- 手関節の運動制限

☞ **check point**：橈骨遠位端部骨折の単純X線の計測方法として，橈骨傾斜角，掌側傾斜角がある．それぞれ平均23°，平均11°となる．

<整復法>
- 牽引直圧整復法
  - 前腕回内位にて末梢方向に牽引を行い，捻転転位，側方転位，短縮転位を除去する．
  - 背側から掌側方向に遠位骨片を直圧して整復する．

<固定法>
- 肘関節90°屈曲位，前腕回内位，手関節軽度掌屈位，軽度尺屈位．
- 肘関節を含み，MP関節の手前まで固定．

<リハビリテーション>
- 手指の運動は循環改善のため受傷翌日より開始する．
- 固定除去後から手関節の自動運動を開始する．

<合併症および後遺症>
- 尺骨茎状突起骨折
- 舟状骨骨折
- 遠位橈尺関節脱臼
- 月状骨脱臼
- 変形治癒
- 指・手・肘・肩関節の拘縮，前腕回旋障害（特に高齢者）

- 手関節の外傷性関節炎
- 橈骨遠位端骨端成長軟骨板損傷による成長障害
- 橈骨神経・正中神経・尺骨神経の神経麻痺
- 反射性交感神経性ジストロフィー（RSD）
- 長母指伸筋腱の断裂（高齢者は注意する）
- 手根管症候群

エキスパートへの道 2　Cotton Lorder 位

　Colles 骨折の固定肢位は，従来より Cotton Lorder 位（手関節掌屈・尺屈位・前腕回内位）が一般的である．回内位は回内筋を弛緩させ転位の再発を防ぐ効果があり，さらに尺屈を加えることにより骨片の保持に有効であり，遠位橈尺関節の安定位とされてきた．しかしながら，強い掌屈，尺屈，回内肢位の強制は血行障害を助長し，手指の運動が行いにくく，その結果，高度の浮腫が現れ骨萎縮や手指の関節拘縮を起こしやすく変形や機能障害の要因となり，正中神経圧迫の危険性も伴う．

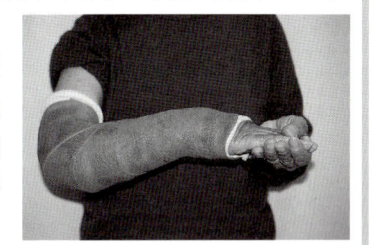

6. Smith 骨折

- 発生機序を理解する．
- 骨折線と骨片転位，変形を理解する．
- 固定法を理解する．

＜発生機序＞
- 多くは介達外力によって発生する．
- 手関節に強度の掌屈力が強制され，橈骨遠位端部に背側凸の屈曲力が働く．
- 手関節背屈・回内位で手を衝き，前腕遠位部に強い回外力が加わる．

＜症状＞
- 骨折線
  ・手関節 1～3 cm 近位の背側から掌側近位に斜めに走る．
- 遠位骨片の転位
  ・掌側転位，橈側転位，短縮転位，捻転（回内）転位
- 骨折部の厚さと幅が増大する．
- 遠位骨片の著明な掌側転位は，鋤型変形を呈する．
- 腫脹は前腕遠位端部，手関節，手部にみられ，受傷数時間後には手指にまで及ぶ．
- 限局性圧痛，介達痛，運動痛を認める．
- 前腕の回内運動制限

＜整復法＞
- 前腕回外位で末梢方向に牽引し，遠位骨片を掌側から背側方向に直圧して整復する．
- 直圧の際，橈骨動脈の損傷に注意する．

<固定法>
- 肘関節90°屈曲位，前腕回外位，手関節軽度背屈位，軽度尺屈位
  ＊前腕回外位の目的は，方形回内筋を緊張させ，再転位を防ぐ．
- 肘関節を含み MP 関節の手前まで固定．

エキスパートへの道 3　　尺骨突き上げ症候群

　整復が不十分なものは，橈骨短縮，橈側偏位，背側偏位を残して変形治癒する．橈骨短縮により相対的に尺骨が長くなり尺骨頭が背側に脱臼すると，前腕の回旋，手関節の尺屈による尺骨頭部の疼痛と，クリックや軋音（crepitus）をともない，機能障害を起こすことがある．これを尺骨突き上げ症候群と呼ぶ．TFCC が尺骨の突き上げによって損傷されるために生じる．尺骨の短縮骨切り術および TFCC の修復や切除が行われる．尺骨遠位端と橈骨茎状突起を通る線の距離は，正常は平均 12 mm である．橈骨短縮は 5 mm 以上で尺骨突き上げ症候群を招く．

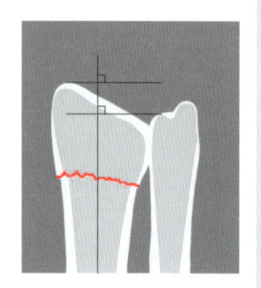

7．背側 Barton 骨折

- 骨折線と骨片転位を理解する．
- 固定法を理解する．

<特徴>
- 発生は極めてまれである．
- 骨折線が手関節内に及ぶ関節内骨折である．
- 手部の背側脱臼を合併する脱臼骨折である．
- 整復位保持が困難で安定性が悪く，観血療法によることが多い．

<発生機序・症状>
- Colles 骨折と同様である．
- 遠位骨片とともに手根部が背側に亜脱臼し，近位に転位する．

<整復法>
- 前腕回外位にて末梢方向に牽引し，手関節背屈位で背側から遠位骨片を圧迫し整復する．

<固定法>
- 肘関節を含み MP 関節手前まで．
- 肘関節90°屈曲位，前腕回外位，手関節軽度背屈位．

8．掌側 Barton 骨折

- 骨折線と骨片転位を理解する．
- 固定法を理解する．

<特徴>
- 骨折線が手関節内に及ぶ関節内骨折である．
- 手部の掌側脱臼を合併する脱臼骨折である．
- 整復位保持が困難で安定性が悪く，観血療法によることが多い．

6. Smith骨折, 7. 背側Barton骨折, 8. 掌側Barton骨折, 9. chauffeur骨折, 10. 橈骨遠位骨端線離開

1 Smith骨折の発生機序
- 手関節背屈・回内位で手を衝き，前腕遠位部に強い ① 力が加わる．手関節に強度の ② 力が強制され，橈骨遠位端部に ③ 凸の屈曲力が働く．

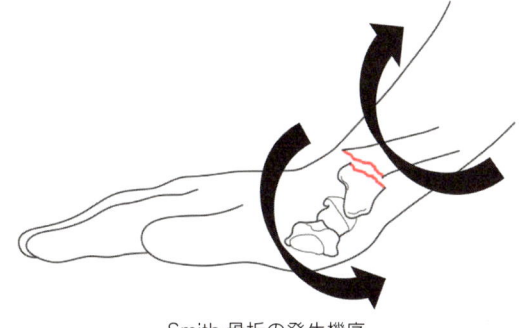

Smith骨折の発生機序

2 Smith骨折の症状
- 遠位骨片の著明な掌側転位は， ① 変形を呈する．

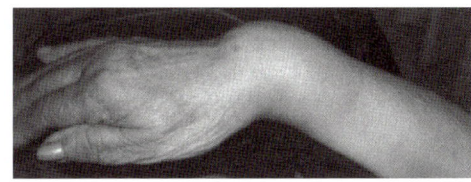

Smith骨折の外観像

農作業で用いる鋤

3 Smith骨折の固定肢位
- 肘関節90°屈曲位，前腕 ① 位，手関節軽度 ② 位，軽度 ③ 位で固定する． ④ 筋を緊張させ，前腕 ① 位とすることで再転位を防ぐ．

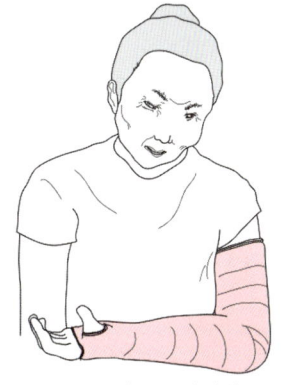

Smith骨折の固定肢位

<発生機序・症状>
- Smith骨折と同様である．
- 遠位骨片とともに手根部が掌側に亜脱臼し，近位に転位する．

<整復法>
- 前腕中間位にて末梢牽引し，手関節掌屈位で掌側から遠位骨片を圧迫し整復する．

<固定法>
- 肘関節を含み MP 関節手前まで．
- 肘関節 90°屈曲位，前腕中間位，手関節軽度掌屈位．

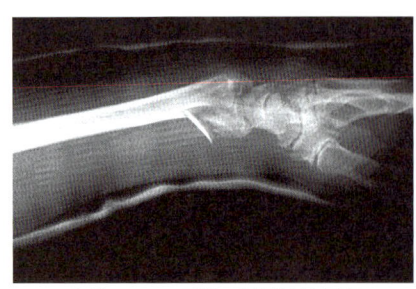

掌側 Barton 骨折の単純 X 線写真

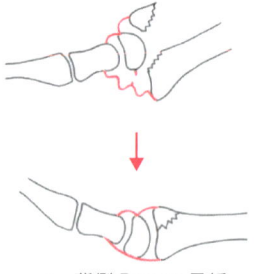

a．背側 Barton 骨折

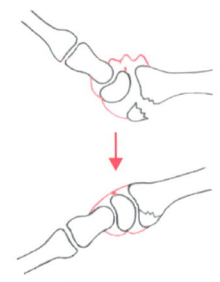

b．掌側 Barton 骨折

9．chauffeur 骨折

<特徴>
- 別名，自動車運転手骨折とよぶ．
- 橈骨茎状突起骨折のことを指す．
- 骨折線が関節面に及ぶ関節内骨折である．
- 関節内骨折のため解剖学的整復を行わないと変形性関節症を呈する．

<発生機序>
- 背屈および橈屈強制で発生する．

chauffeur 骨折

<固定法>
- 肘関節 90°屈曲位，前腕中間位，手関節尺屈位，掌背屈中間位

<合併症>
- 舟状骨骨折

10．橈骨遠位骨端線離開

<特徴>
- 骨端線の早期閉鎖による成長障害を起こすことがある．
- Salter-Harris の Ⅰ型および Ⅱ型．

<発生機序>
- 幼小児に Colles 骨折と同様の発生機序で起こる．

<転位・固定法>
- 掌側へ転位する Smith 型が多いとの報告が多い．
- Colles 骨折，Smith 骨折に準ずる．

（樽本修和）

演習問題

1) 橈骨骨幹部単独骨折について正しいのはどれか.
   1. 円回内筋付着部より近位での骨折は近位骨片が中間位となる.
   2. 円回内筋付着部より近位での骨折は前腕回内位で固定する.
   3. 円回内筋付着部より遠位での骨折は近位骨片が屈曲・回外位となる.
   4. 円回内筋付着部より遠位での骨折は遠位骨片は回内位となる.

2) 前腕両骨骨幹部骨折について誤っているのはどれか.
   1. 介達外力によるものは尺骨に比べて橈骨の骨折線が近位になる.
   2. 直達外力によるものは横骨折となりやすい.
   3. 前腕骨単独骨折に比べて整復・固定が容易である.
   4. 橋状仮骨は前腕回旋障害の原因となる.

3) 正しいのはどれか.
   1. Monteggia脱臼骨折はまず脱臼から整復する.
   2. Monteggia脱臼骨折は後骨間神経損傷を合併することがある.
   3. Monteggia脱臼骨折の屈曲型は肘関節鋭角屈曲位で固定する.
   4. Galeazzi脱臼骨折は尺骨骨折に橈骨頭の脱臼を合併したものである.

4) Colles骨折の遠位骨片にみられる骨片転位でないのはどれか.
   1. 短縮転位
   2. 回内転位
   3. 橈側転位
   4. 背側転位

5) Colles骨折の受傷機転でないのはどれか.
   1. 背側凸の屈曲力が作用し骨折を起こす.
   2. 手関節部に背屈力が強制される.
   3. 前腕遠位部に回外力が加わる.
   4. 多くは介達外力によるものである.

6) Colles骨折の症状について正しいのはどれか.
   1. 患部を側面から観察すると銃剣状変形が確認できる.
   2. 高度の橈側転位によりフォーク状変形が出現する.
   3. 手指に腫脹を認めることはない.
   4. 骨折線は，矢状面では掌側遠位から背側近位へと走る.

7) Colles骨折について誤っているのはどれか.
   1. 高齢者では粉砕骨折や多発骨折が多い.
   2. 整復は前腕回内位で末梢方向に牽引を行う.
   3. 手関節強制掌屈位・強制尺屈位で固定する.
   4. 早期から手指の運動を行わせる.

8) Colles骨折の合併症でないのはどれか.
   1. 手根管症候群
   2. 手根骨骨折
   3. 反射性交感神経性ジストロフィー（RSD）
   4. 長母指外転筋腱断裂

9) Smith骨折について正しいのはどれか. 2つ選べ.
   1. 橈骨遠位端部に掌側凸の外力が働き発生する.
   2. 著明な掌側転位により鋤型変形を呈する.
   3. 骨折線は手関節より1〜3cm近位を走行する.
   4. 前腕回内位で固定する.

10) Barton骨折について誤っているのはどれか. 2つ選べ.
    1. 関節内骨折である.
    2. 脱臼骨折である.
    3. 掌側Barton骨折では手根部は背側に転位する.
    4. 整復位保持が容易で保存的に治療されることが多い.

11) chauffeur骨折について誤っているのはどれか.
    1. 自動車運転手骨折と呼ばれる.
    2. 橈骨茎状突起部の骨折である.
    3. 脱臼骨折である.
    4. 整復が不十分の場合は変形性関節症へ移行することがある.

12) 橈骨遠位端部骨折について誤っているのはどれか.
    1. 健常者の橈骨傾斜角は平均23°である.
    2. Colles骨折は尺骨茎状突起骨折を合併することが多い.
    3. 背側Barton骨折は前腕回外位・手関節軽度背屈位で固定する.
    4. 骨端線離開は成長障害を必発する.

第8章 手根部の骨折

1. 舟状骨骨折

- 手根骨骨折中の発生頻度を理解する.
- 発生機序を理解する.
- 分類および,関節内と関節外の部位を理解する.
- 好発部位を理解する.
- 症状を新鮮骨折と陳旧性骨折別に理解する.
- 固定期間および後遺症を理解する.
- 難治の理由を理解する.

<特徴>
- 手根骨骨折中,最も発生頻度が高い.

<発生機序>
- 手関節背屈,橈屈位で,手を衝いて発生する.

<分類>
- 4タイプに分類される.関節内骨折は中央部から近位部の骨折で,関節外骨折は結節部での骨折である.
    - ・結節部骨折
    - ・遠位1/3部骨折
    - ・中央1/3部(腰部)骨折
    - ・近位1/3部骨折

<好発部位>
- 中央1/3部(腰部)骨折が多い.

<症状>
- 腫脹・圧痛:骨折部位により舟状骨結節部,あるいはsnuff boxに限局する.
- 運動痛・運動制限:背屈,橈屈時に著明.
- 軸圧痛:第1,2中手骨に沿って認める.
- 握手をすると,手根部に疼痛を訴える.
- 陳旧性骨折では運動痛,運動制限,脱力感などを訴え,腕立て伏せができない.

<固定法>
- 固定範囲:肘関節からMP関節近位,母指のみIP関節近位まで.
- 固定肢位:手関節軽度背屈,軽度橈屈位,手はボールを握った肢位.

<固定期間>
- 8~12週間

1. 舟状骨骨折, 2. 月状骨骨折, 3. 三角骨骨折, 4. 大菱形骨骨折, 5. 有頭骨骨折, 6. 有鉤骨鉤骨折, 7. 有鉤骨体部骨折, 8. 豆状骨骨折

1 舟状骨骨折の分類

- ① 骨折，遠位1/3部骨折，中央1/3部（ ② ）骨折，近位1/3部骨折に分けられる．中央1/3部骨折では，赤線に囲まれた部位で骨折が起きる．

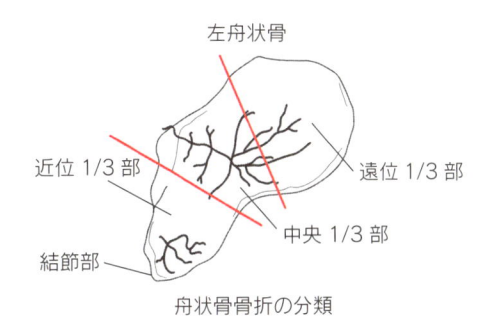

舟状骨骨折の分類

2 舟状骨骨折の症状・後遺症

- 舟状骨結節の骨折の際は掌側の舟状骨結節部に，腰部の骨折の際は ① に圧痛を認める．

a : ②
b : ③
c : ④

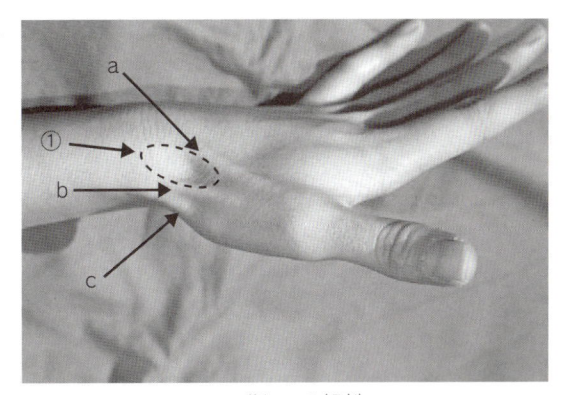

snuff box の解剖

- 舟状骨骨折では ⑤ ， ⑥ により疼痛が増強し，第 ⑦ ， ⑧ 中手骨に沿って軸圧痛を認める．
- 舟状骨骨折偽関節： ⑨ ができないのが特徴である．右はHerbert screwによる偽関節の観血療法である．

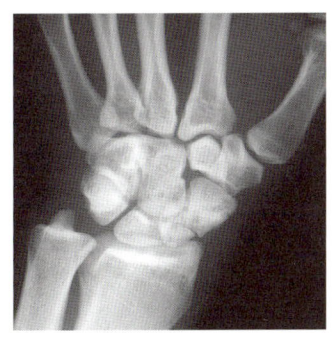

舟状骨骨折 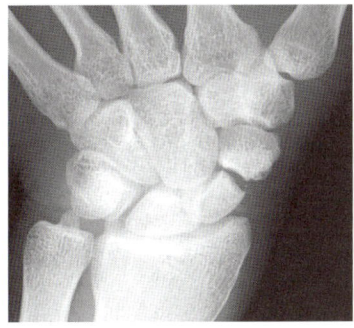   偽関節像 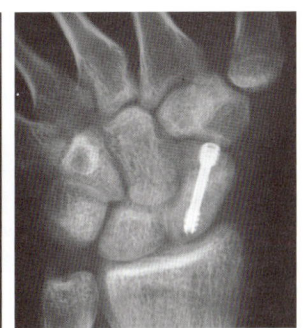   偽関節の観血療法

＜後遺症＞
- 偽関節を生じやすい．

＜合併症＞
- 橈骨遠位端部の脱臼骨折，Bennett 骨折，月状骨骨折，手根不安定症

＜難治の理由＞
- 橈屈，尺屈時に骨折部に剪断力が働く．
- 近位骨片への血液供給が断たれやすい．
- 関節内骨折のため，骨膜性仮骨が期待できない．
- 受傷初期に骨折が看過され，固定が遅れる．

エキスパートへの道 1　　手根不安定症

手根骨間を結合する靱帯が断裂し，関節可動域制限や疼痛を伴う状態をいう．単純 X 線撮影において手根骨解離や配列異常がみられる．舟状月状骨解離が最も多く，Scaphoid shift test が有用である．臨床症状として，圧痛や運動時痛，握力低下などがあり，陳旧例では変形性関節症になることが多い．

2. 月状骨骨折

- 症状を理解する．
- 鑑別診断を理解する．

＜特徴＞
- 単独骨折はまれで，発生頻度はきわめて少ない．

＜発生機序＞
- 手関節背屈位または掌屈位で，手を強く衝いたときに橈骨と有頭骨に圧迫されて発生する．

＜症状＞
- 軸圧痛：第 3 指および第 4 指に沿って認める．
- 限局性圧痛：手関節中央部，月状骨に著明である．
- 手関節掌背側の腫脹および疼痛，運動制限が認められる．

＜固定法＞
- 手関節軽度背屈，尺屈位

＜注意点＞
- 壊死に陥ると Kienböck 病類似の臨床像を呈する．

3. 三角骨骨折

<特徴>
- 舟状骨骨折や橈骨遠位端部骨折に合併することがある.
- 単独骨折は手関節捻挫と誤診されやすい.

<発生機序>
- 単独骨折では手関節背屈位や手背への直達外力によって発生する.

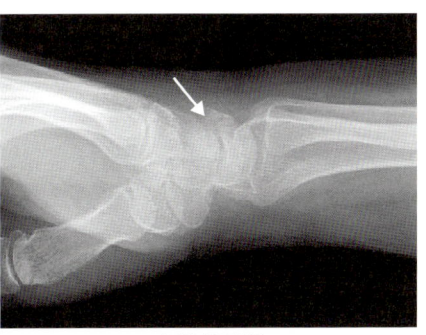

三角骨骨折

4. 大菱形骨骨折

<特徴>
- 橈骨遠位端部骨折や第1中手骨骨折を合併することが多い.
- 大菱形骨手根中手関節面に骨折があると,第1中手骨が脱臼することもある.

<発生機序>
- 手関節の過背屈,橈屈強制によって発生する.

<治療法>
- 第1指の運動が障害されるため,解剖学的整復が必要である.

5. 有頭骨骨折

<特徴>
- 他の手根骨より大きく,7個の骨と関節を形成している.
- 舟状骨と有頭骨が骨折する場合は,舟状骨有頭骨骨折症候群とよばれる.

<固定法>
- 前腕近位端から母指の爪基部,母指以外はMP関節まで手関節軽度背屈位で固定する.

6. 有鉤骨鉤骨折

- 発生機序を理解する．
- 症状を理解する．
- 治療法を理解する．
- 合併症を理解する．

<特徴>
- 鉤部と体部の間は骨梁がなく，脆弱になっている．

<発生機序>
- ゴルフのクラブ，野球のバット，テニスのラケットなどを強く握るスポーツに発生する．
- グリップエンドの有鉤骨鉤に対する衝撃によって生じる．
- 疲労骨折も考慮する．

<症状>
- 限局性圧痛が著明となる．
- グリップを握る動作で疼痛を認める．

<治療法>
- 転位なし：約6週間副子による固定を行う．
- 転位ありと陳旧例：骨片を摘出する．

<合併症>
- 偽関節，第4, 5屈筋腱断裂，Guyon管症候群，まれに尺骨動脈損傷がみられる．

7. 有鉤骨体部骨折

- 合併損傷を理解する．
  - 単独骨折はまれである．
  - 遠位橈尺関節脱臼や第4, 5手根中手（CM）関節脱臼に合併して骨折する場合もある．

8. 豆状骨骨折

- 発生機序を理解する．
- 出血斑の部位を理解する．
- 転倒時に手関節背屈位で手を衝いた場合に発生する．
- 掌側の手根部尺側に出血斑がみられる．
- 裂離骨折は尺側手根屈筋の牽引により発生する．
- 橈骨遠位端部骨折に合併することがある．
- 3〜4週間の簡易な固定で治癒する．偽関節となることも多い．

（伊藤 新）

演習問題

1) 最も大きい手根骨はどれか．
   1．有頭骨
   2．有鈎骨
   3．舟状骨
   4．大菱形骨

2) 手根骨骨折中最も発生頻度が高いのはどれか．
   1．有鈎骨鈎骨折
   2．月状骨骨折
   3．豆状骨骨折
   4．舟状骨骨折

3) 舟状骨骨折について誤っているのはどれか．
   1．手関節背屈・橈屈位で手を衝いた際に発生する．
   2．近位1/3部骨折は骨癒合が良好である．
   3．snuff box に圧痛を認める．
   4．握手をすると手根部に疼痛を訴える．

4) 舟状骨骨折の好発部位はどこか．
   1．遠位1/3部骨折
   2．中央1/3部（腰部）骨折
   3．近位1/3部骨折
   4．結節部骨折

5) 舟状骨骨折の症状について正しいのはどれか．2つ選べ．
   1．第3中手骨に沿って軸圧痛を認める．
   2．運動痛は掌屈時に著明となる．
   3．陳旧例では腕立て伏せが障害される．
   4．snuff box に腫脹を認める．

6) 舟状骨骨折について誤っているのはどれか．
   1．近位骨片に偽関節を生じやすい．
   2．中央1/3部骨折は関節内骨折である．
   3．固定期間は約5週間である．
   4．母指は IP 関節を含めて固定する．

7) snuff box を構成する腱はどれか．2つ選べ．
   1．長母指伸筋腱
   2．短母指伸筋腱
   3．長母指外転筋腱
   4．短母指外転筋腱

8) 月状骨骨折について誤っているのはどれか．
   1．単独骨折はまれである．
   2．発生頻度は低い．
   3．手を衝いた際に橈骨と有鈎骨に圧迫されて発生する．
   4．骨片が壊死に陥ると Kienböck 病に類似した症状を訴える．

9) 手根骨骨折について誤っているのはどれか．
   1．三角骨骨折は捻挫と誤診されやすい．
   2．大菱形骨骨折では母指の運動が障害される．
   3．月状骨骨折では第2指に沿って軸圧痛を認める．
   4．舟状骨と有頭骨のみの損傷を舟状骨有頭骨骨折症候群と呼ぶ．

10) グリップエンド骨折と呼ばれるのはどれか．
    1．有鈎骨鈎骨折
    2．有鈎骨体部骨折
    3．舟状骨結節部骨折
    4．大菱形骨結節部骨折

11) Guyon 管症候群を最も合併しやすい骨折はどれか．
    1．舟状骨骨折
    2．月状骨骨折
    3．大菱形骨骨折
    4．有鈎骨鈎骨折

12) 手根骨骨折について誤っているのはどれか．
    1．舟状骨骨折の固定肢位は手関節軽度背屈・軽度橈屈位とする．
    2．豆状骨は尺側手根伸筋の牽引力により裂離骨折を起こす．
    3．大菱形骨骨折は第1中手骨骨折を合併することが多い．
    4．舟状骨結節部骨折は関節外骨折である．

第9章 中手部の骨折

中手骨骨折
<分類>
- 骨頭部骨折，頚部骨折（ボクサー骨折），骨幹部骨折，基部骨折．

1. 中手骨骨頭部骨折

- 圧砕による粉砕骨折．
- 骨片が大きいと観血療法の適応となる．
- 長期間の固定で関節拘縮を起こしやすい．
- 関節症に移行することがある．

2. 中手骨頚部骨折（ボクサー骨折）

- 発生機序を理解する．
- 骨片転位を理解する．
- 整復法を理解する．
- 予後を理解する．

<特徴>
- 手を握らせると中手骨骨頭が欠損して見える（ナックルパートの消失）．
- 第4，第5中手骨の発生頻度が高い．
- 第4，第5中手骨頚部骨折は，ボクサー骨折とよばれるが，ケンカに多くみられるためファイター骨折ともよばれる．

<発生機序・骨片転位>
- 拳を強打することによって発生することが多く，骨間筋，虫様筋の作用により背側凸変形を示す．

<整復法>
- 手関節軽度背屈位でMP関節を最大屈曲し，基節骨を介して遠位骨片を背側に突き上げ，骨折端に圧迫を加える．
- MP関節を最大屈曲位にするのは，側副靭帯を緊張させ骨折部に対し牽引力を伝えるためである．

<固定法・固定期間>
- 手関節軽度背屈位，MP関節40～70°屈曲位，IP関節軽度屈曲位で固定する．
- 固定期間は3～5週間．

<予後>
- 変形治癒すると，中手骨骨頭の骨隆起が見えなくなる．
- 軽度の屈曲変形であれば，機能障害は少ない．

| テキスト | & | ワーク |

エキスパートへの道 ① ナックルキャスト

ソフトキャストを用いて手関節遠位からPIP関節までを，intrinsic plus positionで巻き，掌側はMP関節まで解放する．MP関節より遠位は早期自動屈曲運動が可能であり，関節拘縮を予防し骨癒合をはかる固定法である．

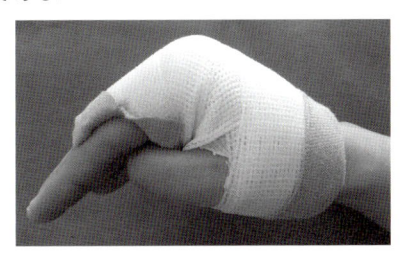

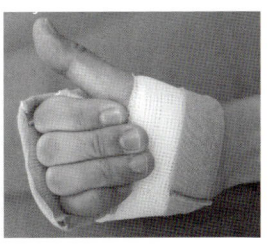

3. 中手骨骨幹部骨折

- 骨折線の形態の違いを理解する．
- 骨片の転位を理解する．
- オーバーラッピングフィンガーの合併について理解する．

<特徴>
- 第2，第3中手骨骨幹部骨折は，ボクサーにみられることからパンチ骨折とよばれている．

<発生機序>
- 横骨折は，直達外力により発生し開放性骨折になることもある．
- 斜骨折および螺旋状骨折は，介達外力により発生する．

<転位>
- 横骨折の遠位骨片は屈曲し，骨折部は背側凸変形となる．
- 斜骨折および螺旋状骨折は回旋転位と短縮転位が生じる．
- 第3，第4中手骨では転位が軽度で，第2，第5中手骨では大きくなる．
- 回旋転位はオーバーラッピングフィンガーの原因となり，第2，第5中手骨に出現することが多い．

<整復法>
- 患指を末梢方向に牽引し，近位部も把握し牽引しながら両母指で背側から掌側に圧迫を加える．
- 整復後は，オーバーラッピングフィンガー防止のためMP関節を90°屈曲し確認する．

<固定肢位・固定期間>
- 手関節軽度背屈位，MP関節20～45°屈曲，PIP関節90°屈曲，DIP関節45°屈曲位．
- 固定期間：3～4週間．

<固定の注意事項>
- MP関節を強く屈曲すると背側凸変形を起こし，屈曲不足ではMP関節の拘縮を起こす．
- 斜骨折は再転位しやすいため，観血療法を選択することもある．

<予後>
- 背側凸変形を残存すると物をつかむ際に中手骨骨頭に当たって疼痛を出現したり，美容上の問題となる．

4. 中手骨基部骨折

- 発生機序を理解する．
- 骨片転位を理解する．
- 固定法および固定の難しさを理解する．

<特徴>
- 骨折部位により，Bennett 骨折，Roland 骨折，reversed Bennett（逆 Bennett）骨折，骨端線離開などに分けられる．

1）Bennett 骨折

<特徴>
- 第1中手骨基部掌尺側面の脱臼骨折である．
- 関節包内骨折であり，再転位しやすい．

<発生機序>
- 母指外転位で転倒し，長軸方向から介達外力が働き受傷する．

<骨片転位>
- 近位骨片：第1中手骨基部掌尺側の原位置にある．
- 遠位骨片：橈側に転位し，長母指外転筋の作用により近位へ，母指内転筋により内転屈曲変形を呈する．

<症状>
- 基部の腫脹，限局性圧痛，母指の内転外転運動が不能となる．

<整復法>
- 手関節を背橈屈させ，母指を末梢方向に牽引し橈側外転させ橈・背側から尺・掌側に圧迫し整復する．
- 整復後，長母指外転筋の作用により再転位しやすいので注意が必要である．

<固定肢位・固定期間>
- 手関節背屈，橈屈位，母指最大橈側外転位．
- 固定期間：3～5週間．

2）Roland 骨折

<特徴>
- Bennett 骨折にみられる掌尺側の小骨片に加えて，背側にも骨片を有する．Y・T・V字型の関節包内のまれな骨折をいう．

3）第5中手骨基部骨折

- 第5手根中手関節内に三角形の骨片を残して亜脱臼する逆 Bennett 骨折とよばれる骨折と，関節内に骨折線が入らない骨折がある．逆 Bennett 骨折の近位骨片は，尺側手根伸筋に牽引されて亜脱臼となる．

（伊藤　新）

1. 中手骨骨頭部骨折, 2. 中手骨頸部骨折, 3. 中手骨骨幹部骨折, 4. 中手骨基部骨折

1 中手骨頸部骨折
- ① 骨折ともよばれる．第 ② ，第 ③ 中手骨部の発生頻度が高く，骨間筋，虫様筋の作用により ④ 変形を示す．

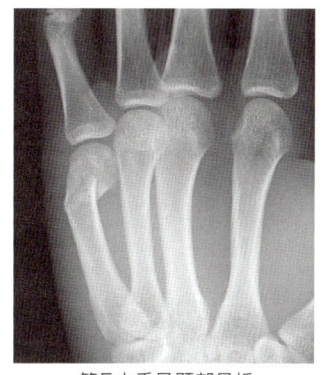

第5中手骨頸部骨折

2 中手骨骨幹部骨折
- 斜骨折および螺旋状骨折は回旋転位と短縮転位が生じる．
- 回旋転位は ① の原因となり，第 ② ，第 ③ 中手骨に出現することが多い．

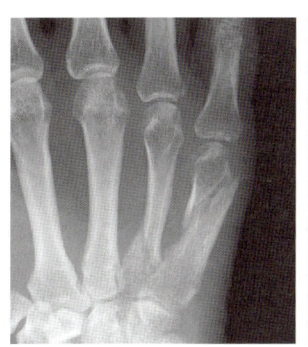

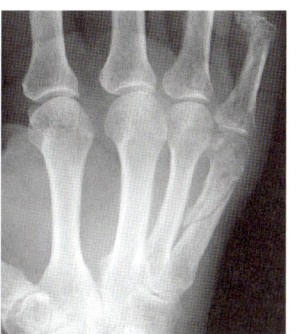

第5中手骨の斜骨折と螺旋状骨折 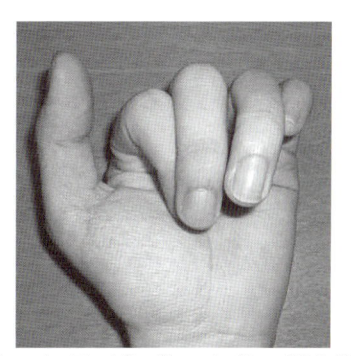　　オーバーラッピングフィンガー（第2指）

3 Bennett 骨折・逆 Bennett 骨折
- Bennett 骨折では，遠位骨片は ① 筋の作用により近位へ，逆 Bennett 骨折では， ② 筋に牽引され近位へ転位する．白矢印は筋の作用により，遠位骨片が転位する方向を示す．黒矢印は骨折線の部位を示す．

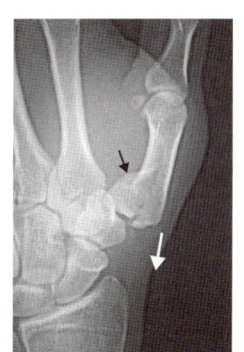

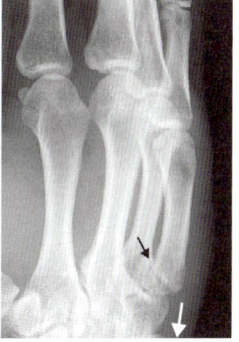

Bennett 骨折と逆 Bennett 骨折

演習問題

1) 中手骨骨頭骨折について誤っているのはどれか.
   1. 粉砕骨折となる.
   2. 成人では頚部骨折よりも発生頻度が高い.
   3. 関節拘縮を起こしやすい.
   4. 関節症に移行する.

2) 中手骨頚部骨折について誤っているのはどれか.
   1. 高度の機能障害を残すことがある.
   2. 骨間筋・虫様筋により二次性転位を認める.
   3. 拳を強打することにより発生しやすい.
   4. 手を握らせると中手骨頭が突出してみえる.

3) 中手骨頚部骨折の骨片転位について正しいのはどれか.
   1. 骨頭が背側に突出する.
   2. 背側への屈曲転位を認める.
   3. 外観より背側凸変形が観察される.
   4. 遠位骨片は近位骨片の背側に騎乗する.

4) ボクサー骨折が好発しやすいのはどれか. 2つ選べ.
   1. 第1指
   2. 第2指
   3. 第4指
   4. 第5指

5) ボクサー骨折について正しいのはどれか.
   1. 整復時, MP関節は軽度屈曲位とする.
   2. MP関節伸展位で固定するのが望ましい.
   3. 固定期間は6〜8週間である.
   4. 軽度の屈曲転位であれば機能障害は少ない.

6) 直達外力による中手骨骨幹部骨折について誤っているのはどれか.
   1. 掌側凸変形を認める.
   2. 屈曲転位を認める.
   3. 横骨折となる.
   4. 開放性骨折となる.

7) 介達外力による中手骨骨幹部骨折について誤っているのはどれか.
   1. 螺旋状骨折となる.
   2. 横骨折となる.
   3. 回旋転位を認める.
   4. 短縮転位を認める.

8) 中手骨骨幹部骨折について誤っているのはどれか. 2つ選べ.
   1. 短縮転位はオーバーラッピングフィンガーの原因となる.
   2. オーバーラッピングフィンガーは第3指よりも第5指に出現しやすい.
   3. 短縮転位は特に第3指で著明となる.
   4. 斜骨折は再転位しやすい.

9) Bennett骨折について誤っているのはどれか.
   1. 遠位骨片は橈側に転位し, 長母指外転筋により近位へ牽引される.
   2. 近位骨片は中手骨基部背橈側に位置する.
   3. 母指内転筋により内転屈曲変形を呈する.
   4. 母指の内外転運動が不能となる.

10) Bennett骨折の固定肢位について正しいのはどれか.
    1. 手関節掌屈位
    2. 手関節尺屈位
    3. 母指最大外転位
    4. 母指最大対立位

11) Roland骨折について誤っているのはどれか.
    1. 脱臼を合併することはない.
    2. 中手骨基部掌尺側に骨片を認める.
    3. 中手骨基部背側に骨片を認める.
    4. 関節包内骨折である.

12) 逆Bennett骨折について正しいのはどれか.
    1. Bennett骨折と同様, 関節外骨折である.
    2. 母指中手骨骨頭部の脱臼骨折である.
    3. 第5指MP関節の脱臼骨折である.
    4. 骨片転位は尺側手根伸筋群の牽引によるものである.

第10章 手指骨の骨折

1. 基節骨骨折

- 変形を理解する.
- 基部骨折の小児の特徴を理解する.

〈特徴〉
- 骨折部は掌側凸変形を示す.
- 正確な整復が必要とされ，伸筋腱や屈筋腱の緊張のバランスが障害されると指関節の運動が障害される.
- 過伸展や過屈曲による損傷が多い.
- 拘縮防止のため早期運動療法を行う.

〈分類〉
- 骨頭部・頚部骨折，骨幹部骨折，基部骨折

〈骨頭部・頚部骨折の特徴〉
- 小児に多い骨折である.
- 遠位骨片の骨頭部は側副靱帯に絞扼されて整復が困難となることがある.

〈骨幹部骨折の特徴〉
- 近位骨片は骨間筋や虫様筋により屈曲，遠位骨片は背側腱膜などにより伸展し，掌側凸変形となる.
- 整復法は，手関節背屈位で遠位骨片を末梢方向に牽引し，MP関節を屈曲させ両母指で掌側から圧迫する.
- 固定範囲は，前腕中央から指尖とし，固定肢位は，手関節30°背屈位，MP関節30°屈曲位，PIP関節70°屈曲位，DIP関節20°屈曲位とする.

〈基部骨折の特徴〉
- 小児では骨端線離開となることが多く，背側転位と回旋転位を伴う.

2. 中節骨骨折

- safe position を理解する.
- 掌側板付着部裂離骨折の早期運動療法を理解する.
- 骨幹部骨折の骨片転位を理解する.
- 骨幹部骨折の変形を理解する.
- 骨幹部骨折の固定肢位を理解する.

〈特徴〉
- 基節骨骨折に比べ，発生頻度が低い.
- 手をドアなどに挟み受傷したり，落下物の直撃や突き指により負傷する.
- スポーツ外傷としても発生しやすい.

<分類>
- 掌側板付着部裂離骨折，頚部骨折，骨幹部骨折，基部骨折．

1）掌側板付着部裂離骨折
<特徴>
- スポーツ外傷で指の過伸展強制により発生することが多い．
- PIP関節の背側脱臼に合併することが多い．
- 捻挫と誤診しやすい．

<症状>
- PIP関節部の腫脹と掌側の皮下出血斑．
- 過伸展時の背側への不安定性を認める．

<治療法>
- 疼痛が強い場合はMP関節90°屈曲位，PIP関節・DIP関節伸展位のsafe positionで隣接指固定を行う．
- 1週間以内に隣接指とともに早期自動屈曲運動を行う．

> ☞ **check point**：safe positionとはMP関節90°屈曲位，PIP関節，DIP関節伸展位のことをいう．この肢位では側副靱帯は緊張し，拘縮を予防する．

2）頚部骨折
<特徴>
- 小児に多く発生する骨折である．
- 腱の停止がない骨頭が背側に回転する．

3）骨幹部骨折
<特徴>
- 骨折部が浅指屈筋腱の近位か遠位かによって骨片転位が変化する．
- 浅指屈筋腱より近位部の骨折では背側凸変形となり，逆に遠位部の骨折では掌側凸変形となる．

<症状>
- 軋轢音を伴う異常可動性を認め，骨折特有の症状を示す．

<整復法>
- 近位骨片と遠位骨片を保持し，末梢方向に牽引を加え整復する．

<固定肢位>
- 浅指屈筋腱より近位部での骨折：手関節軽度背屈位，MP関節軽度屈曲位，PIP関節・DIP関節伸展位．
- 浅指屈筋腱より遠位部での骨折：手関節軽度背屈位，MP関節軽度屈曲位，PIP関節・DIP関節屈曲位．

4）基部骨折
<特徴>
- 受傷時の外力が大きいと脱臼を合併することが多い．
- 大きな骨片で関節部の安定性が不良である場合は，観血療法の適応となる．

1. 基節骨骨折，2. 中節骨骨折

1 基節骨骨折
- 基節骨骨頭骨折は ① に多く発生する．基節骨基部骨折は ② となることが多い．

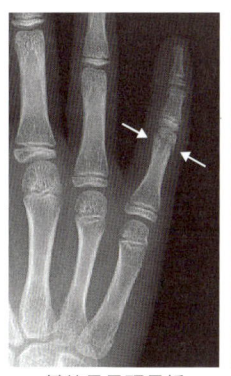

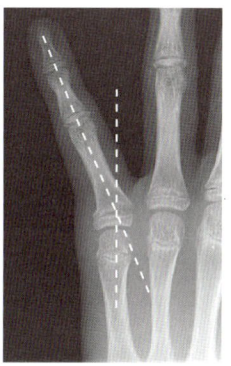

基節骨骨頭骨折　　基節骨基部骨折

2 PIP関節掌側板付着部裂離骨折
- 整復は必要としない．早期に ① 固定に移行し自動 ② による運動療法を行う．

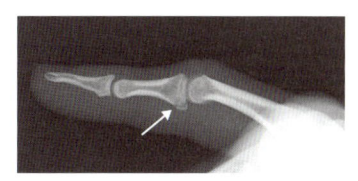

PIP関節掌側板付着部裂離骨折

3 中節骨骨折の固定法
- 疼痛の強い時期はMP関節90°屈曲位，PIP関節伸展位，DIP関節伸展位のsafe positionで固定する．safe positionとは，各関節の側副靱帯を ① させる肢位であるため，固定除去後に ② を起こさせないことを目的としている．intrinsic plus position（内在筋優位肢位）とも呼ばれる．逆にintrinsic minus position（内在筋劣位肢位）とは，MP関節過伸展位，PIP関節・DIP関節屈曲位となる．低位正中，尺骨神経麻痺が起きた場合にきたす変形肢位である．

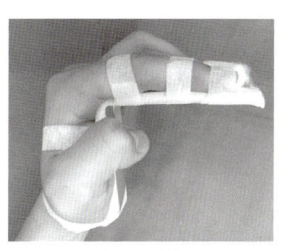

safe position

4 中節骨骨幹部骨折の骨片転位と固定肢位
- 浅指屈筋腱付着部より近位部の骨折（a）では ① 変形で，固定肢位はPIP関節・DIP関節が ② 位，浅指屈筋腱付着部より遠位部の骨折（b）では ③ 変形となり固定肢位はPIP関節・DIP関節 ④ 位である．

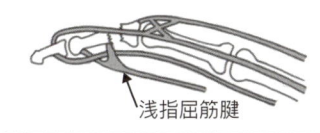

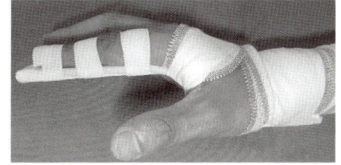

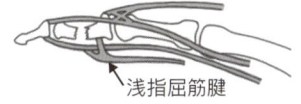

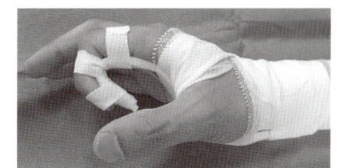

浅指屈筋腱　　浅指屈筋腱

a. 浅指屈筋腱付着部より近位部の骨折　　b. 浅指屈筋腱付着部より遠位部の骨折

3. 末節骨骨折

- 発生機序を理解する．
- 骨折型を理解する．
- 症状を理解する．
- 骨片転位を理解する．

1）粗面部骨折

<特徴>
- 末節骨骨折の半分以上を占めている．
- 環指が最も多い．
- 直達外力によるものが大部分を占める．
- 部分骨折や粉砕骨折となることが多い．
- 爪下血腫により強い疼痛を訴えることがある．

2）骨幹部骨折

<特徴>
- 横骨折となることが多い．
- 深指屈筋腱より近位での骨折
  - ・近位骨片：背側転位もしくは原位置
  - ・遠位骨片：掌側転位
- 深指屈筋腱より遠位での骨折
  - ・爪が副子代わりとなり，転位はほとんど認めない．

3）mallet finger

<特徴>
- 槌指，baseball finger，drop finger とも呼ばれる．
- 放置すると，DIP 関節伸展不全（extension lag）を残存する．

<分類>
- 3 型に分類されることがある（Stack 分類）．
  - ・Ⅰ型：腱断裂．
  - ・Ⅱ型：裂離骨折．
  - ・Ⅲ型：末節骨背側関節面の骨折と脱臼骨折に分けられる．近位骨片は末節骨の関節面 1/3 以上を占める．
- 一般的にⅠ型を腱性 mallet finger，Ⅱ型，Ⅲ型を骨性 mallet finger とよぶ．

<発生機序>
- Ⅰ，Ⅱ型：DIP 関節屈曲強制
- Ⅲ型：DIP 関節伸展強制

<症状>
- DIP 関節部の腫脹と疼痛．
- DIP 関節伸展不全（extension lag）．

3. 末節骨骨折

1 特徴
- 爪が剥がれない限り大きな ① は認めない．

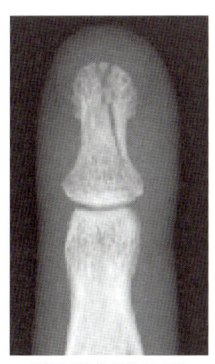

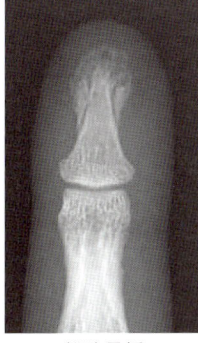

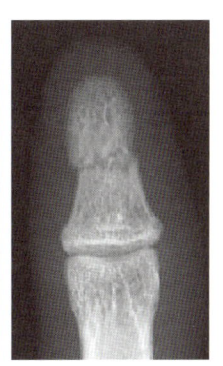

縦骨折（部分骨折）　　粉砕骨折　　横骨折

2 mallet finger
- Ⅱ型は裂離骨折であり，Ⅲ型は，近位骨片が1/3以上を占める大きな骨片を有し，末節骨背側関節面の骨折と ① に分けられる．固定期間は，腱損傷のⅠ型では， ② 週間で，骨性のⅡ，Ⅲ型では ③ 週間である．

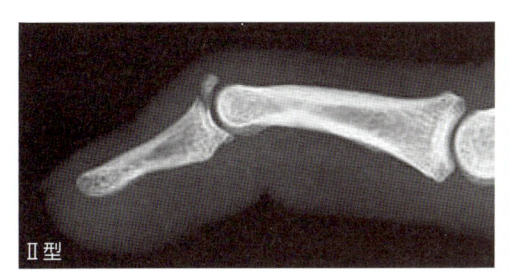

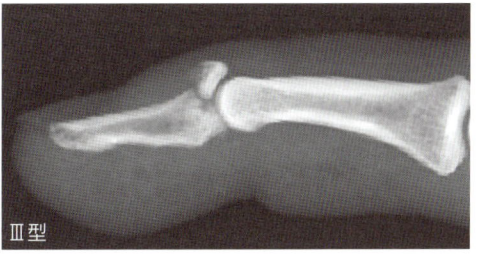

mallet finger Ⅱ型とⅢ型

<治療法>
- Ⅰ，Ⅱ型：保存療法
- Ⅲ型：末節骨背側関節面の骨折（安定性良好）は保存療法．
  　　　脱臼骨折（安定性不良）は観血療法．

<固定肢位・固定期間>
- MP関節軽度屈曲，PIP関節90°屈曲位，DIP関節過伸展位．
- 固定期間：Ⅰ型；6～8週間，Ⅱ・Ⅲ型；5～6週間．

（伊藤 新）

演習問題

1）最も発生頻度の高い骨折はどれか．
1．母指基節骨骨折
2．示指中節骨骨折
3．環指末節骨骨折
4．小指末節骨骨折

2）掌側凸変形を呈するのはどれか．2つ選べ．
1．基節骨骨幹部骨折
2．浅指屈筋腱付着部より近位の中節骨骨幹部骨折
3．浅指屈筋腱付着部より遠位の中節骨骨幹部骨折
4．深指屈筋腱付着部より近位の末節骨骨幹部骨折

3）基節骨骨幹部骨折について正しいのはどれか．
1．近位骨片は虫様筋により屈曲する．
2．遠位骨片は背側腱膜により離開する．
3．背側凸変形を呈する．
4．整復時に末梢方向に牽引を加えてはならない．

4）基節骨骨折について正しいのはどれか．
1．基部骨折は小児では骨端線離開となる．
2．過伸展強制による損傷はまれである．
3．骨幹部骨折は MP 関節伸展位で固定する．
4．骨頭部骨折は成人に好発する．

5）中節骨掌側板付着部裂離骨折について誤っているのはどれか．
1．指の過伸展強制により発生することが多い．
2．ボールグリップポジションで固定する．
3．早期から自動運動を励行する．
4．背側への不安定性を認める．

6）末節骨骨折について誤っているのはどれか．
1．爪下血腫により強い疼痛を訴える．
2．直達外力によるものが多い．
3．発生頻度が高く，手の骨折の半分以上を占める．
4．母指に最も多く発生する．

7）mallet finger について正しいのはどれか．
1．Ⅱ型は骨折部の安定性が悪く，保存療法に適さない．
2．固定範囲は前腕中央部から指尖までとする．
3．Ⅰ型は骨折ではない．
4．放置すると DIP 関節自動屈曲運動が制限される．

8）mallet finger について誤っているのはどれか．
1．Ⅰ型の固定期間が最も短い．
2．Ⅱ型は DIP 関節過伸展位で固定する．
3．DIP 関節部の脱臼骨折はⅢ型である．
4．脱臼骨折は観血療法の適応である．

9）safe position について誤っているのはどれか．
1．各関節の側副靱帯を緊張させる肢位である．
2．良肢位である．
3．関節拘縮を起こさせないことを目的としている．
4．MP 関節は 90°屈曲位である．

10）誤っているのはどれか．
1．深指屈筋腱付着部より近位での末節骨骨折は遠位骨片が背側に転位する．
2．中節骨頚部骨折は小児に多い．
3．中節骨掌側板付着部裂離骨折は背側脱臼に合併することが多い．
4．指の骨折はスポーツなどで発生することが多い．

11）PIP 関節および DIP 関節を伸展位で固定するのはどれか．2つ選べ．
1．基節骨骨幹部骨折
2．浅指屈筋腱付着部より近位での中節骨骨幹部骨折
3．中節骨掌側板付着部裂離骨折
4．mallet finger Ⅰ型

12）転位をほとんど認めない骨折はどれか．
1．浅指屈筋腱付着部より近位の中節骨骨幹部骨折
2．浅指屈筋腱付着部より遠位の中節骨骨幹部骨折
3．深指屈筋腱付着部より近位の末節骨骨折
4．深指屈筋腱付着部より遠位の末節骨骨折

第11章 骨盤および股関節周辺部の骨折

骨盤骨折

＜特徴＞
- 大量の内出血によるショックの可能性が存在する．
- 膀胱・尿道損傷の発生頻度が高い．
- 腹壁強直，腹部膨満感などの腸管損傷を合併することがある．
- 損傷を受けやすい神経として腰神経叢や仙骨神経叢がある．

1．骨盤輪骨折（骨盤単独骨折）

- 分類を理解する．
- 骨片の転位と筋の作用を理解する．
- 下肢長の変化について理解する．
- 皮下出血斑の出現部位を理解する．
- 合併症を理解する．

- 腸骨，坐骨，恥骨に骨折があるが，骨盤輪の連続性は保たれているものを骨盤単独骨折と呼ぶこともある．
- 骨盤輪骨折は，寛骨臼骨折を除いた骨盤骨折を示すが，骨盤輪の連続性が途だえたものを呼ぶこともある．
- 骨盤単独骨折は主に直達外力で発生する．

＜分類＞
- 腸骨翼骨折（Duverney骨折），恥骨骨折，坐骨骨折，仙骨骨折，尾骨骨折

1）腸骨翼骨折
- 腸骨翼が内腹斜筋，外腹斜筋，腰方形筋によって上外方に転位する．
- 棘果長は延長する．

2）恥骨骨折
- 骨盤輪骨折で最も頻発する．
- 腫脹や皮下出血斑の現れ方
  - ・恥骨上枝骨折では鼠径部に出現．
  - ・恥骨下枝骨折では会陰部に出現．
- 合併症：恥骨結合離開，膀胱損傷，尿道損傷．

> ☞ check point：
> ＜下肢長＞
> 棘果長（SMD：spina malleolar distance）
> 　　上前腸骨棘から内果までの距離
> 転子果長（TMD：trochanter malleolar distance）
> 　　大転子から外果までの距離

3）坐骨骨折
- 股関節伸展筋である半腱様筋，半膜様筋，大腿二頭筋長頭により，骨片は下方へ転位する．
- 股関節の伸展力が低下する．

4) 仙骨骨折
- 骨折部位は仙腸関節より下方で発生し，ほとんどが横骨折となる．

5) 尾骨骨折
- 疼痛は長期にわたることが多い．
- 骨片は屈曲転位し，転位が大きくなると直腸の損傷に注意を要する．

2. 骨盤裂離骨折

- 成長期の傷害であることを理解する．
- 部位とスポーツ動作，関与する筋を理解する．
- 骨盤裂離骨折は主に介達外力で発生する．

裂離骨折部位	スポーツ動作	関与する筋肉	特徴
1) 腸骨稜	野球の空振り時	外腹斜筋	腸骨稜の前方部分に見られる．
2) 上前腸骨棘	短距離スタート時	縫工筋 大腿筋膜張筋	骨片は下方へ転位する．
3) 下前腸骨棘	サッカーのキック時	大腿直筋	大腿直筋の急激な収縮や過伸長で発生．
4) 坐骨結節	ハードル チアリーディング	ハムストリングス 大内転筋	体幹前傾位からの膝関節伸展動作で発生． 股関節外転動作で発生．

3. Malgaigne骨折（垂直重複骨折）

- 骨折形態を理解する．
- 合併症を理解する．
- 恥骨と坐骨の前方骨盤環の骨折に，仙腸関節離開や腸骨後部骨折，あるいは仙骨の後方骨盤環が垂直に重複骨折している場合をいう．
- 著しい変形を生じ，骨折した骨盤骨片が下肢とともに上方に転位する．
- 外見では下肢の短縮が証明されるが，棘果長は健側と変化がない．

大腿骨近位端部の骨折

4. 大腿骨骨頭骨折

- 発生機序を理解する．
- 合併損傷を理解する．
- 交通外傷によるダッシュボード損傷として発生する．
- 股関節脱臼や大腿骨頸部骨折などに合併する．

1. 骨盤輪骨折, 2. 骨盤裂離骨折, 3. Malgaigne骨折

1 骨盤輪骨折（骨盤単独骨折）

- 骨盤輪骨折（骨盤単独骨折）は ① で受傷し, 腸骨翼骨折では, 棘果長が ② する. 恥骨上枝骨折では, 皮下出血斑は ③ 部に, 恥骨下枝骨折では ④ 部に出現する. 骨盤の裂離骨折では, スポーツ動作などの介達外力によって ⑤ 部の力学的に脆弱な部分で発生する.

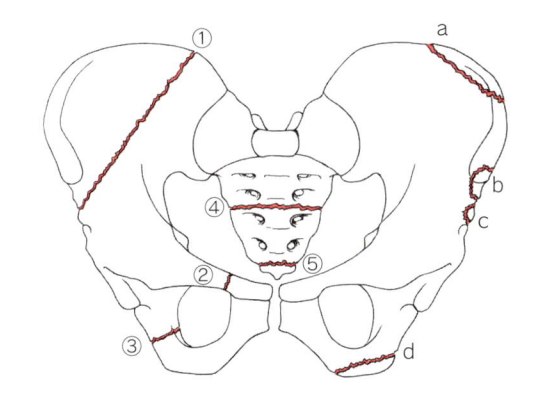

①腸骨翼骨折　　a. 腸骨稜裂離骨折
②恥骨骨折　　　b. 上前腸骨棘裂離骨折
③坐骨骨折　　　c. 下前腸骨棘裂離骨折
④仙骨骨折　　　d. 坐骨結節裂離骨折
⑤尾骨骨折

骨盤輪骨折　　　骨盤裂離骨折

2 骨盤裂離骨折

- 骨盤裂離骨折では, 骨端線閉鎖前の成長軟骨が存在する時期に発生することがほとんどである. 腸骨稜裂離骨折では, ① 筋が関係し, 上前腸骨棘裂離骨折では ② 筋, ③ 筋, 下前腸骨棘裂離骨折では ④ 筋が関係する. 坐骨結節裂離骨折では ⑤ が関係する.

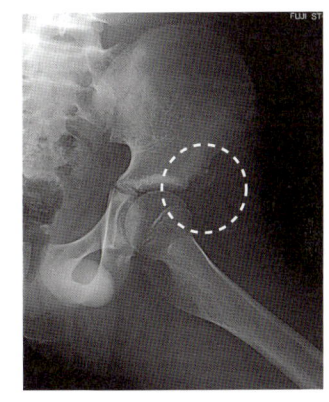

下前腸骨棘裂離骨折

3 Malgaigne骨折（垂直重複骨折）

- 恥骨, 坐骨の前方骨盤環と腸骨の後方骨盤環が垂直に骨折する場合を ① 骨折あるいは ② 骨折という. 骨盤骨の骨折では2,000ml程度の出血が起きるため, ① 骨折ではさらに出血し ③ 状態となることもある. 下肢は短縮するが, 棘果長は ④ と変わらない.

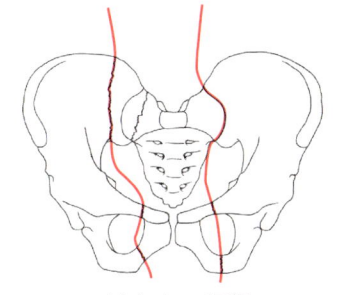

Malgaigne骨折

5. 大腿骨頚部骨折

テキスト ＆ ワーク

- 発生機序ならびに症状について理解する．
- さまざまな分類を理解する．
- 大腿骨頚部の解剖学的特徴を理解する．
- 骨癒合が困難な理由を理解する．

＜大腿骨頚部の解剖学的特徴＞
- 栄養血管：大腿骨頚部の栄養血管として下被膜動脈から分岐した血管束が重要である．
- 頚体角：大腿骨骨幹軸と大腿骨頚部軸がおりなす角度．正常値は約130°．頚体角が減少している状態を内反股，増加している場合を外反股という．
- 前捻角：大腿骨頚部軸と大腿骨顆部横軸がおりなす角度．正常値は約14°．
- 骨梁構造，厚い骨皮質：主圧迫骨梁，副圧迫骨梁，主ひっぱり骨梁といった骨梁構造が発達している．また，大腿骨距，アダムス弓と呼ばれる厚い強固な骨皮質がある．
- ワードの三角：骨梁構造が存在しない部位で，大腿骨頚部の脆弱部位とされる．
- スカルパ三角（大腿三角）：鼠径靱帯，縫工筋内側縁，長内転筋外側縁で囲まれた部位である．スカルパ三角には，内側から大腿静脈，大腿動脈，大腿神経があり，深部には大腿骨頭がある．

＜分類＞
- 骨折部位による分類
  - 内側骨折（関節包内骨折：骨頭下骨折，中間部骨折）
  - 外側骨折（関節包外骨折：転子間骨折，転子貫通骨折）
- 骨折型による分類
  - 内転型：骨折部は内反股の状態を示す．
  - 外転型：骨折部は外反股の状態を示す．
  ＊嵌入骨折は外転型に多く，歩行可能な場合があるので，診察の際は注意する．

1）大腿骨頚部内側骨折
＜発生機序＞
- 高齢者が転倒した際に大転子部を強打して，頚部に長軸圧，剪断力，捻転力が加わり発生する．

＜Pauwels分類＞
- 骨折線が水平線となす角度による分類．Ⅰ～Ⅲ型に分けられる．角度が大きくなると骨性癒合は不利となる．
  - Ⅰ型：30°度以下，骨性癒合に有利に働く．
  - Ⅱ型：30～70°，骨折面に剪断力が働くため，骨性癒合は困難．
  - Ⅲ型：70°以上，骨折面に剪断力がさらに強く働くため，骨性癒合は最も困難．

＜Garden分類＞
- 骨折部の転位の程度を基にした分類．

非転位型	転位型
Stage Ⅰ：不全骨折	Stage Ⅲ：完全骨折，軽度の転位
Stage Ⅱ：完全骨折，転位なし	Stage Ⅳ：完全骨折，高度の転位

4. 大腿骨骨頭骨折，5. 大腿骨頚部骨折(1)

1 大腿骨頚部骨折の分類

- 骨折型による分類：内転型では骨折部は ① 股となり，外転型では ② 股となる．
- Pauwelsの分類：骨折線が水平線となす角度の分類．角度が大きくなると，骨性癒合は不利になる．
  - Ⅰ型： ③ °以下，骨性癒合に ④ に働く．
  - Ⅱ型： ③ ～ ⑤ °，骨性癒合は困難．
  - Ⅲ型： ⑤ °以上，骨性癒合は最も困難．
- Gardenの分類：骨折部の転位の程度を基にした分類：StageⅠ，Ⅱは ⑥ 型である．

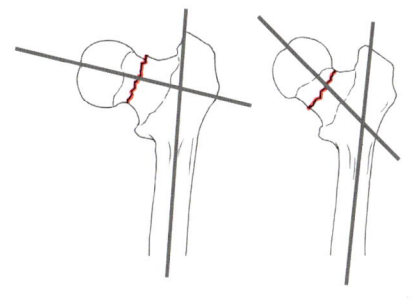

内転型　外転型
骨折型による分類

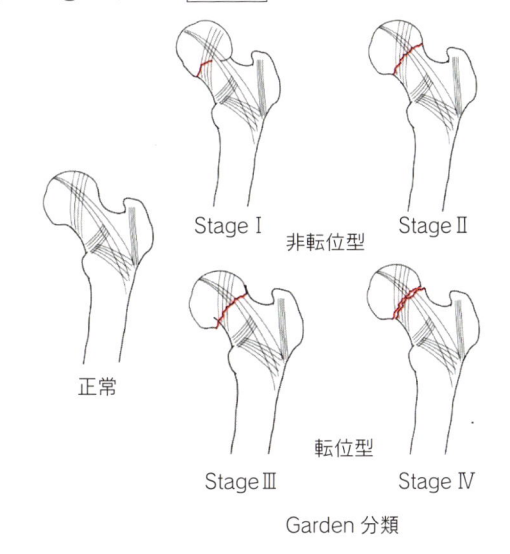

StageⅠ　StageⅡ
非転位型

正常

StageⅢ　StageⅣ
転位型

Garden 分類

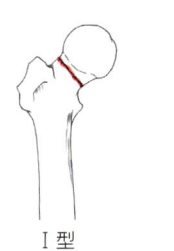

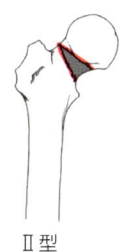

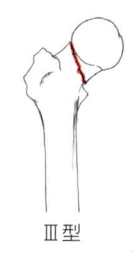

Ⅰ型　Ⅱ型　Ⅲ型
Pauwels の分類

2 大腿骨頚部内側骨折の症状

- スカルパ三角の形成には ① ， ② 内縁， ③ 外縁が関与し，外側から ④ ， ⑤ ， ⑥ が走行し，深部には ⑦ がある．内側骨折では，スカルパ三角部に圧痛を認める．
- 下肢は ⑧ 位を呈することが多い（右足）．

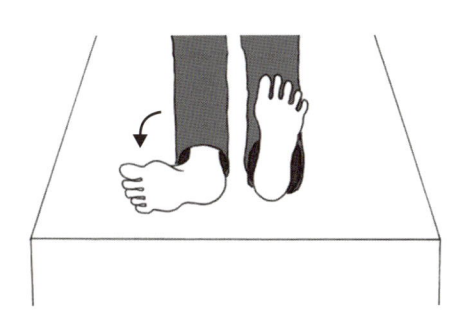

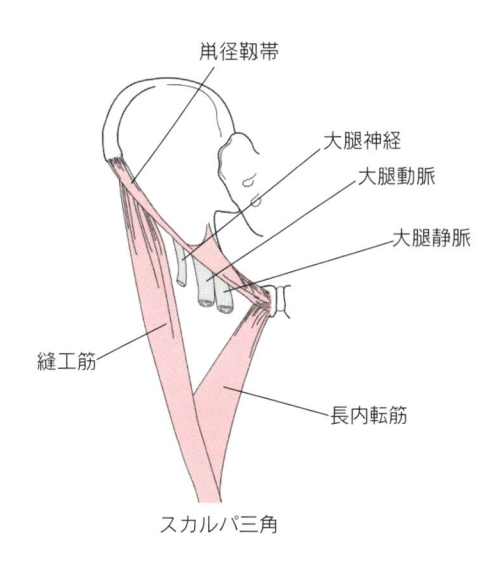

鼡径靱帯
大腿神経
大腿動脈
大腿静脈
縫工筋
長内転筋
スカルパ三角

＜内側骨折と外側骨折の症状＞

- 骨折型：内転型が多い（内反股を形成しやすい）
- 機能障害：起立不能（外転型の嵌入骨折は歩行可能な場合もある）
- 下肢の短縮：棘果長は健側に比べて短縮する．
- 骨折後の肢位：下肢は外旋位となる．

＜内側骨折と外側骨折の症状の相違＞

	内側骨折	外側骨折
腫脹	著明ではない	著明である
疼痛（圧痛）	スカルパ三角部	大転子部

＜大腿骨頚部内側骨折の骨癒合が困難な理由＞

- 高齢者に好発する骨折である．
- 大腿骨頭に向かう栄養血管が骨折によって断たれる（大腿骨頭壊死）．
- 力学的な影響が，骨癒合を阻害しやすい．
- 大腿骨頚部が骨膜性仮骨の形成に欠ける．

＜合併症・続発症＞

- 阻血性大腿骨頭壊死，偽関節，遷延治癒
- 長期臥床による合併症（褥瘡，尿路感染）

＜治療法＞

- 内側骨折では人工骨頭置換術が選択される．
- 外側骨折の非転位型（Garden 分類 stage Ⅰ，Ⅱ）では，術式として CHS（compression hip screw）が選択されることが多いが，転位型（Garden 分類 stage Ⅲ，Ⅳ）では，人工骨頭置換術となる．
- 外転型の非転位型（Garden 分類 stage Ⅰ，Ⅱ）や Pauwels 分類Ⅰ型では，保存療法も可能である．

6. 大腿骨大転子骨折

- 発生機序を理解する．
- 筋力が低下する筋名を理解する．
  - 中殿筋，小殿筋の急激な収縮による（直達外力はまれ）．
  - 骨片は延長転位を呈する．
  - 股関節の外転力は低下する．

7. 大腿骨小転子骨折

- 成人に発生することはほとんどなく，小児の骨端線離開として発生する．
- ルドロフ（Ludloff）徴候が陽性となる．

（後藤 充）

5. 大腿骨頚部骨折(2), 6. 大腿骨大転子骨折, 7. 大腿骨小転子骨折

3 大腿骨頚部内側骨折の骨癒合が困難な理由
- 大腿骨頚部の栄養血管として下被膜動脈から分岐した血管が重要である.
- 頚部内側骨折が起こると, 栄養血管の断裂により ① が発生する.
- 大腿骨骨幹軸と大腿骨頚部軸がおりなす角度を ② とよぶ(点線). 正常値は約 ③ °である.
- 大腿骨頚部軸と大腿骨顆部横軸がおりなす角度を ④ とよぶ. 正常値は約14°である.

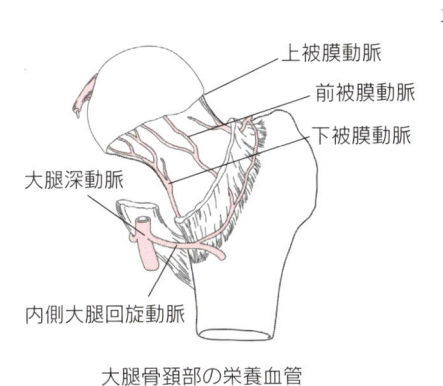

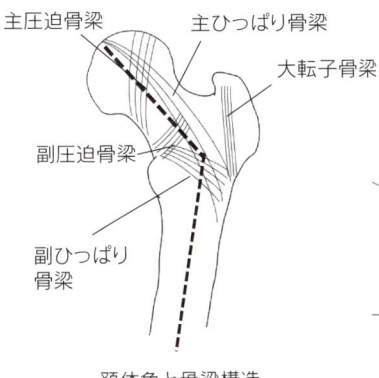

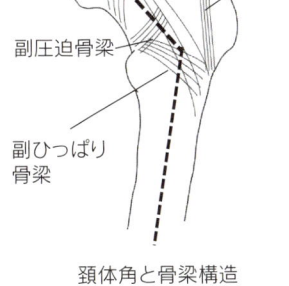

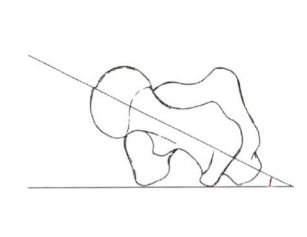

大腿骨頚部の栄養血管　　頚体角と骨梁構造　　前捻角

4 大腿骨頚部骨折の治療法
- 外転型の非転位型では, ① 療法の選択も可能である.
- 内側骨折では ② 術が選択される. 外側骨折の非転位型(Garden分類 stage Ⅰ, Ⅱ)では, ③ が選択されることが多いが, 転位型(Garden分類 stage Ⅲ, Ⅳ)では, 人工骨頭置換術となる.

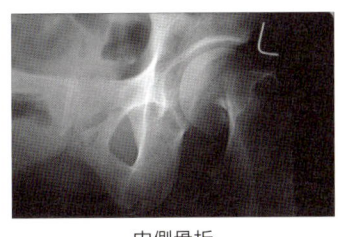

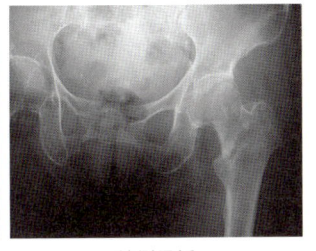

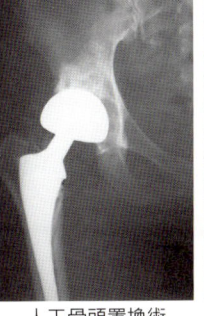

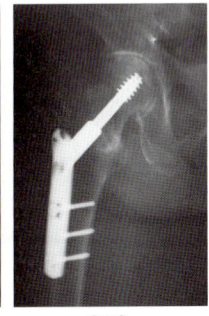

内側骨折　　外側骨折
大腿骨頚部骨折の単純X線像

人工骨頭置換術　　CHS
大腿骨頚部骨折に対する観血療法

5 大腿骨小転子骨折
- ルドロフ徴候：端坐位で, 患側股関節の自動屈曲を行わせると, ① 部に付着する ② 筋が作用しないため股関節の ③ ができない状態のことをいう.

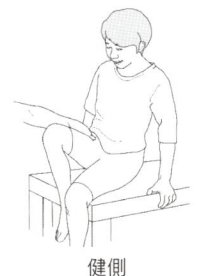

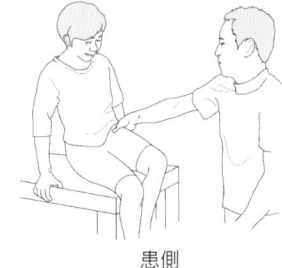

健側　　患側
ルドロフ徴候

演習問題

1) 骨盤単独骨折について誤っているのはどれか．
    1．骨盤輪骨折は主に直達外力により発生する．
    2．Duverney 骨折では棘果長が短縮することが多い．
    3．恥骨上枝骨折では皮下出血斑が鼠径部に出現する．
    4．仙骨骨折ではほとんどが横骨折となる．

2) 骨盤骨折について誤っているのはどれか．
    1．腸骨翼骨折では骨片が上外方に転位する．
    2．尾骨骨折では屈曲転位が大きくなると直腸損傷の危険が高くなる．
    3．坐骨骨折では股関節の屈曲力が低下する．
    4．仙骨骨折は仙腸関節より下方で発生することが多い．

3) 骨盤裂離骨折について誤っている組合せはどれか．
    1．坐骨結節裂離骨折—大内転筋の牽引力により発生
    2．腸骨稜裂離骨折—腸骨稜の前方部分に発生
    3．上前腸骨棘裂離骨折—大腿直筋の牽引力により発生
    4．下前腸骨棘裂離骨折—サッカーのキック時に発生

4) 骨盤輪骨折について誤っているのはどれか．
    1．骨盤輪の連続性が離断されたものである．
    2．恥骨枝の骨折が最も頻発する．
    3．垂直重複骨折を Malgaigne 骨折と呼ぶ．
    4．患側の棘果長が短縮する．

5) 骨盤骨折の合併症について誤っているのはどれか．
    1．出血性ショック
    2．腎損傷
    3．腸管損傷
    4．脂肪塞栓症候群

6) 大腿骨頚部の解剖学的特徴について誤っているのはどれか．
    1．頚体角の正常値は約130°である．
    2．頚体角が増大している状態を内反股と呼ぶ．
    3．大腿骨近位端部は軽度前捻している．
    4．ワード三角は大腿骨頚部の脆弱部位である．

7) スカルパ三角の形成に関与しないのはどれか．
    1．大腿筋膜張筋
    2．長内転筋
    3．縫工筋
    4．鼠径靱帯

8) 大腿骨頚部内側骨折に含まれるのはどれか．2つ選べ．
    1．転子間骨折
    2．中間部骨折
    3．転子貫通骨折
    4．骨頭下骨折

9) 大腿骨頚部内側骨折について誤っているのはどれか．
    1．受傷直後より起立不能となる．
    2．スカルパ三角部に圧痛を認める．
    3．踵骨部からの軸圧痛を認める．
    4．関節包外骨折である．

10) 大腿骨頚部外側骨折について誤っているのはどれか．
    1．内反股を形成しやすい．
    2．腫脹は内側骨折に比べると軽度である．
    3．外転型よりも内転型の方が多くみられる．
    4．受傷後の下肢は外旋位を呈する．

11) 大腿骨頚部骨折について誤っているのはどれか．
    1．Pauwels 分類のⅢ型では骨癒合困難となる．
    2．Garden 分類の stage Ⅱ では転位を認めない．
    3．骨折線が水平線に近づくほど骨癒合は困難となる．
    4．合併症の一つに大腿骨頭壊死がある．

12) 大腿骨小転子骨折について誤っているのはどれか．
    1．ルドロフ徴候が陽性となる．
    2．患者は股関節を伸展できない．
    3．腸腰筋が関与する．
    4．小児の骨端線離開として発生する．

第12章 大腿骨および膝蓋部の骨折

1. 大腿骨骨幹部骨折

- 好発年齢を理解する.
- 骨片転位を理解する.
- 小児に対する治療法を理解する.

<好発年齢>
- 20～50歳の青壮年に比較的多い.
- 小児においてもみられる.

<症状>
- 骨折部以下の下肢は外旋する.
- 患肢の短縮や回旋変形を生じやすく，骨折部は不安定である.
- 小児の転位がない骨膜下骨折では，患肢の短縮を認めない.

<骨片転位>

	近位部骨折 (近位1/3部)	中央部骨折 (中央1/3部)	遠位部骨折 (遠位1/3部)
近位骨片 (関与する筋肉)	屈曲(腸腰筋) 外転(中・小殿筋) 外旋(大殿筋・外旋筋群)	屈曲(腸腰筋) 内転(内転筋群) ＊内転筋と外転筋がつりあうと中間位	中間位
遠位骨片 (関与する筋肉)	内上方(内転筋群) 短縮(ハムストリング)	後上方・短縮(ハムストリング)	後方(腓腹筋) 短縮(ハムストリングス)

<治療法>
- 斜骨折は正しく整復されても再転位の可能性が高い.
- 短縮転位は3cm未満にとどめないと外見上明らかな跛行を残す.
- 小児は将来の過成長を考慮し，1cm程度の短縮転位を残したまま固定する.
  ＊2～10歳の小児では，平均0.9cm (0.4-2.5cm) 過成長が起こる.

大腿骨遠位端部の骨折

2. 大腿骨顆上骨折

- 分類および転位を理解する．
- 血管・神経損傷の合併症の発生機序を理解する．

＜発生機序＞
- 直達外力：交通外傷や労災事故，スポーツ外傷で発生する．
- 介達外力：高齢者の転倒時に発生する．

＜分類＞
- 屈曲型
  ・骨折線：前方から後上方
  ・近位骨片：内前方（大内転筋，大腿四頭筋）
  ・遠位骨片：後方（腓腹筋により短縮し，騎乗）
- 伸展型
  ・骨折線：後方から前上方
  ・近位骨片：後方
  ・遠位骨片：前方

3. 大腿骨遠位骨端線離開

- 分類および Salter-Harris 分類を理解する．
- 成長障害について理解する．
- 小児で発生し，最も強度の低い骨端軟骨部で離開を生じやすい．
- Salter-Harris による大腿骨遠位骨端線離開の分類では，II 型が多くみられる．

＜分類＞
- 伸展型：大腿骨遠位骨幹端は後方，骨端部は前上方へ転位する．
- 屈曲型：大腿骨遠位骨幹端は前方，骨端部は後方へ転位する．
- 外転型：骨端部は外方へ転位する．

＜合併症＞
- 膝窩動脈損傷：伸展型で大腿骨遠位骨幹端が後方へ転位した場合に発生する．
- 成長障害：成長障害が発生し，下肢の脚長差を生じる．

4. 大腿骨顆部骨折

- 骨片の転位方向を理解する．
- 合併症について理解する．
- 膝の変形について理解する．
  - 大腿骨顆部骨折は関節内骨折であり，関節機能障害を残しやすい．

1. 大腿骨骨幹部骨折，2. 大腿骨顆上骨折

1 大腿骨骨幹部骨折

- 近位部骨折では，近位骨片は ① ， ② ， ③ 転位し，遠位骨片は ④ ， ⑤ 転位する．
- 中央部骨折では，近位骨片は ① ， ⑥ 転位し，遠位骨片は ④ ， ⑦ 転位する．
- 遠位部骨折では，近位骨片は ⑧ 位を呈し，遠位骨片は近位骨片よりも ④ ， ⑨ 転位する．

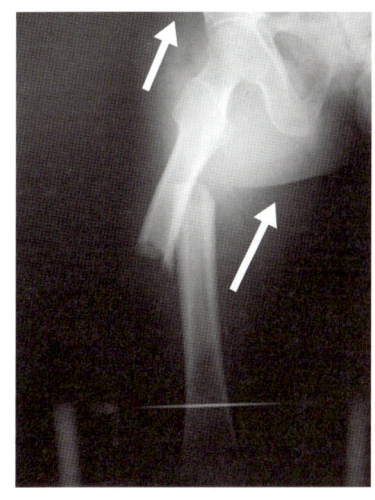

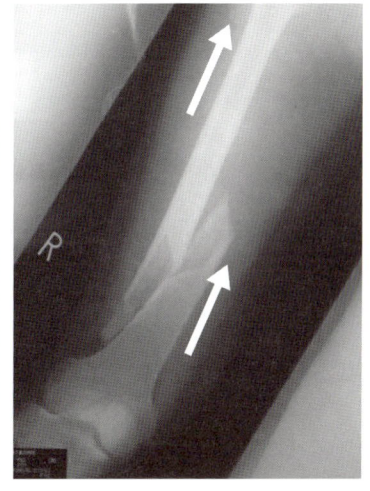

近位部骨折　　　　　中央部骨折
大腿骨骨幹部骨折単純 X 線像

2 大腿骨顆上骨折

- 屈曲型骨折では，膝関節屈曲位で膝の前方から外力が加わるため，骨折線は ① から ② に走行する．

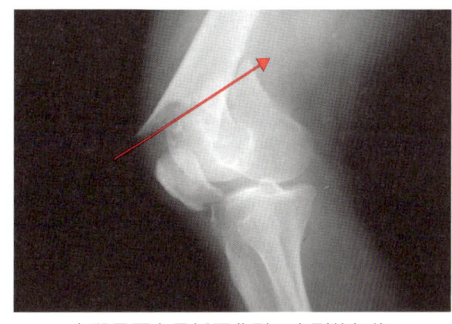

大腿骨顆上骨折屈曲型の定型的転位

<骨折線と転位ならびに特徴>
- 外顆骨折
  ・骨折線は顆間窩より外上方に走る．
  ・骨片転位は外顆が外上方に転位する．
  ・外顆骨折では外反膝を呈する．
- 内顆骨折
  ・骨折線は顆間窩より内上方に走る．
  ・骨片転位は内顆が内上方に転位する．
  ・内顆骨折では内反膝を呈する．

<症状>
- 関節内骨折であるため，関節血腫が著明となる．
- 側副靱帯の断裂による関節不安定性や，半月板損傷を合併する場合がある．

5. 内側側副靱帯付着部裂離骨折

- 膝関節の外反強制により発生することがあるが，少ない．
- 内側半月の損傷を伴う場合がある．
- 膝関節の外反不安定性が出現する．

膝蓋骨

6. 膝蓋骨骨折

- 発生機序による骨折型の違いを理解する．
- 治療法について理解する．
- 骨片の転位および症状について理解する．

<分類>
1) 横骨折：最も多い．
2) 縦骨折
3) 粉砕骨折
4) 裂離骨折
5) 前額面骨折
6) 骨軟骨骨折：膝蓋骨脱臼の整復時に発生しやすい．

<特徴>
- 有痛性分裂膝蓋骨との鑑別が必要なこともある．
- 前方からの外力による直達外力が多く，横骨折や縦骨折，粉砕骨折などがみられる．
- 大腿四頭筋の急激な収縮による介達外力で横骨折が発生する．

3. 大腿骨遠位骨端線離開，4. 大腿骨顆部骨折，5. 内側側副靱帯付着部裂離骨折

1 大腿骨遠位骨端線離開
- 大腿骨遠位骨端線離開では，Salter-Harris ① 型が多くみられる．骨端軟骨に少なからず障害を及ぼすため， ② 障害をきたして下肢の ③ 差を生じることがある．伸展型骨折では大腿骨遠位骨幹端が後方へ転位した場合に ④ 動脈損傷を合併することがある．

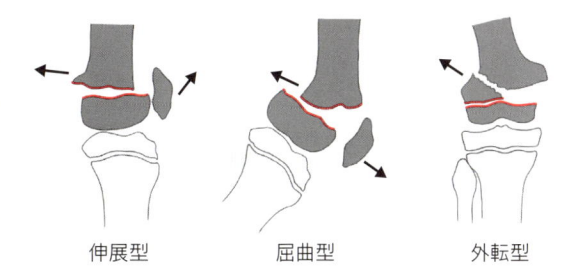

伸展型　屈曲型　外転型
大腿骨遠位骨端線離開

2 大腿骨顆部骨折
- 外顆骨折では ① 膝を，内顆骨折では ② 膝を呈する． ③ は外反が増強すると ④ し，内反が増大すると ⑤ する．顆部骨折では， ⑥ 靱帯の断裂や ⑦ 損傷を合併することが多く，関節の ⑧ 性が増大することが多い．

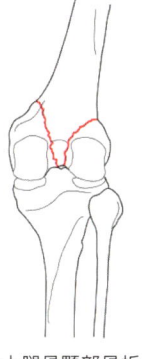

大腿骨顆部骨折

3 内側側副靱帯付着部裂離骨折
- 膝関節の ① 性がみられ， ② 半月の損傷を伴う場合がある．

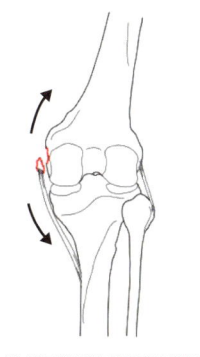

内側側副靱帯付着部裂離骨折

<症状>
- 膝蓋腱膜の損傷を伴わないもの
  - 転位は軽度である．
  - 膝関節伸展が可能な場合もある．
- 膝蓋腱膜が断裂した場合
  - 近位骨片が大腿四頭筋によって上方（近位）に転位する．
  - 骨折部の著明な離開と体表からの陥凹を触知できる．
  - 膝関節伸展が著しく障害される．

<治療法>
- 転位の軽度なものは，膝関節伸展位または軽度屈曲位で4～5週間固定する．
- 転位がある場合は，観血療法（tension band wiring）の適応となる．

エキスパートへの道 1　分裂膝蓋骨

発生機序：成長期において，スポーツなどにより大腿四頭筋の反復牽引力が膝蓋骨の骨化核に作用して発生する．

症状：多くは無症状である．有痛性の場合は，ジャンプやランニング時に疼痛を認める（有痛性分裂膝蓋骨）．
膝蓋骨の近位外側部に膨隆がみられ，分裂部に一致した陥凹を触知する．

●分類
Ⅰ型：遠位端部にみられるもの
Ⅱ型：外側端部にみられるもの
Ⅲ型：外上方部にみられるもの
Ⅱ・Ⅲ混合型：外側端および外上方部にみられるもの

治療法：スポーツ活動を中止する．また，大腿四頭筋のストレッチングやハムストリングスの筋力トレーニングを行う．

（後藤　充）

6. 膝蓋骨骨折

1 膝蓋骨骨折の特徴
- 直達外力による発生が ① ，② ・③ ・④ 骨折などが発生する．介達外力による発生では ② 骨折を呈する．
- もっとも多い ② 骨折の保存療法では ⑤ 位または軽度屈曲位で固定する．膝蓋支帯や ⑥ を断裂した場合は転位が大きく観血療法を選択することが多い．

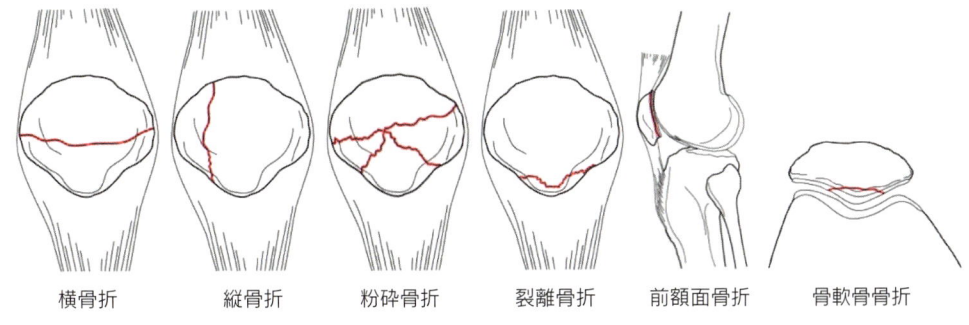

横骨折　縦骨折　粉砕骨折　裂離骨折　前額面骨折　骨軟骨骨折

膝蓋骨骨折の分類

2 鑑別診断
- 膝蓋骨骨折の鑑別診断として ① が挙げられる．病態はまったく異なることから，知っておくだけで鑑別は可能である．② 的に発生するものではなく，成長期にスポーツを行っていると，大腿四頭筋の反復牽引力が膝蓋骨の骨化核に作用して ③ 的に発生する．
- ④ 部にみられるⅢ型がもっとも多い．

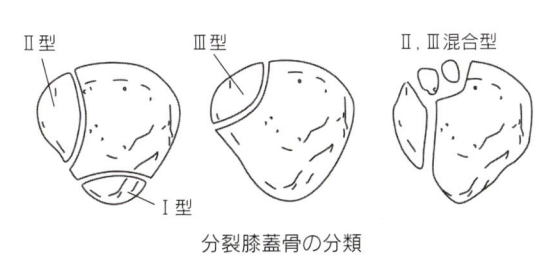

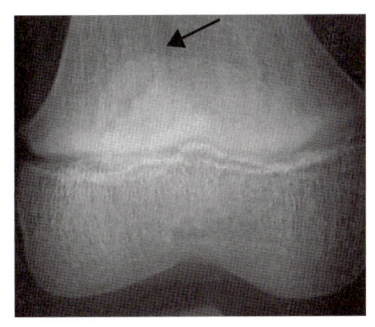

分裂膝蓋骨の分類

分裂膝蓋骨のX線像

演習問題

1）大腿骨骨幹部骨折について誤っているのはどれか．
1. 青壮年に比較的多くみられ，骨折部以下の下肢は外旋することが多い．
2. 斜骨折は再転位の可能性が高い．
3. 3 cm 以上の短縮転位は跛行の原因となる．
4. 小児では成長障害を考慮し，1 cm 程度の延長転位を残して固定する．

2）大腿骨骨幹部骨折について誤っているのはどれか．
1. 青壮年に比較的多くみられる．
2. 近位 1/3 部での骨折では近位骨片が屈曲・外転・外旋する．
3. 中央 1/3 部での骨折では近位骨片が屈曲・外転する．
4. 遠位 1/3 部での骨折では近位骨片がほぼ中間位をとる．

3）大腿骨近位部の骨幹部骨折について誤っているのはどれか．
1. 近位骨片は腸腰筋の作用により屈曲する．
2. 近位骨片は中・小殿筋の作用により外転する．
3. 遠位骨片は内転筋群により内上方へ転位する．
4. 遠位骨片は近位骨片の前方に位置する．

4）大腿骨骨幹部骨折の骨片転位について誤っているのはどれか．
1. 近位部骨折では遠位骨片が短縮する．
2. 中央部骨折では近位骨片が外転する．
3. 遠位部骨折では近位骨片が中間位を呈する．
4. 遠位部骨折では遠位骨片が短縮する．

5）大腿骨顆上骨折について誤っているのはどれか．
1. 高齢者の転倒時にみられることがある．
2. 屈曲型骨折の骨折線は後方から前上方に走る．
3. 屈曲型骨折の遠位骨片は後方に短縮し，騎乗する．
4. 伸展型骨折の近位骨片は後方に転位する．

6）大腿骨遠位骨端線離開について誤っているのはどれか．
1. Salter-Harris Ⅱ型が多い．
2. 伸展型骨折では骨端部が後上方に転位する．
3. 屈曲型では大腿骨遠位骨幹端が前方へ転位する．
4. 膝窩動脈損傷の合併に注意が必要である．

7）大腿骨遠位端部骨折について正しいのはどれか．
1. 顆上伸展型骨折の骨折線は前方から後上方に走る．
2. 骨端線離開の外転型では Salter-Harris 分類のⅡ型となることが多い．
3. 内顆骨折では外観上 X 脚にみえる．
4. 内側側副靱帯付着部の裂離骨折では内反ストレステストが陽性となる．

8）大腿骨顆部骨折について誤っているのはどれか．
1. 外顆骨折では内反膝を呈する．
2. 外顆骨折では骨折線が外上方に走る．
3. 内顆骨折では内顆が内上方に転位する．
4. 関節内骨折であるため，関節血腫が著明となる．

9）大腿骨内側側副靱帯付着部の裂離骨折について誤っているのはどれか．
1. 膝関節の内反強制により発生する．
2. 内側側副靱帯の牽引力により発生する．
3. 内側半月の損傷を合併する．
4. 膝関節の外反不安定性が出現する．

10）膝蓋骨骨折の中で最も発生頻度が高いのはどれか．
1. 横骨折
2. 縦骨折
3. 裂離骨折
4. 粉砕骨折

11）膝蓋骨骨折について誤っているのはどれか．
1. 転位が著明な場合，体表から陥凹を触知できる．
2. 骨軟骨骨折は膝蓋骨脱臼の整復時に発生しやすい．
3. 転位が著明な横骨折であっても膝関節の伸展制限はみられない．
4. 有痛性分裂膝蓋骨との鑑別が必要である．

12）膝蓋骨骨折について正しいのはどれか．
1. 介達外力によるものは横骨折が多い．
2. 膝蓋跳動を認めることはない．
3. 骨折部に陥凹を認めても膝関節自動伸展運動が可能であることが多い．
4. 転位が著明なものは保存療法にて膝関節完全伸展位で固定するのが一般的である．

第13章 下腿部の骨折

下腿骨骨折

<特徴>
- 下腿部は比較的骨折が生じやすく，損傷形態は多様である．その理由として，脛骨近位の両顆部は両側に突出している，大きな荷重や外力が作用しやすい，大腿骨と脛骨は強靱な靱帯により連結されている，脆弱な海綿骨からなり骨皮質が薄いなどがあげられる．

<分類>
- 脛骨顆部骨折（外顆骨折，内顆骨折，両顆骨折）：脛骨プラトー骨折とも呼ばれる．
- 脛骨顆間隆起骨折
- 脛骨粗面骨折
- 腓骨頭単独骨折
- 脛骨単独および脛腓両骨骨折
- 腓骨骨幹部単独骨折
- 下腿骨果上骨折
- 下腿骨骨幹部疲労骨折

1. 脛骨顆部骨折

- 発生機序を理解する．
- 変形および骨片転位を理解する．
- 合併症を理解する．

<分類>
- 外顆骨折，内顆骨折，両顆骨折

<発生機序>
- 介達外力：高所からの墜落，階段の踏み外しなどで生じる．脛骨の縦軸方向の衝撃が加わった際，膝が外反位であれば外顆骨折が，内反位であれば内顆骨折が生じ，外顆，内顆に同時に衝撃が加われば両顆骨折（骨折線は逆Y字型）となる．
- 直達外力：膝外側からの外力によって生じる．

<症状>
- 外顆骨折では外反膝変形を，内顆骨折では内反膝変形（Q-angleが減少）を呈する（下腿軸は骨折側に変位する）．
- 膝関節部の自発痛，骨折部に一致した限局性圧痛が著明である．
- 膝関節部の腫脹が著明で関節血症は必発する．
- 外顆骨折，内顆骨折ともに骨片は下後方に転位する．
- 骨折による関節面の変形によるものと，併発する靱帯損傷による膝関節の不安定性が認められる．

＜合併症＞
- 腓骨頭骨折：外顆骨折に伴うことが多い．
- 内側側副靱帯損傷：外顆骨折に伴う．
- 外側側副靱帯損傷：内顆骨折に伴う．

＜治療法＞
- 転位がないか，軽微のもの：RICE により腫脹の消退に努める．関節血症が高度になった場合は直ちに専門医に委ねる．
- 転位があるもの
  ・外顆骨折：大腿部を固定して下腿を遠位方向に牽引しつつ内転させ，外側から骨片を圧迫して整復する．
  ・内顆骨折：大腿部を固定して下腿を遠位方向に牽引しつつ外転させ，内側から骨片を圧迫して整復する．
- 脛骨関節面の陥没や段差が治療をする際に重要で整復困難なものは，観血療法の適応となる．
- 固定期間：6〜8週間
- 機能訓練：関節内骨折であるため，固定期間中も下肢の等尺性運動を行う．関節可動域訓練や荷重歩行訓練は固定除去後（7〜8週間後）から徐々に開始する．

＜予後＞
- 関節拘縮・強直，膝の内反・外反変形，膝関節の不安定性等の機能障害が生じることがある．
- 転位がないか，軽微のものは一般に予後良好である．

2. 脛骨顆間隆起骨折

- 好発年齢を理解する．
- 受傷機転を理解する．

＜特徴＞
- 10歳前後の小児に発生することが多い．
- 初期の症状が，腫脹，疼痛，歩行・起立障害にとどまるものは捻挫，打撲と見誤ることがある．
- 成人では膝関節部構成体の損傷を合併することが多く，重度の機能障害が生じることがある．

＜種類＞
- 前十字靱帯付着部裂離骨折
- 後十字靱帯付着部裂離骨折

＜分類＞
- 前十字靱帯付着部裂離骨折の Meyers-McKeever 分類
  Ⅰ型：骨片の前方がわずかに裂離
  Ⅱ型：前部 1/3〜1/2 が裂離し後方がわずかに接触
  Ⅲ型：骨片が完全に遊離
   Ⅲ型（R）：遊離骨片が回転

＜発生機序＞
- 前十字靱帯付着部裂離骨折：膝関節屈曲位で下腿が固定された状態で大腿に衝撃を受けた際，前十字

1. 脛骨顆部骨折, 2. 脛骨顆間隆起骨折, 3. 脛骨粗面骨折

1 脛骨顆部骨折
- 外顆骨折では外転強制され ① 膝変形を, 内顆骨折では内転強制され ② 膝変形を呈する. 外顆骨折では ③ 骨折と ④ 損傷を合併しやすい. 内顆骨折では ⑤ 損傷を合併しやすい. 脛骨関節面の ⑥ や ⑦ の程度が治療をする際に重要である.

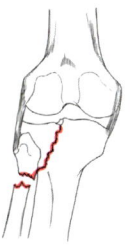

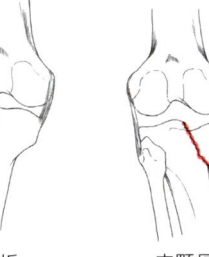

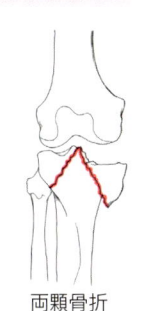

外顆骨折　　内顆骨折　　両顆骨折
脛骨顆部骨折の分類と特徴

2 脛骨顆間隆起骨折
- 顆間隆起骨折は10歳前後の ① に発生することが多い.

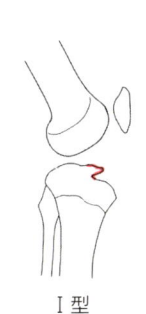

Ⅰ型
骨片の前方がわずかに裂離

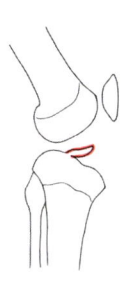

Ⅱ型
前部1/3～1/2が裂離し後方がわずかに接触

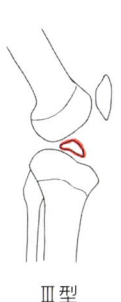

Ⅲ型
骨片が完全に遊離

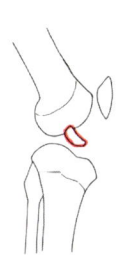

Ⅲ型（R）
遊離骨片が回転

前十字靱帯付着部裂離骨折の分類と特徴

3 脛骨粗面骨折
- 13～18歳の男子に多く, 跳び箱や走り幅跳びなど急激な ① 筋の牽引力によって裂離骨折が発生する.

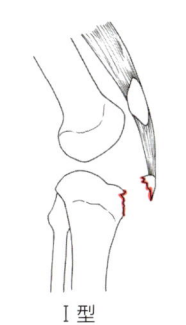

Ⅰ型
脛骨粗面の一部が小骨片となって裂離するもの

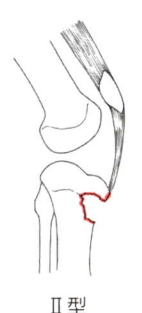

Ⅱ型
脛骨近位端部の一部が裂離するが連続性を有するもの

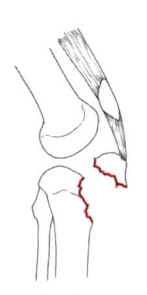

Ⅲ型
完全に裂離したもの

小児脛骨近位端部の骨端離開のWatson-Jones分類と特徴

靱帯が過緊張して付着部に裂離骨折が生じる．
- 後十字靱帯付着部裂離骨折：ダッシュボード損傷と同様の機序で生じる．

＜症状＞
- 膝関節部の腫脹，関節血症がみられる．
- 膝関節の著明な運動制限がみられる．
- 前十字靱帯付着部裂離骨折では，膝前十字靱帯損傷と同様に膝関節の前方への不安定性を認め，前方引き出し徴候やLachmanテストが陽性となる．

＜治療法＞
- Meyers-McKeever 分類のⅠ型，Ⅱ型：保存療法を適応する．
  ・固定肢位は膝関節軽度屈曲位とし，固定期間は4～6週間とする．
- Meyers-McKeever 分類のⅢ型で，特に回旋転位の強いものは観血療法の適応となる．

3. 脛骨粗面骨折

- 好発年齢を理解する．
- 発生機序を理解する．
- 分類を理解する．

＜特徴＞
- 脛骨近位骨端線癒合完了前の13～18歳に好発し，男性に多い．成人では比較的まれである．

＜発生機序＞
- スポーツ外傷として，陸上競技などの跳躍の際の踏み切りあるいは着地時に，脛骨粗面部の骨端線部に大腿四頭筋の強力な牽引力が作用して離開，裂離が生じる．

＜分類＞
- 小児脛骨近位端部の骨端線離開のWatson-Jones分類
  Ⅰ型：脛骨粗面の一部が小骨片となって裂離するもの．
  Ⅱ型：脛骨近位端部の一部が裂離するが，連続性を有するもの．
  Ⅲ型：完全に裂離したもの．

＜症状＞
- 骨折と同時に膝関節部に激痛が生じ，支持性を失う．
- 脛骨粗面部の急激かつ高度な腫脹が出現する．
- 脛骨粗面部に異常な骨隆起を触知する．
- 膝関節の伸展力が著明に減少する．

＜鑑別診断＞
- Osgood-Schlatter病：症状が軽度の場合に鑑別を要する．

＜治療法＞
- 保存療法：転位がないかあっても軽度の場合に適応する．
  ・整復法：膝関節を伸展位として大腿四頭筋を弛緩させ，骨片を遠位方向に圧迫して整復する．

- 固定肢位：膝関節伸展位で大腿近位部よりMTP関節手前まで副子固定とする.
- 観血療法：転位著明なものに適応する.

4. 腓骨頭骨折

- 合併損傷での発生であり，単独損傷は少ないことを理解する
- 発生機序を理解する.

<特徴>
- 脛骨外顆骨折，膝関節の靱帯損傷に合併して生じることが多く，単独骨折はまれである.

<発生機序>
- 介達外力が多い．腓骨の内転，外旋強制によって生じる.
- 単独骨折は，膝関節に内反力が強制された際，外側側副靱帯および大腿二頭筋の牽引力によって生じる.

<症状>
- 腓骨頭部の著明な腫脹，自発痛，限局性圧痛を認める.

<鑑別診断>
- Segond骨折：外側関節包靱帯の脛骨付着部に生じる裂離骨折．前十字靱帯損傷に合併することが多く，受傷機序により鑑別する.

---

4. 腓骨頭骨折，5. 脛骨単独骨折および脛腓両骨骨折

■ 脛腓両骨骨折

- 脛腓両骨骨折の場合，好発部位は脛骨では ① 1/3境界部，腓骨では ② 1/3部である．骨折線は，③ から ④ に向かい，⑤ 凹の反張下腿型屈曲変形がみられることが多い.

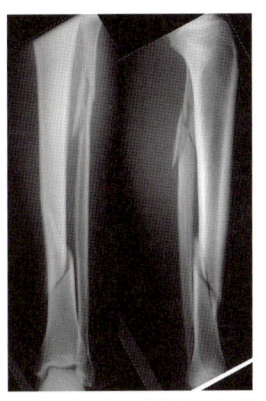

脛腓両骨骨折の単純X線写真

<合併症>
- 腓骨神経損傷

<治療法>
- 保存療法
  ・転位がないかあるいは転位軽度の場合に適応する．
  ・膝関節軽度屈曲位で大腿中央部からMTP関節まで副子固定とする．
- 観血療法
  ・整復あるいは整復位の保持が困難なもの，腓骨神経損傷の合併例等は観血療法の適応となる．

5. 脛骨単独骨折および脛腓両骨骨折

- 開放性骨折が多い．
- 小児の骨折の特徴を理解する．
- 骨折部位と転位を理解する．
- 後遺症を理解する．

<特徴>
- 交通事故やスポーツ外傷で生じることが多い．
- 脛骨単独骨折よりも脛腓両骨骨折が多い．
- 反張下腿など，変形癒合を生じやすい．スキー滑走中の転倒によりスキーブーツの直上で発生する下腿骨折は，boot top fractureと呼ばれる．

<発生機序>
- 直達外力：交通事故，重量物の落下，高所からの墜落，またスポーツ外傷として生じる．
- 介達外力：スポーツなどで転倒の際，足部が固定された状態で捻転力が作用して生じる．

<症状>
- 損傷後比較的短時間に著明な皮下出血斑，腫脹が出現する．
- 腫脹が高度なものは皮膚が緊張して光沢を呈し，水疱を形成することがある．
- 成人の転位のない亀裂骨折や小児の骨膜下骨折では，腫脹は比較的軽度で，変形，異常可動性は認められず，限局性圧痛，起立・歩行不能のみの場合がある．単なる打撲と見誤られることがある．

直達外力の場合
- 横骨折あるいは横骨折に近い斜骨折となる．
- 両骨骨折の場合，脛骨と腓骨の骨折部位は，ほとんど同高位となる．
- 凹側に楔状骨片が生じることがある．
- 開放性骨折が多く，粉砕骨折，重複骨折になる場合がある．

介達外力の場合
- 緩い傾斜の斜骨折あるいは螺旋状骨折となる．
- 両骨骨折の場合，好発部位は脛骨では遠位1/3境界部，腓骨では近位1/3部である．
- 骨折線：前内方から後外上方に向かう．
- 骨片転位：近位骨片は前内方に，遠位骨片は後上方に転位する．
- 被覆軟部組織が薄く，近位骨片骨折端が皮膚を穿通して開放骨折になることが多い．
- 遠位骨片骨折端が後方の筋を穿通して深部の動・静脈や脛骨神経を損傷することがある．
- 骨折部には前方凹の反張下腿型屈曲変形がみられることが多い．

<整復法>
- 第1助手は膝関節屈曲位で下腿近位端部を固定する．術者は足関節部とともに遠位骨片を強く長軸方向に牽引し（長軸転位を除去），近位骨片を外後方に，遠位骨片を内前方に向かって直圧を加える（側方転位を除去）．
- 横骨折で整復困難なものは屈曲整復法を試みる．
- 斜骨折や螺旋状骨折で，整復に成功しても整復位を維持することが困難なものは牽引と固定を併用する．
- 牽引療法はブラウン架台を用いる．膝関節約30°屈曲位，足関節を底屈背屈0°とし，骨折部より近位から絆創膏またはスピードトラック，弾性包帯などを貼付して持続牽引を3～5週間行う．牽引療法終了後，大腿中央部よりMTP関節手前まで副子等により8～10週間固定する．中・下1/3境界部では12週間を要することがある．
- 転位が大きいもの，軟部組織損傷が大きいもの，徒手整復不能なもの，粉砕骨折したものは手術療法を適応する．

<固定法>
- 金属副子
- 固定肢位：膝関節軽度屈曲位，足関節軽度底屈位
- 固定範囲：大腿中央部からMTP関節手前まで

<リハビリテーション>
- 可及的早期より下肢の等尺性運動を開始する．
- 症状や骨折部に状態に応じて物理療法，手技療法，関節可動域訓練を開始する．
- 関節可動域訓練は徒手的または持続的他動運動（CPM：continuous passive motion）により行う．
- 下肢への荷重は，松葉杖などによる免荷，部分荷重，完全荷重へと徐々に大きくする．同時に下肢の等張性運動を行う．
- 骨癒合完了後，固定装具を除去し全荷重負荷歩行，下肢の抵抗運動を開始し機能回復を図る．

<後遺症>
- 変形癒合：反張下腿，外反・内反下腿
  - 整復不十分，治療中の無理な他動運動，早期の荷重などが原因である．特に斜骨折は整復および固定保持が困難なため生じやすい．
- 関節拘縮：足関節の尖足位拘縮
  - 底屈位固定，腓腹筋損傷，腓骨神経麻痺などが原因である．
- 遷延癒合，偽関節：とくに中・下1/3境界部横骨折で陥りやすい．開放骨折や感染症が合併した例で生じることがあるが，現在は治療法の進歩により発生率は減少している．
- 筋萎縮（腓腹筋など）
- 慢性浮腫
- 開放骨折では急性化膿性骨髄炎により，腐骨，難治性瘻孔や疼痛を生じることがある．また，慢性化膿性骨髄炎に移行することが多い．

6. 腓骨骨幹部単独骨折

<発生機序>
- 直達外力により，横骨折か傾斜の緩やかな斜骨折を生じる．

<症状>
- 骨片転位は外力の方向により一定しないが，脛骨が副子の役割を果たすため一般に軽度である．
- 局所の腫脹，限局性圧痛を認める．
- 症状は軽微で，歩行可能なことが多い．

<整復法>
- 患者を背臥位で膝関節屈曲位とする．
- 助手は下腿近位端部を把持固定する．
- 術者は足部を把持して牽引しながら下腿遠位側を内転強制し，骨片を圧迫して整復する．

<固定法>
- 固定法：金属副子
- 固定範囲：大腿中央部よりMTP関節手前まで
- 固定肢位：膝関節軽度屈曲位，足関節軽度底屈位
- 腫脹消退後は装具固定とする．

<リハビリテーション>
- 可及的早期より下肢の等尺性運動を開始する．
- 症状や骨折部に状態に応じて物理療法，手技療法，関節可動域訓練を開始する．
- 骨癒合完了後，固定装具を除去し，全荷重歩行，下肢の抵抗運動を開始し，機能回復を図る．

<後遺症>
- 腓骨神経麻痺：まれに生じることがある．腓骨遠位1/3部の骨折では生じない．

7. 下腿骨果上骨折

<特徴>
- 距腿関節よりやや近位部，骨幹端付近に起こる骨折をいう．
- 脛骨単独骨折が多いが，腓骨骨折を伴うこともある．
- 幼年者ではこの部で骨端線離開が生じることがある．
- 果部骨折と合併して生じることがあり，その場合は複雑な症状を呈する．

<受傷機転>
- 介達力による受傷が多い．
  - 高所からの転落や墜落で，脛骨の長軸方向の衝撃と同時に側方屈曲力が作用して生じる．
  - 果上部に外転力が作用して生じる．
  - 足部が固定された状態で下腿に捻転力が作用して生じる．
- 直達外力によるものは比較的少ない．

テキスト ＆ ワーク

<症状>
- 骨片転位は外力の作用方向に影響を受ける．
  - 外転力が作用した場合，遠位骨片は外上方に転位し，捻転転位が生じることもある．
  - 小児の骨膜下骨折では骨片転位はほとんどみられない．
- 骨片部の腫脹，骨片転位による変形を認める．
- 著明な限局性圧痛，異常可動性，軋音を認める．
- 骨膜下骨折の場合も，患肢への荷重，歩行は，疼痛のため不能あるいは困難である．

<整復法>
- 転位軽度の場合
  - 遠位方向への牽引により短縮転位を除去し，側方転位は直圧を加えて整復する．
  - 持続牽引療法：ブラウン架台を用いて行う．
- 転位高度の場合
  - 観血療法の適応となる．

<固定法>
- 固定範囲：下腿近位部から MTP 関節まで
- 固定期間：約 7～10 週間（4～5 週間を経過した時点で，ギプスヒールを付け，歩行を許可する）

<治療法>
- 特に斜骨折では再転位が生じやすいため，固定中の転位の有無に注意を要する．
- 外反扁平足の発生予防には，足底挿板（アーチサポート）を装着する．

6. 腓骨骨幹部単独骨折，7. 下腿骨果上骨折，8. 下腿骨骨幹部疲労骨折

■ 下腿骨骨幹部疲労骨折の分類

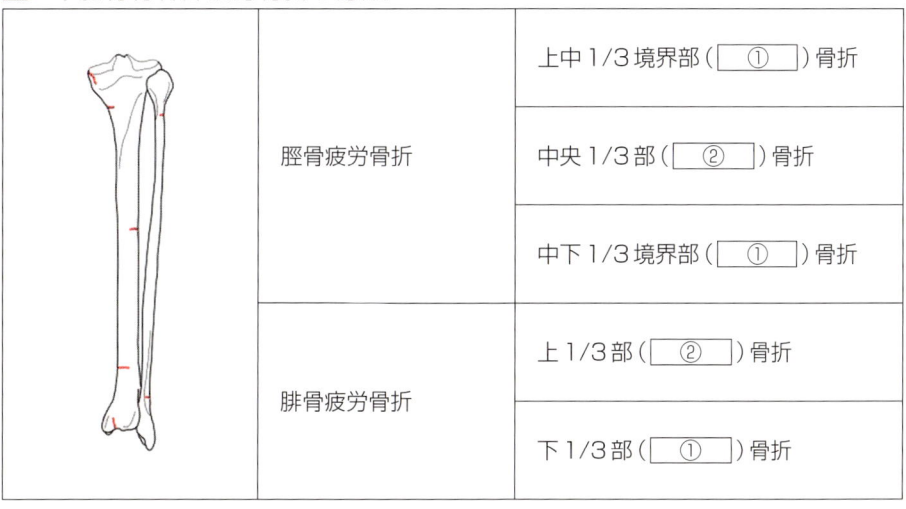

脛骨疲労骨折	上中 1/3 境界部（ ① ）骨折	
	中央 1/3 部（ ② ）骨折	
	中下 1/3 境界部（ ① ）骨折	
腓骨疲労骨折	上 1/3 部（ ② ）骨折	
	下 1/3 部（ ① ）骨折	

8. 下腿骨骨幹部疲労骨折

● **分類を理解する.**

<特徴>
- 陸上選手，バスケットボールやバレーボールの選手などにみられる．
- 疲労骨折は脛骨の発生が最も多い．
- 発育期の10歳代に生じることが多い．

<分類>
- 疾走型と跳躍型（ウサギ跳びによる）がある．

  脛骨疲労骨折
  ・上中1/3境界部（疾走型）骨折
  ・中央1/3部（跳躍型）骨折
  ・中下1/3境界部（疾走型）骨折

  腓骨疲労骨折
  ・上1/3部（跳躍型）骨折
  ・下1/3部（疾走型）骨折

<発生機序>
- 骨に反復性の衝撃力が加わって生じる．
- 筋疲労により骨に加わる衝撃力の軽減作用が低下して生じる．
- 筋のくり返しの収縮により骨に過度の牽引力が作用して生じる．

<症状>
- 初期は，患者は疼痛を訴え，限局性圧痛を認めるが，単純X線像で骨折線は認められない．
- 局所の腫脹，熱感を認めることがある．
- 2～3週間後のX線像で骨折所見（骨皮質の肥厚，亀裂骨折など）が認められることが多い．

<治療法>
- スポーツ活動を禁止し，安静とする．
- 一般に5～6週間後にスポーツ活動に復帰可能である．
- 跳躍型脛骨疲労骨折は治癒に長期間（約4ヵ月）を要する．

(伊藤 譲)

演習問題

1) 脛骨顆部骨折について誤っているのはどれか．
   1. 高所からの転落などにより発生する．
   2. 膝内反位の状態で受傷すると内顆骨折となりやすい．
   3. 骨片は前下方に転位する．
   4. 内顆骨折に外側側副靱帯損傷を合併する．

2) 脛骨顆間隆起骨折について誤っているのはどれか．
   1. 成人に発生することが多い．
   2. Meyers-McKeever 分類のⅢ型は完全骨折である．
   3. 靱帯の牽引による裂離骨折である．
   4. 骨片の回旋転位が強いものは観血療法の適応となる．

3) 脛骨顆間隆起骨折について誤っている組合せはどれか．2つ選べ．
   1. 小児の骨折──捻挫と誤診されやすい
   2. 成人の骨折──膝関節部構成体の損傷を合併する
   3. 後十字靱帯付着部の骨折──Lachman test 陽性
   4. 前十字靱帯付着部の骨折──ダッシュボード損傷

4) 脛骨粗面骨折について正しいのはどれか．
   1. Watson-Jones 分類は5型まである．
   2. 成人に多くみられる．
   3. Osgood-Schlatter 病との鑑別が必要である．
   4. 膝関節の屈曲力が著明に減少する．

5) 腓骨頭の骨折について正しいのはどれか．
   1. ほとんどが単独骨折である．
   2. 大腿二頭筋の牽引による腓骨頭の裂離骨折を Segond 骨折と呼ぶ．
   3. 合併症としてみられる神経損傷の中では腓骨神経損傷が多い．
   4. 直達外力によるものが多い．

6) 脛骨骨幹部骨折について誤っているのはどれか．
   1. 脛腓両骨骨折よりも脛骨単独骨折の方が多い．
   2. 脛骨中・下1/3境界部に発生することが多い．
   3. 牽引療法にはブラウン架台を用いる．
   4. 腫脹が高度のものでは水疱形成がみられる．

7) 脛骨骨幹部骨折について誤っているのはどれか．
   1. 小児の骨膜下骨折では異常可動性を認めない．
   2. 介達外力の場合は横骨折になりやすい．
   3. 特に斜骨折は固定保持が困難である．
   4. 遷延治癒や偽関節に陥りやすい．

8) 介達外力による定型的脛骨骨幹部骨折について誤っているのはどれか．
   1. 近位骨片骨折端により開放性骨折となりやすい．
   2. 遠位骨片は後上方に転位する．
   3. 介達外力によるものでは骨折線が前外方から後内上方に向かう．
   4. 前方凹の反張下腿型屈曲変形がみられやすい．

9) 直達外力による脛骨骨幹部骨折について正しいのはどれか．
   1. 凸側に楔状骨片を生じる．
   2. 螺旋状骨折となりやすい．
   3. 固定期間は5週間である．
   4. 脛腓両骨骨折の場合，骨折部位がほとんど同高位となる．

10) 腓骨骨幹部単独骨折について誤っているのはどれか．
    1. 骨片転位は筋の牽引力により高度となりやすい．
    2. 直達外力によるものが多い．
    3. 歩行可能であることが多い．
    4. 遠位1/3部骨折では総腓骨神経麻痺は生じない．

11) 下腿骨骨幹部疲労骨折について誤っているのはどれか．
    1. 腓骨よりも脛骨に多くみられる．
    2. 10歳代に発生しやすい．
    3. 初期では単純X線検査にて骨折線は認められない．
    4. 跳躍型の脛骨疲労骨折であれば早期から復帰可能である．

12) 跳躍型の疲労骨折はどれか．
    1. 脛骨上・中1/3境界部骨折
    2. 脛骨中央1/3境界部骨折
    3. 脛骨中・下1/3境界部骨折
    4. 腓骨下1/3部骨折

第14章 足関節周辺部および足部の骨折

1. 足関節果部骨折

- 分類と発生機序を理解する．
- 呼称のついている骨折の形態を理解する．

＜分類（Lauge-Hansen）＞
1）回内・外転損傷
2）回外・内転損傷
3）回内・外旋損傷
4）回外・外旋損傷
5）垂直圧迫損傷

- 最初の用語（回内・回外）は，受傷時の足部の肢位で，2番目の用語（外転・内転・外旋）は，下腿に対する距骨の動きで分類する．

1）回内・外転損傷（pronation-abduction fracture, PA型）

- 足部が回内位で，外力により距骨に外転が強制され発症する．この受傷肢位では，内側に牽引力，外側に圧迫力が加わり，以下の順番に負傷部位が広がっていく．

StageⅠ：三角靱帯の断裂あるいは内果の横骨折が生ずる．
StageⅡ：前・後脛腓靱帯の断裂か，後果の裂離骨折が生ずる．
StageⅢ：脛腓結合部の高位で腓骨の斜骨折が生ずる．

2）回外・内転損傷（supination-adduction fracture, SA型）

- 足部が回外位で，外力により距骨の内転が強制され生ずる．この受傷肢位では，外側に牽引力，内側に圧迫力が加わり，以下の順番に負傷部位が広がっていく．

StageⅠ：外側側副靱帯の断裂あるいは脛腓結合より遠位での外果の横骨折が生ずる．
StageⅡ：距骨が内果を圧迫するために，内果の斜骨折が生ずる．

- 一般に変形がわずかで，しばしば足関節捻挫と誤診されやすい．

3）回内・外旋損傷（pronation-external rotation fracture, PE型）

- 足部が回内位で，外力により距骨の外旋が強制され生ずる．この受傷肢位では，三角靱帯が緊張し内側構成体の損傷を生じる．その後，距骨の外旋が前脛腓靱帯を断裂させ，腓骨に外旋力が伝わる．

StageⅠ：三角靱帯の断裂あるいは内果の横骨折が生ずる．
StageⅡ：前脛腓靱帯の断裂あるいは脛骨前縁部での裂離骨折（Tillaux骨折）が生ずる．
StageⅢ：脛腓結合より近位での腓骨骨幹部や腓骨頚部の螺旋状骨折が生ずる．
Maisonneuve（メゾヌーブ）骨折：遠位脛腓靱帯を伴った腓骨近位部の骨折をいう．
StageⅣ：後脛腓靱帯の断裂あるいは後果の裂離骨折が生ずる．

4）回外・外旋損傷（supination-external rotation fracture, SE型）

- 足部が回外位で，外力によって距骨が外旋する．この受傷肢位では，前脛腓靱帯が断裂もしくは裂離骨折が生じ，さらに外果に外旋力が加わる．

テキスト & ワーク

1. 足関節果部骨折

1 分類
- 受傷機序の違いによって ① の走行が異なる．

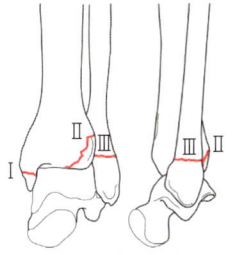

回内・外転損傷
pronation-abduction：PA 型

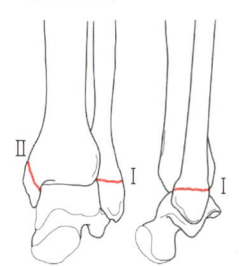

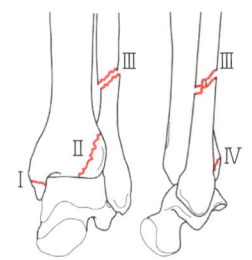

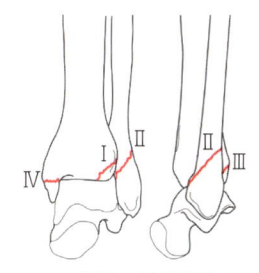

回外・内転損傷
supination-abduction：SA 型

回内・外旋損傷
pronation-external rotation：PE 型

回外・外旋損傷
supination-external rotation：SE 型

足関節果部骨折の Lauge-Hansen 分類

2 回外・内転損傷（SA型）
- ① 位で体重がかかり，距骨の内転が強制され発生する．

3 Pott 骨折
- ① 靱帯の断裂による距骨の側方脱臼，② 靱帯断裂，腓骨骨幹部に螺旋状骨折が認められる．

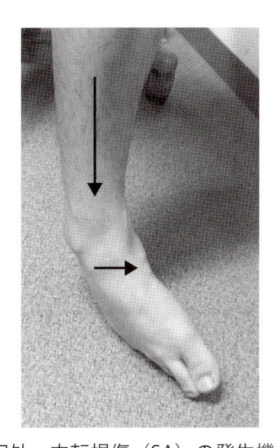

回外・内転損傷（SA）の発生機序

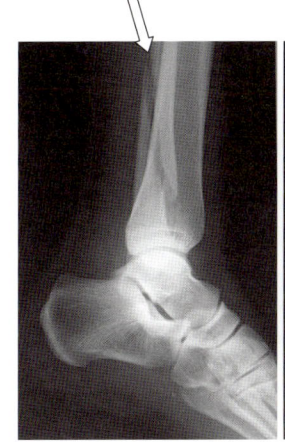

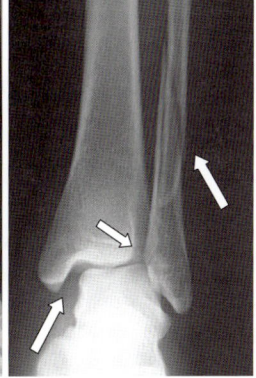

Pott 骨折の単純 X 線像

エキスパートへの道 1　足関節果部骨折

　回内・外旋損傷の Stage Ⅰ，Stage Ⅱと回内・外転損傷の Stage Ⅰ，Ⅱを単純 X 線画像で区別することは難しい．回内・外旋損傷の場合，Stage Ⅲ，Ⅳでは脱臼骨折の形態をとることが多い．
　Dupuytren（デュピュィトラン）骨折は，内果骨折＋遠位脛腓関節の完全離開＋腓骨骨幹部や腓骨頚部の螺旋状骨折である．Pott（ポット）骨折は，三角靱帯断裂＋遠位脛腓関節の完全離開＋腓骨骨幹部や腓骨頚部の螺旋状骨折である．Cotton は，内果と外果と後果の骨折を新しい骨折型として報告し，以来この三果骨折は Cotton（コットン）骨折と呼ばれる．

Stage Ⅰ：前脛腓靱帯の断裂，あるいはこの部分の裂離骨折が起こる．
Stage Ⅱ：さらに外旋力が働くと外果の螺旋状骨折を生じる．
Stage Ⅲ：引き続く回旋力のため後脛腓靱帯断裂あるいは後果骨折が生じる．
Stage Ⅳ：内果の骨折か三角靱帯の断裂を生じる．

足根骨骨折
<分類>
- 距骨骨折，踵骨骨折，舟状骨骨折，立方骨骨折

2. 距骨骨折

- 分類および発生機序を理解する．
- ナウマン症候について理解する．
- 無腐性壊死の発生部位を理解する．
- 鑑別診断を理解する．

<特徴>
- 距骨は頭部，頸部，体部からなり，表面の約6割は関節軟骨で覆われる．
- 頭部は舟状骨と距舟関節，距骨体部滑車は脛骨，腓骨と距腿関節，距骨遠位関節面は踵骨と距骨下関節を形成する．

<分類>
1）距骨頸部骨折（多い）
2）距骨骨体部骨折
3）距骨後突起骨折（Shephard 骨折）

1）距骨頸部骨折

<発生機序>
- 高所からの落下によって背屈位に強制されたとき，脛骨の関節前方部が距骨の頸部に衝突して頸部に骨折を生じる．

<症状>
- 転位がある場合には脱臼と，転位が認められない場合は捻挫と誤診されることがある．
- 骨片が足関節の後方に転位した場合，長母趾屈筋腱が牽引され第1足趾が直角に屈曲するナウマン症候（Naumann 症候）を認める．

<分類>
- 頸部の骨折は Hawkins 分類が広く用いられ，次の3つの型に分けられる．
  Ⅰ型：距骨頸部の転位のない骨折．
  Ⅱ型：距骨頸部が骨折し，距骨下関節は脱臼もしくは亜脱臼している．
  Ⅲ型：距骨の頸部で骨折し，足関節および距骨下関節が脱臼している．

<予後>
- 血行障害によって体部の阻血性壊死が発症することがある．
- 歩行時の疼痛や足関節の可動域制限を認めることがある．

2. 距骨骨折，3. 踵骨骨折

1 距骨頚部骨折
- Hawkins分類があり，Ⅰ型，Ⅱ型，Ⅲ型に分かれる．
  Ⅰ型：骨折部には転位がなく，距腿および距踵関節の脱臼は認められない．下方と側方からの血行は保たれる．
  Ⅱ型：骨折部に転位を生じ，距骨下関節は ① ないしは亜脱臼し，3つの主な栄養動脈のうち2つが障害を受ける．
  Ⅲ型：骨折部は大きく転位し，距踵関節と距腿関節は脱臼し，すべての栄養動脈が障害を受ける．

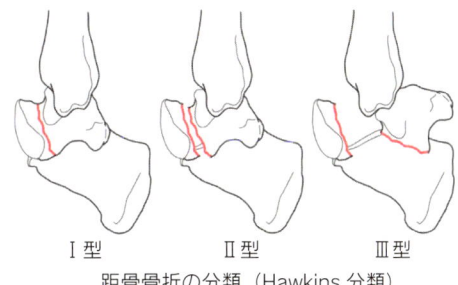

距骨骨折の分類（Hawkins分類）

2 踵骨骨折の症状
- ベーラー角： ① 上縁から後距骨関節面最上縁に引いた線（a）と ② から後距骨関節面最上縁に引いた線（b）となす角度

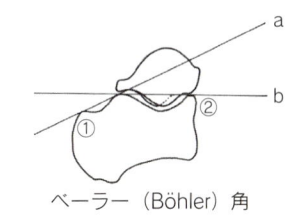

ベーラー（Böhler）角

3 踵骨骨折の治療法
- 関節内骨折では，膝関節を90°屈曲位とし，助手は患肢を把握し，術者は患者の足元に立ち手掌で包み込むように踵部を把握する．遠位方向に牽引を加えながら速い ① ， ② を繰り返す．
- 受傷時，近位骨片は遠位骨片に落ち込んでいるが，踵骨を内反すると，踵腓靱帯の緊張により距踵関節の内反は制限され，それ以上の内反は骨折部で起こり，咬合している骨折部が開放される．踵骨を外反すると，遠位骨片が近位骨片を押し上げ整復される．

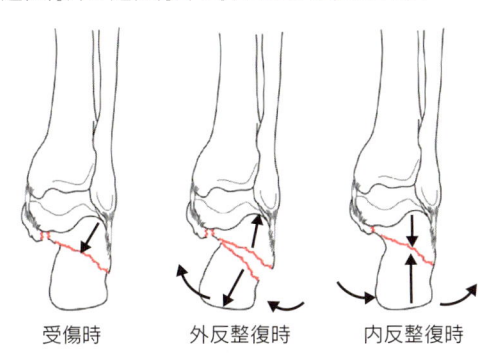

受傷時　外反整復時　内反整復時 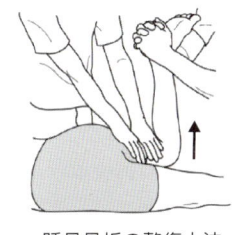　　踵骨骨折の整復方法

- 関節外の鴨嘴状骨折では，腹臥位，膝関節90°屈曲位で，足関節を ③ 屈位としてアキレス腱を十分に弛緩させ，骨片を指頭で遠位に圧迫して整復する．

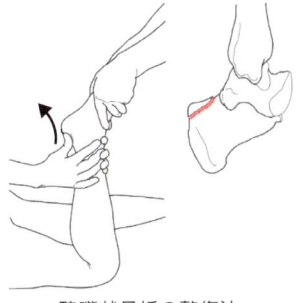

鴨嘴状骨折の整復法

2）距骨体部骨折

＜発生機序＞
- 高所からの転落などにより，体部に大きな圧迫力かつ剪断力が加わることで起こる骨折である．

3）距骨後突起骨折

＜発生機序＞
- 足関節の底屈が強制されると，距骨の後突起が脛骨後方関節縁と踵骨の間に挟み込まれて起こる骨折である．

＜鑑別診断＞
- 過剰骨である三角骨との鑑別が必要である．三角骨の場合，骨折片のように辺縁が尖鋭的でない．

3. 踵骨骨折

- 発生機序を理解する．
- 症状を理解する．
- 合併損傷を理解する．
- 後遺症を理解する．

＜特徴＞
- 踵骨骨折は，足根骨骨折中最も発生頻度が高い．
- 踵骨骨折は，関節内骨折を起こす可能性が高い．
- 高所からの転落のため脊椎椎体圧迫骨折を合併することがある．

＜分類＞
1) 踵骨隆起骨折
2) 水平骨折（鴨嘴状骨折）
3) 載距突起骨折
4) 前方突起骨折
5) 踵骨体部骨折（関節面に骨折線が入らないタイプと関節面に骨折線が入るタイプがある．）
   ＊転位の程度ならびに後距踵関節に骨折が及んでいるかどうかが予後を左右する．

＜発生機序＞
- 大半は，高所よりの転落や飛び降りによって踵部を地面について発生する．
- 関節外骨折は裂離骨折が主であって，アキレス腱の急激な牽引力によって踵骨隆起の水平裂離（鴨嘴状）骨折を起こす．

＜症状＞
- 踵骨部に最も腫脹が出現し，足関節部にまで波及する．
- 皮下出血斑は踵骨内外側，足底部にまで波及する．
- ベーラー（Böhler）角（踵骨隆起関節角）の減少．

> **☞ check point**：ベーラー角とは，単純X線側面像で踵骨隆起上縁から後距骨関節面最上縁との線と，踵骨前方突起から後距骨関節面最上縁を結んだ線が交わる角度をいう．正常値は20～40°．

＜治療法＞
- 関節外骨折（鴨嘴状骨折）
  ・整復法：膝関節90°屈曲，足関節を底屈してアキレス腱を十分に弛緩させ，骨片を指頭で下方に圧迫して整復する．

第 14 章　足関節周辺部および足部の骨折　111

- 固定法：大腿中央から中足部まで足関節底屈位で固定し，3〜4週間で底屈背屈中間位とする．6週間後，固定を除去し足底挿板をつけて後療法を施す．
- 関節内骨折
  - 整復法：患者を腹臥位，膝関節90°屈曲し，両手掌で両側より圧迫し牽引を加えながら速い内反・外反を繰り返す．整復されない場合は観血療法が望ましい．

4．舟状骨骨折

● 粗面骨折に関係する筋を理解する．　　　● 鑑別診断を理解する．

<粗面骨折>
- 粗面骨折は，足部の内がえしにより後脛骨筋の牽引力による裂離骨折を起こす．

<体部骨折>
- 体部骨折は高所より墜落して足部アーチが潰され，アーチの最高部にある舟状骨が距骨骨頭と楔状骨によって強く圧迫されて骨折する．背側の骨片は転位し，脱臼することが多い．

<背側近位関節縁骨折>
- 足関節の底屈強制に内反が加われば距舟靱帯の牽引により舟状骨の裂離骨折が発生する．この骨折は，ハイヒールを履いた女性が階段などを踏みはずした場合に発生するので，フランスヒール骨折（France heel fracture）ともいわれる．

<症状>
- 腫脹，限局性圧痛，骨片突出，第1〜3中足骨からの介達痛，荷重痛，歩行困難がみられる．

<鑑別診断>
- 外脛骨障害，第1Köhler病との鑑別に注意する．

5．立方骨骨折

<症状>
- 限局性圧痛，腫脹，第4・5中足骨からの介達痛，荷重痛．

エキスパートへの道 2　　踵骨前方突起骨折

足部の内がえしが強制されると，Lisfranc関節部にある二分靱帯に大きな力がかかり，踵骨前方突起の裂離骨折をきたすことがある．二分靱帯損傷より踵骨前方突起の頻度が高い．踵骨前方突起骨折の圧痛点は，外果と第5中足骨骨頭を結ぶ直線の中点よりやや前方にある．

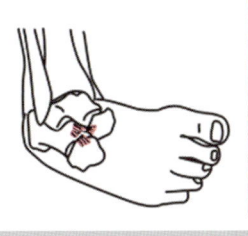

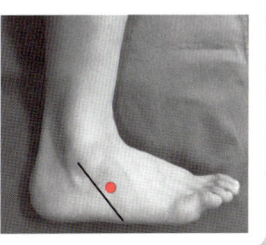

6. 中足骨骨折

- 発生機序を理解する．
- 骨折部位による病態の違いを理解する．
- 疲労骨折での発生を理解する．
- 治療および後遺症について理解する．

<発生機序>
- 直達外力
  ・重量物の落下などによって骨幹部骨折が多く発生する．横骨折を呈し，しばしば軟部組織損傷を伴い開放性となる．
- 介達外力
  ・内がえし外力による短腓骨筋の急激な収縮による第5中足骨基底部裂離骨折が代表的である．いわゆる下駄骨折である．
  ・スポーツによる反復外力により第2・3中足骨骨幹部に疲労骨折を起こすことがある．第5中足骨近位骨幹部での骨折はJones骨折と呼ばれる．遷延治癒や偽関節に陥りやすいので注意を要する．

<症状>
- 基底部骨折の場合は，骨折の固有症状のほかに荷重痛が認められる．
- 中足骨疲労骨折は，比較的早期に受診した場合は疼痛のみで，単純X線写真には骨折の所見が認められないことが多い．したがって，初期には運動の程度，外傷歴の有無，圧痛部位などから診断する．
- 疲労骨折発症後2週間以内では，単純X線写真では異常を認めないことが多い．2～3週間経過して初めて骨折線が認められるようになり，その後仮骨の出現をみて診断が確かなものとなる．

<治療>
- 転位が軽度の場合は，約4週間の固定する．骨癒合は良好である．外傷性扁平足予防の目的で，足底挿板を用いることがある．
- 第5中足骨近位骨幹部での骨折では，遷延治癒や偽関節に陥りやすいので注意を要する．

7. 足趾骨骨折

<特徴>
- 第1趾の基節骨，末節骨に多い．
- 末節骨骨折の骨片転位はさほど大きくない．
- 末節骨骨折は先端に多く，骨癒合が遅延しやすい．

<発生機序>
- 重量物の落下などによる直達外力によって発生することが多い．柱などにつまずいて発生することもある．

<予後>
- 第1，2趾基節骨骨折では，足底凸変形が残存すると歩行痛が残る．

（荒木誠一）

4. 舟状骨骨折, 5. 立方骨骨折, 6. 中足骨骨折, 7. 足趾骨骨折

1 舟状骨骨折
- 舟状骨骨折は ① 病や ② 障害との鑑別が必要になることがある．

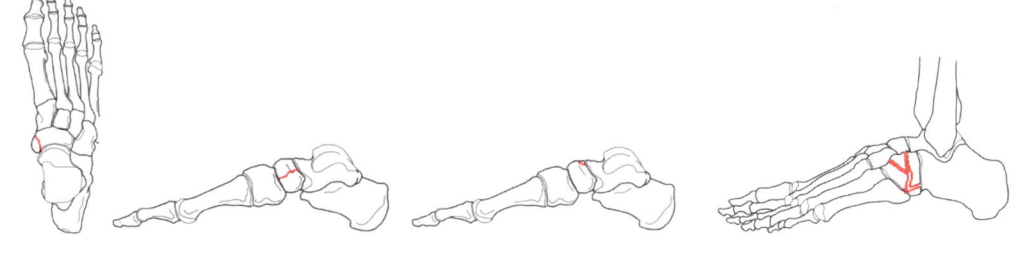

a 粗面骨折　　b 体部骨折　　c 背側近位関節縁骨折　　立方骨骨折

舟状骨骨折

2 中足骨骨折
- ① 筋の急激な収縮により基底部の裂離骨折が発生する．ジャンプを繰り返したり，長時間のランニングなどをすると，第 ② 中足骨骨幹部に疲労骨折を起こすことがある．第5中足骨近位骨幹部での骨折は ③ 骨折と呼ばれ， ④ 治癒や ⑤ に陥りやすい．

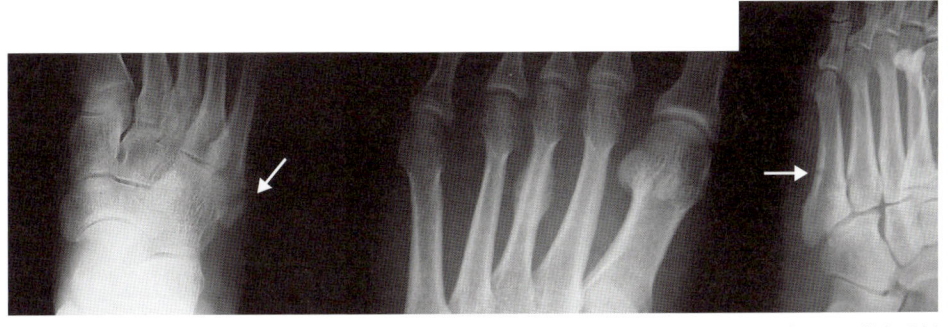

第5中足骨基底部裂離骨折　　第3中足骨疲労骨折　　第5中足骨骨幹部骨折

中足骨骨折

エキスパートへの道 3　　第5中足骨の骨折

　第5中足骨基部骨折＝第5中足骨基底部骨折＝第5中足骨基底部裂離骨折＝下駄骨折は，呼称が異なるだけで同一の骨折である．したがって治療は，保存療法が有効である．区別しなければいけないものとして Jones 骨折がある．これは，第5中足骨近位骨幹部骨折で遷延治癒や偽関節になりやすい．

演習問題

1) Lauge-Hansen 分類について誤っているのはどれか.
   1. 回外・内転損傷は骨折があっても捻挫と誤診されやすい.
   2. 回外・外旋損傷の stage II では外果の螺旋状骨折を生じる.
   3. 回内・外旋損傷では Maisonneuve 骨折を生じることがある.
   4. 回内・内転損傷の受傷肢位では足関節外側に牽引力, 内側に圧迫力が加わる.

2) Dupuytren 骨折と関係ないのはどれか.
   1. 外果骨折
   2. 内果骨折
   3. 腓骨骨幹部骨折
   4. 遠位脛腓靱帯断裂

3) Pott 骨折と関係ないのはどれか.
   1. 三角靱帯断裂
   2. 遠位脛腓靱帯断裂
   3. 腓骨骨幹部螺旋状骨折
   4. 脛骨骨幹部遠位 1/3 部骨折

4) Cotton 骨折と関係ないのはどれか.
   1. 前果骨折
   2. 後果骨折
   3. 内果骨折
   4. 外果骨折

5) 距骨と関節を構成しない骨はどれか.
   1. 腓骨
   2. 舟状骨
   3. 立方骨
   4. 踵骨

6) 距骨骨折で最も発生頻度が高いのはどれか.
   1. 距骨頚部骨折
   2. 距骨体部骨折
   3. 距骨後突起骨折
   4. Shephard 骨折

7) 距骨骨折について正しいのはどれか.
   1. 体部骨折は足部を内がえし強制されると発生しやすい.
   2. 後突起骨折は足関節の底屈強制にて発生する.
   3. 頚部骨折時に長母趾伸筋腱が緊張するとナウマン症候が出現する.
   4. 頚部骨折と三角骨との鑑別は困難である.

8) 踵骨骨折の特徴について誤っているのはどれか.
   1. 足根骨骨折の中で最も発生頻度が高い.
   2. 関節内骨折になりやすい.
   3. 高所からの転落時, 脊椎椎体圧迫骨折を合併する.
   4. 転位を認めた場合にはベーラー角が増大することが多い.

9) 踵骨骨折について誤っているのはどれか.
   1. 載距突起骨折はアキレス腱の急激な牽引力により発生する.
   2. 足部の内がえし強制により前方突起骨折が発生する.
   3. 皮下出血斑は足底部にまで波及する.
   4. 後距踵関節に骨折が及んでいるか否かが予後を左右する.

10) 足根骨骨折について誤っている組合せはどれか.
    1. 距骨骨折――Hawkins 分類
    2. 踵骨骨折――踵骨隆起関節角が減少
    3. 舟状骨骨折――フランスヒール骨折
    4. 立方骨骨折――第 1 から第 3 中足骨の介達痛

11) 中足骨骨折について誤っているのはどれか.
    1. 直達外力によるものではしばしば開放性骨折となる.
    2. 疲労骨折は第 1 中足骨骨幹部に発生しやすい.
    3. 疲労骨折は初期では単純 X 線検査にて骨折線を認めないことが多い.
    4. Jones 骨折は偽関節に陥りやすい.

12) 第 5 中足骨基底部の裂離骨折について誤っているのはどれか.
    1. 足部を内がえし強制することにより発生する.
    2. 長腓骨筋の急激な収縮により発生する.
    3. 骨癒合は良好である.
    4. 下駄骨折と呼ばれる.

第2部

脱　　　　臼

■学習のはじめに

- 脱臼とは，関節頭と関節窩の適合性が失われたものである．
- 脱臼は原因により外傷性脱臼のほか，先天性脱臼，病的脱臼に分けられる．また，発生機序によって，随意性脱臼，反復性脱臼，習慣性脱臼と分けられている．
- 局所症状では，疼痛，機能障害，弾発性固定（ばね様固定），関節部の変形がみられる．
- 疼痛は脱臼を整復すると消失もしくは軽減する持続的脱臼痛，他動的運動を試みると弾力性の抵抗を感じる弾発性固定が特徴である．
- 関節面が一部接触しているものを亜脱臼，関節面の骨折を伴うものを脱臼骨折と呼ぶが，一般的に脱臼骨折では，脱臼を整復すると筋の牽引力が減少し，骨折部はおおかた自然に整復される．
- 脱臼の整復時に骨折を起こすこともあるため，整復法には十分な注意を図り，再発しないための対処を考える必要がある．

第1章 頭部および体幹の脱臼

1. 顎関節脱臼

- 性差を理解する．
- 顎関節の運動を理解する．
- 筋の作用から骨片転位を理解する．
- 分類を理解する．
- 発生機序を理解する．
- 症状を理解する．
- 整復法を理解する．
- 後遺症を理解する．

<特徴>
- 大きく開口した状態では，不全脱臼の状態となる．
- 関節包や外側靱帯は緩く伸張するため，関節包を破ることなく脱臼する（関節包内脱臼）．
- 女性は男性よりも側頭骨の関節窩が浅いため，脱臼しやすい．
- 楕円関節であり，顎関節の構造上，前方脱臼が最も多くなる．
- 長期の固定が難しいため，反復性脱臼や習慣性脱臼に移行しやすい．
- 骨折を合併することは少ない．
- 顎関節症の原因となることがある．

☞ **check point**：反復性脱臼とは，初回の脱臼が外傷性であるもの．習慣性脱臼とは，明らかな外傷がなく，脱臼を繰り返すもの．

<顎関節の運動>
- 受動的開口：ぼんやりと無意識に開口した状態で，骨頭の転がり運動が起こる．
- 能動的開口：意識して大きく開口した状態や「あくび」をした状態で，骨頭の転がり運動と同時に前方への滑り運動が起こる．

<分類>
- 前方脱臼（両側・片側）
- 側方脱臼
- 後方脱臼

1）顎関節前方脱臼

<発生機序>
- 両側脱臼：急激に開口した際，外側翼突筋，咬筋と外側靱帯の作用によって発生する．極度の開口により発生したものは両側脱臼となることが多い．
- 片側脱臼：開口時に下顎側方からの直達外力によって発生する．

<症状>
- 開口不能，談話不能（反復性脱臼や習慣性脱臼に移行した症例では，談話が不自由程度のものもある）．
- 下顎歯列が上顎歯列の前方に偏位する．
- 患側の頬は扁平となる．
- 耳孔の前方（耳介前方，耳珠前方）にある関節窩に陥凹を触知する（関節窩の空虚）．
- 頬骨弓下に下顎頭を触れる．
- 弾発性固定となる．

1. 顎関節脱臼(1)

1 顎関節の運動
- 意識して大きく開口した状態や「あくび」をした状態における能動的開口時には，骨頭の転がり運動と同時に ① への滑り運動が起こる．

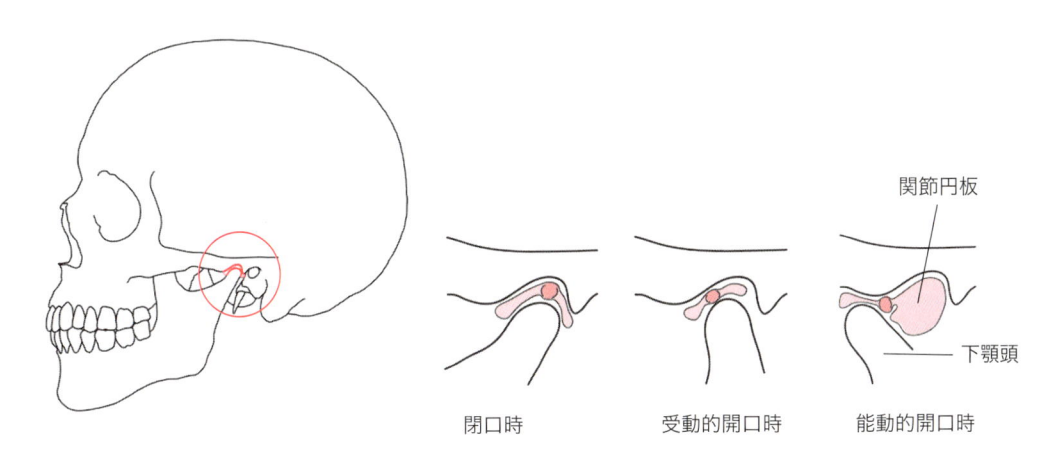

閉口時　　受動的開口時　　能動的開口時

関節円板
下顎頭

2 顎関節脱臼の発生に関与する筋の作用
- 顎関節脱臼にかかわる筋は，写真のように ① ， ② ， ③ ， ④ ， ⑤ がある（点線は内側面に付着部がある筋を示す）．

3 顎関節前方脱臼
- 口を閉じようとすると片側脱臼では，頤（オトガイ）部は ① に偏位する．両側脱臼ではほとんど偏位しない．

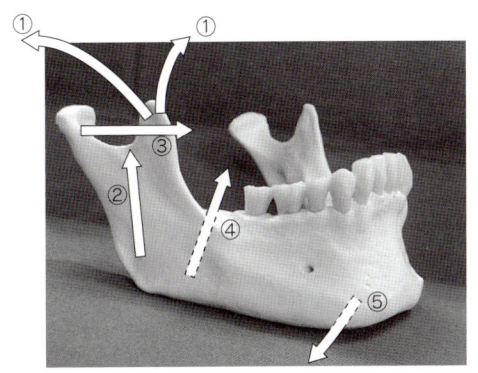

顎関節脱臼にかかわる筋

片側脱臼　　両側脱臼

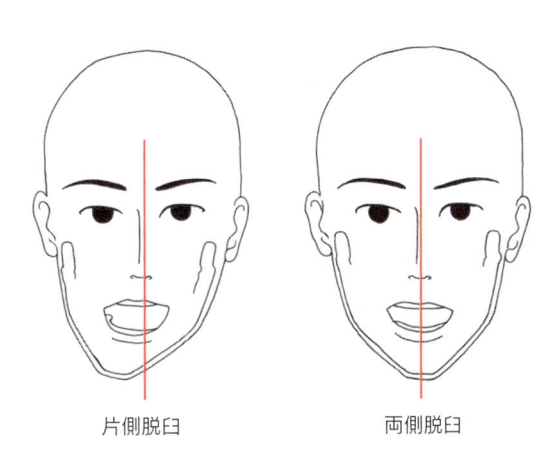

片側脱臼と両側脱臼の相違点

*片側脱臼における症状
- 口の開閉がわずかに可能である．
- 頤（オトガイ）部は健側に偏位する．
- 機能障害は両側脱臼と同じ程度となる．

<整復法>
- 口内法 ─┬─ ヒポクラテス法
         └─ ボルカース法
- 口外法

<整復時の留意点>
- 患者をリラックスさせ，咀嚼筋の過緊張を緩める．
- 呼吸は，鼻から息を吸わせ，口から緩徐に吐き出させる．
- 口内法の際は，感染症予防のため手指を消毒し，滅菌ガーゼを使用する．
- 強引に整復操作をすると，下顎骨骨折を発生させることがある．

<固定法と注意点>
- 2週間は硬い食べ物を口にしない．
- 固定が不十分で期間も短いと，反復性脱臼や習慣性脱臼に移行しやすい．

2）顎関節側方脱臼
<発生機序>
- 下顎側方部に極めて大きな外力が加わることにより発生する．
- 単独脱臼はまれで，脱臼以上に重篤な障害を受けていることが多い．

<症状>
- 下顎後退，咬合不能，下顎運動障害．
- 下顎頭は下顎窩の外側もしくは内側に触れる．

3）顎関節後方脱臼
<発生機序>
- 閉口時に正面から外力を受けることによって発生する．
- 骨折を合併することが多い．

<症状・合併症>
- 下顎後退，開口不能および咬合不能．
- 下顎頭は側頭骨乳様突起部から外耳孔の上部にかけて転位する．
- 合併症として下顎骨骨折，頭蓋底骨折，外耳道壁の骨折などがある．

<整復法>
- 前方脱臼の整復法を適用する．

(高橋憲司)

1. 顎関節脱臼(2)

4 整復法

- 患者をリラックスさせ，􂀀①􂀀の過緊張を緩めるため頭部は前屈位とする．呼吸は，鼻から息を吸わせ，口から緩徐に吐き出させる．􂀀②􂀀のため手指を消毒し滅菌ガーゼを使用する．
- 合併症として􂀀③􂀀が発生することがある．
- 固定が不十分で期間も短いと，􂀀④􂀀や􂀀⑤􂀀に移行しやすい．
- 􂀀⑥􂀀の他に，口内法のボルカース法や口外法による整復方法もある．

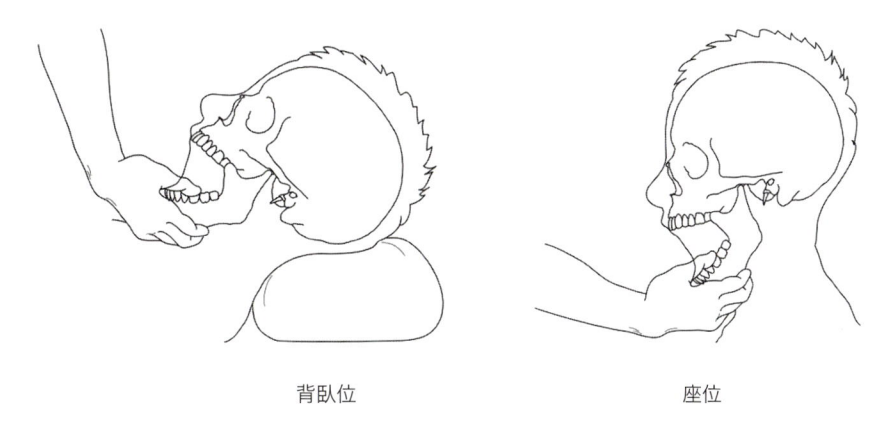

背臥位　　　　　　　　座位

顎関節脱臼における口内法（ヒポクラテス法）を利用した整復法

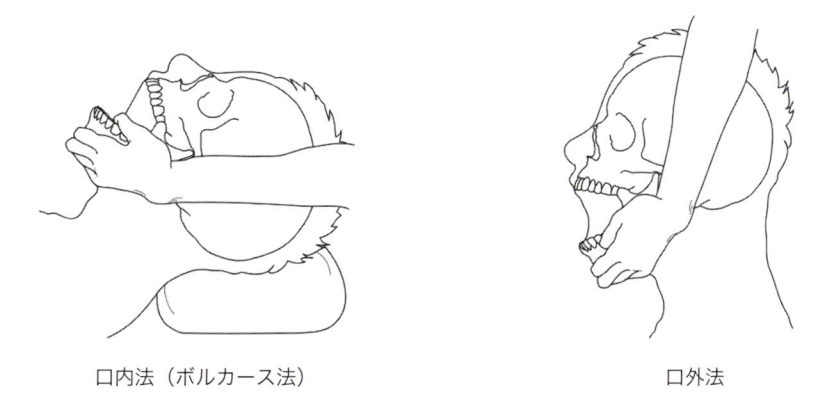

口内法（ボルカース法）　　　　　　　　口外法

顎関節脱臼におけるその他の整復法

2. 環軸関節の脱臼および脱臼骨折

<発生機序>
- 交通事故やスポーツ外傷で生じる頸部の過屈曲により発生する.

<特徴>
- 軸椎歯突起骨折を伴う前方脱臼，すなわち脱臼骨折が多い.
- 環椎横靱帯が断裂すると単独脱臼となる.
- 脱臼骨折の方が脊髄損傷を合併しにくい.

<治療法>
- クラッチフィールド（crutchfield）などの頭蓋直達牽引が行われる.

3. 頸椎脱臼

<発生機序>
- 強い屈曲力に回旋力が加わることにより発生し，関節突起の前方転位が起こる.

<特徴>
- 頸椎椎間関節の脱臼であり，片側脱臼と両側脱臼がある.
- 第5，第6頸椎間と第6，第7頸椎間に好発する.
- 片側脱臼の場合，単純X線像では見逃されやすい.
- 両側脱臼では脊髄損傷の合併頻度が高くなる.

<治療法>
- 片側脱臼の場合は保存療法では困難な場合が多い.

胸椎脱臼・腰椎脱臼

<特徴>
- 発生頻度は胸腰椎移行部が最も高い.
- 頸胸椎移行部は脊髄の頸膨大の高位に一致し，胸腰椎移行部は腰膨大に一致するため，脊髄損傷を合併しやすい.
- 上中位胸椎部は脊柱管の最狭小部位であるため，脊髄損傷を合併しやすい.

---

4. 胸椎部脱臼骨折

<発生機序>
- 背側からの強い直達外力により，胸椎部の前屈が強制され発生する.

<合併症>
- 脊髄損傷，肋骨骨折，胸腔内臓器損傷を合併することが多い.

2. 環軸関節の脱臼および脱臼骨折，3. 頚椎脱臼，4. 胸椎部脱臼骨折，5. 胸腰椎移行部脱臼骨折

1 環軸関節脱臼
- 軸椎 ① 骨折を伴う ② 脱臼が多い（b）． ③ 靱帯が断裂すると単独脱臼となる．単独脱臼に比べ脱臼骨折は脊柱管腔が保たれていることが多く， ④ の方が脊髄損傷を合併しにくい．

2 胸腰椎移行部脱臼骨折
- 椎間関節の ① と下位椎体の前頭側にスライス骨折を認める．

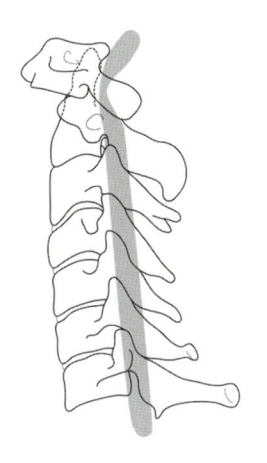

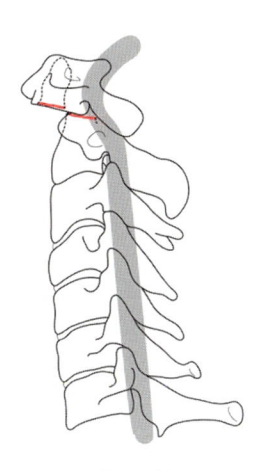

a. 単独脱臼   b. 脱臼骨折
環軸関節脱臼

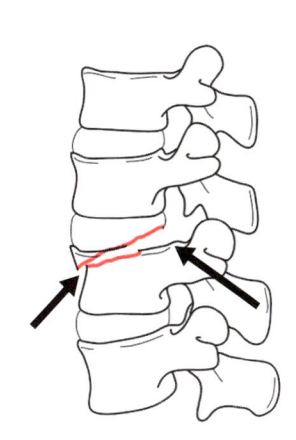

胸腰椎移行部脱臼骨折

<治療法>
- 観血的に固定術を行うことが多い．

5. 胸腰椎移行部脱臼骨折

<特徴>
- 強い屈曲力と回旋力が働き発生する．
- 椎間関節が脱臼し，下位椎体の頭側部分にはスライス骨折を生じることがある．

(山﨑昌彦)

演習問題

1) 顎関節の特徴について誤っているのはどれか.
   1. 関節包は緩く伸長する.
   2. 楕円関節である.
   3. 受動的開口では骨頭の前方への滑り運動がみられる.
   4. 能動的開口では骨頭の転がり運動がみられる.

2) 顎関節脱臼の発生頻度について正しいのはどれか.
   1. 前方脱臼の頻度は低い.
   2. 後方脱臼の頻度は高い.
   3. 側方脱臼の頻度は低い.
   4. 下方脱臼の頻度は高い.

3) 顎関節前方脱臼について誤っているのはどれか.
   1. 脱臼骨折の頻度は低い.
   2. 関節包外脱臼が多い.
   3. 比較的女性に多くみられる.
   4. 顎関節症の原因となる.

4) 顎関節前方脱臼の発生に関与しないのはどれか.
   1. 外側翼突筋の作用
   2. 咬筋の作用
   3. 頰筋の作用
   4. 外側靱帯の緊張

5) 顎関節前方脱臼の症状でないのはどれか.
   1. 弾発性固定を認め, 耳孔前方に陥凹を触知する.
   2. 閉口不能となり, 下顎歯列が上顎歯列の前方に偏位する.
   3. 頰骨弓下に骨頭を触知できる.
   4. 片側脱臼ではオトガイ部が患側に偏位する.

6) 顎関節脱臼の整復法でないのはどれか.
   1. ヒポクラテス法
   2. コッヘル法
   3. ボルカース法
   4. 口外法

7) 顎関節脱臼について誤っているのはどれか.
   1. 整復では, 患者に歯を噛みしめてもらい, 咀嚼筋を緊張させる.
   2. 整復では, 感染症予防のため手指は消毒するのが望ましい.
   3. 強引な整復操作は下顎骨骨折の原因となる.
   4. 固定期間が不十分の場合, 反復性脱臼や習慣性脱臼に移行する.

8) 顎関節脱臼について誤っているのはどれか.
   1. 側方脱臼は単独脱臼となることはまれである.
   2. 後方脱臼は閉口時に正面から外力を受けることにより発生する.
   3. 後方脱臼は骨折を合併することが多い.
   4. 後方脱臼は閉口不能となる.

9) 環軸関節の脱臼について誤っているのはどれか.
   1. 前方脱臼が多い.
   2. 軸椎歯突起骨折を伴う脱臼骨折が多い.
   3. 脱臼骨折に比べ, 単独脱臼の方が脊髄損傷を合併しにくい.
   4. 環椎横靱帯が断裂すると単独脱臼となる.

10) 頸椎の脱臼について誤っているのはどれか.
    1. 頸椎椎間関節の脱臼であり, 関節突起の前方転位がみられる.
    2. 第5, 第6頸椎間に好発する.
    3. 片側脱臼に比べ, 両側脱臼では脊髄損傷を合併する可能性が高くなる.
    4. 片側脱臼に比べ, 両側脱臼の場合は保存療法が困難な場合が多い.

11) 胸椎および腰椎の脱臼について脊髄損傷を起こしにくいのはどれか.
    1. 頸胸椎移行部
    2. 上中位胸椎部
    3. 胸腰椎移行部
    4. 下位腰椎部

12) スライス骨折を認めるのはどれか.
    1. 胸椎椎体破裂骨折
    2. 胸腰椎移行部椎体圧迫骨折
    3. 胸腰椎移行部脱臼骨折
    4. 腰椎肋骨突起骨折

第2章 肩周辺部の脱臼

1. 胸鎖関節脱臼

- 好発年齢を理解する．
- 分類を理解する．
- 鑑別診断を理解する．

<好発年齢>
- 青壮年に好発し，小児に少ない．

<分類>
- 3型に分類される．前方脱臼・上方脱臼・後方脱臼（前方脱臼が最も多いため，以下は前方脱臼について記す）．

前方脱臼
<発生機序>
- 上肢に対して過度後方への介達外力で発生する．

<症状>
- 鎖骨近位端が前方に突出する．
- 患側の肩は下垂し，頭部を患側に傾ける疼痛緩和肢位となる．
- 肩関節の外転不能となる．
- 鎖骨近位端骨折との鑑別が必要である．

<整復法>
- 患者の両肩関節を保持し後上方へ引き，胸郭拡大を行う．その後に鎖骨近位端部を前方から圧迫し整復する．

<固定法>
- 鎖骨骨折同様に胸郭拡大を行い，鎖骨近位端部に枕子を当て固定する．

<予後>
- 固定が困難であるため，鎖骨近位端の前方突出変形を残しやすい．
- 機能障害は少ない．

<合併症>
- 気道損傷：呼吸困難，発声障害．
- 食道損傷：嚥下困難．
- 血管損傷：めまい，脳貧血．
- 神経損傷：迷走神経障害．

2. 肩鎖関節脱臼

- 好発年齢，性差を理解する．
- 分類を理解する．
- 発生機序を理解する．
- 損傷Gradeを理解する．
- 症状を理解する．
- 予後を理解する．

<好発年齢，性差>
- ほとんどが上方脱臼で15～30歳に好発し，男子に多い．

<分類>
- 3型に分類される．上方脱臼・下方脱臼・後方脱臼（上方脱臼が多いため，以下は上方脱臼について記す）．

上方脱臼

<発生機序>
- 交通事故やコンタクトスポーツにより多発する．
- 直達外力：転倒により肩峰に外力が加わり発生する．
- 介達外力：肩関節外転位で肘や手掌を衝き，その外力により発生（不全脱臼）する．

<損傷程度による分類（Tossy）>
- 第Ⅰ度：関節包や肩鎖靱帯の部分断裂．関節の安定性は良好．
- 第Ⅱ度：関節包や肩鎖靱帯の完全断裂．関節は不安定となる．単純X線写真正面像において鎖骨遠位端が肩峰に対して上方に1/2転位する（不全脱臼）．
- 第Ⅲ度：関節包や肩鎖靱帯，烏口鎖骨靱帯の完全断裂．単純X線写真正面像において鎖骨遠位端下面が肩峰上面よりも上方に転位している（完全脱臼）．

<症状>
- 変形：鎖骨遠位端の上方突出による階段状変形．
- 機能障害：肩関節外転や前方挙上（屈曲）が制限される．
- 圧痛：肩鎖関節部に著明．鎖骨遠位端部を上方から圧迫すると下がり，離すと元の位置に戻るピアノキーサイン（反跳徴候）がみられる．

<整復法>
- 患側上肢を後上方に引き，肘関節を下方から押し上げ，鎖骨遠位端部を下方に圧迫し整復する．

<固定法>
- 絆創膏固定法（Watson-Jones法）
  ・患側鎖骨遠位端を下方へ圧迫し，肘関節下方から上方へ持ち上げた整復肢位で行う．

<予後>
- 固定維持が困難で変形治癒となり，階段状変形が残存する．
- 陳旧性になると鎖骨遠位端の肥大変形や石灰沈着をみる．
- 肩凝り，倦怠感，上肢への放散痛は残存するものの，可動域制限などの機能障害は少ない．

1. 胸鎖関節脱臼，2. 肩鎖関節脱臼

1 肩鎖関節脱臼の分類と単純X線像

- 第Ⅱ度損傷では，関節包や ① 靱帯の完全断裂があり，肩鎖関節は不安定となる．第Ⅲ度損傷では，関節包や肩鎖靱帯，② 靱帯の完全断裂が認められる．

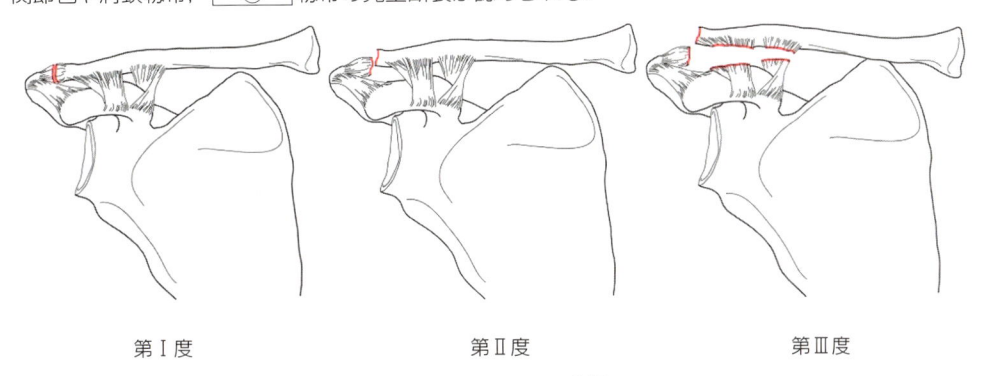

第Ⅰ度　　　　　　第Ⅱ度　　　　　　第Ⅲ度

肩鎖関節脱臼のTossy分類

- 第Ⅱ度損傷では，単純X線写真正面像において鎖骨遠位端が肩峰に対して上方に ③ 転位する．いわゆる不全脱臼である．第Ⅲ度損傷では，鎖骨遠位端下面が肩峰上面よりも上方に転位している．いわゆる完全脱臼である．

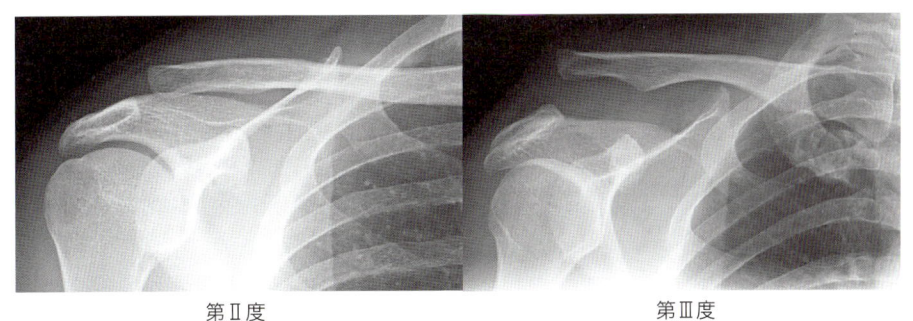

第Ⅱ度　　　　　　第Ⅲ度

肩鎖関節脱臼の単純X線像

2 肩鎖関節脱臼の整復法

- Watson-Jonesの方法である．患側上肢を下方から押し上げ，鎖骨遠位端部を ① へ圧迫した状態で固定する．

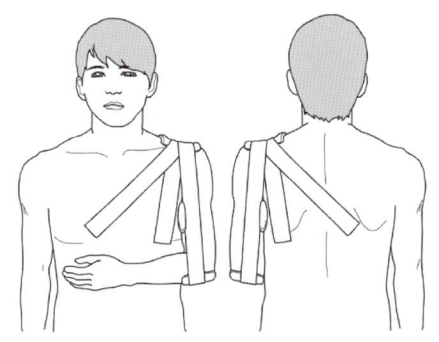

肩鎖関節脱臼の絆創膏固定術

エキスパートへの道 ① 掌蹠膿疱症性骨関節炎

自己免疫疾患である胸肋鎖骨肥厚症に合併する．30～40歳代に多いとされている．症状として両側の手掌や足底に生じる無菌性膿疱が特徴的で，前胸部，特に胸骨や鎖骨，第1肋骨に疼痛や腫脹を訴える．画像所見として肥厚や骨化像をきたす．治療は非ステロイド性消炎鎮痛剤の内服を中心に行い，外科的処置は必要としない．

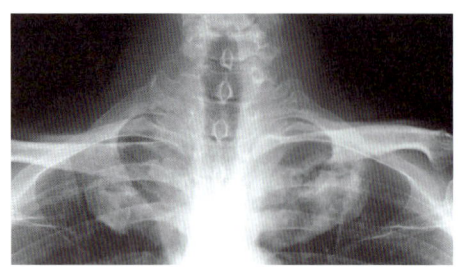

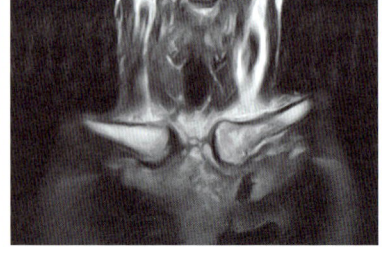

単純X線像　　　　　　　　　　MRI画像

3. 肩関節脱臼

- 発生頻度を理解する．
- 好発年齢を理解する．
- 発生頻度が高い理由を理解する．
- 分類を理解する．
- 単純X線像による転位も理解できるようになる．
- 発生機序を理解する．
- 症状を分類ごとに理解する．
- 合併症を理解する．
- 反復性肩関節脱臼の要因を理解する．
- 整復法を理解する．
- 整復障害因子を理解する．
- 固定法を理解する．
- 鑑別診断を理解する．

〈特徴〉
- 発生頻度が高く，外傷性脱臼の約50％を占める．
- 反復性肩関節脱臼に陥りやすい．
- 青壮年に好発し，小児はまれである．

〈発生頻度が高い理由〉
- 肩関節の可動域が広い．
- 上腕骨頭に対して関節窩が極端に小さく浅い．
- 関節包，補強靱帯が緩い．
- 関節の固定を筋肉に依存している．
- 体表面上の突出した部分であり，外力を受けやすい．

〈分類〉

前方脱臼 ─┬─ 烏口下脱臼（最も多い）
　　　　　└─ 鎖骨下脱臼

後方脱臼 ─┬─ 肩峰下脱臼
　　　　　└─ 棘下脱臼

3. 肩関節脱臼

1 合併症

- バンカート損傷：上腕骨頭が前方に脱臼する際に肩関節前方構成体に様々な損傷が生じ，　①　脱臼の要因となる．　②　が剥離するタイプ（左）と　③　の骨折を伴うタイプ（右）がある．

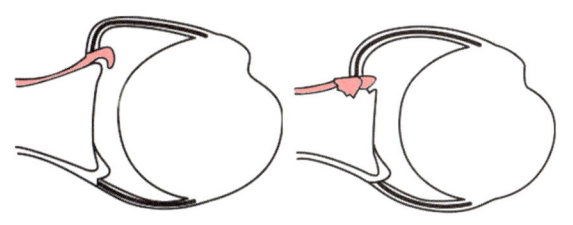

バンカート損傷（Bankart lesion）

- ヒル-サックス損傷：前方脱臼によって上腕骨骨頭の　④　の骨欠損が生じる．若年者の脱臼に多い．

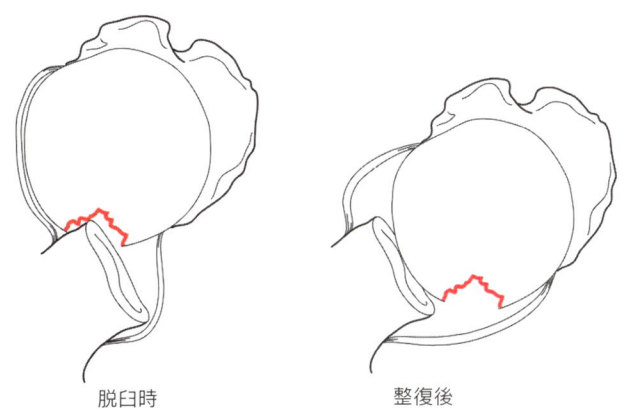

脱臼時　　　　　整復後
ヒル-サックス損傷（Hill-Sachs lesion）

2 鑑別診断

- 外観では肩関節前方脱臼では関節部に骨頭を触れず三角筋部の膨隆は　①　するが，上腕骨外科頚骨折では関節部に骨頭を触れ三角筋部の膨隆は出血のため　②　する．

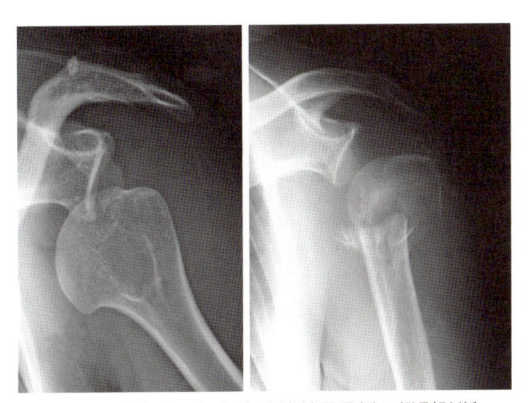

肩関節前方脱臼と上腕骨外科頚骨折の鑑別診断

下方脱臼 ─┬─ 腋窩脱臼
　　　　 └─ 関節窩下脱臼
上方脱臼 ─── 烏口突起上脱臼

1）前方脱臼

<特徴>
- 外傷性肩関節脱臼中最も多い．
  - 烏口下脱臼は前方脱臼の中で約95％を占める．

<発生機序>
- 直達外力：後方からの外力により発生する．
- 介達外力：肩関節に過度伸展力が働くか，上腕の過度の外転，外旋作用により発生する．
- 自家筋力により発生する．

<症状>

（1）烏口下脱臼
- 上肢が仮性延長する．
- 上腕外転（約30°），内旋位に弾発性固定となる．
- モーレンハイム窩が消失し，烏口突起下に骨頭を触知する．
- 三角筋の膨隆が消失し，肩峰が角状に突出する．

（2）鎖骨下脱臼
- 上肢が仮性短縮する．
- 上腕外転（約30～90°），内旋位に弾発性固定となる．
- 鎖骨下窩が消失し，鎖骨下窩に骨頭を触知する．

<合併症>

	部位	症状
骨折	上腕骨大結節，外科頚，解剖頚，肩甲骨関節窩縁，烏口突起，肩峰，	限局性圧痛がみられる部位もあるが，脱臼の症状が優先される．
神経損傷	腋窩神経損傷 筋皮神経損傷	三角筋麻痺，上腕外転不能，上腕外側の感覚脱失 上腕外側の知覚異常，肘関節屈曲不能
血管損傷	腋窩動脈損傷	橈骨動脈拍動消失

- 反復性肩関節脱臼に陥りやすい合併症
  - バンカート損傷（Bankart lesion）：肩関節関節唇前下縁の損傷をいう．
    肩関節前下縁の骨片が内方に転位する骨性バンカート損傷の場合もある．
  - ヒル-サックス損傷（Hill-Sachs lesion）：上腕骨骨頭の後外側の骨欠損をいう．若年者の脱臼に多い．初回脱臼より反復性脱臼の方がより骨欠損が大きくなる．筋肉（棘上筋など）の収縮力により骨頭と関節窩の引きつけが強く，両者に圧迫されながら脱臼するため損傷する．

2）後方脱臼（まれである）

＜発生機序＞
- 直達外力：前方からの外力により発生する．
- 介達外力：肩関節屈曲時に手を衝いて発生する．

＜症状＞
- 肩峰下脱臼は，上腕骨頭を肩峰下部後方に触知する．
- 棘下脱臼は，上腕骨頭を肩甲棘下部に触知する．

3）下方脱臼

＜発生機序＞
- 上肢挙上時に外力を受け発生する．

＜症状＞
- 腋窩脱臼：弾発性固定は前方脱臼より高度である．
- 関節窩下脱臼：弾発性固定は頭に手を当て挙手した状態となる．

4）上方脱臼

＜症状＞
- 烏口突起上脱臼：上腕骨頭は烏口突起上に触知する．烏口突起の骨折を合併することが多い．

エキスパートへの道 2 　反復性肩関節脱臼

脱臼時に肩関節前方構成体が同時に損傷し（Bankart lesion），繰り返し脱臼する病変のことをいう．同時にHill-sachs損傷を合併することもある．初回脱臼の年齢が若いほど再脱臼率が高い．症状として，肩関節外転・外旋位を強制すると，上腕骨頭が関節窩に対し前方に脱臼しそうになる．誘発テストとして，Anterior apprehension testやRelocation testなどが挙げられる．

＜肩関節脱臼の整復法＞
- コッヘル法：回転法．
- ヒポクラテス法：槓桿法，踵骨法．
- デパルマ法：回転法．
- スティムソン法：吊り下げ法．
- 垂直牽引法：下方脱臼に用いる．
- その他：モーテ法（挙上法），ドナヒュー法（吊り上げ法），ホフメイスター法（垂直牽引法），クーパー法（槓桿法），シンチンガー法（回転法），シモン法（振り子法），アビセンナ法（衝撃法）．

＜整復障害因子＞
- 上腕骨外科頸骨折
- 上腕二頭筋長頭腱の嵌入
- 受傷後の長時間経過．

<固定法>
- 前方脱臼:肩関節軽度外旋位固定.肩関節内転,内旋位で固定をすることもある.

<固定期間>
- 約3週間

<リハビリテーション>
- コッドマン体操(振り子体操),重垂を用いたいわゆるアイロン体操は,肩関節に過剰な負荷がかかるため,今日では一般的でない.

<鑑別診断>
- 烏口下脱臼は上腕骨外科頚外転型骨折との鑑別診断が必要である.

烏口下脱臼	上腕骨外科頚外転型骨折
弾発性固定	上腕骨の異常可動性
三角筋部膨隆消失	三角筋部膨隆増大(出血による)
関節部に骨頭を触れない	関節部に骨頭が触れる

エキスパートへの道 3　肩関節外旋位固定

肩関節前方脱臼整復後の固定肢位として,肩関節内旋位固定が一般的であったが,近年肩関節外旋位固定が主流となっている.理由として,外旋位固定を行うことにより肩甲下筋が緊張し,内側にある関節包や剥離している関節唇を押さえ,解剖学的整復位を得ることができるためである.外旋位固定を約3週間行い,その間,リハビリテーションは等尺性筋力訓練から徐々に開始する.

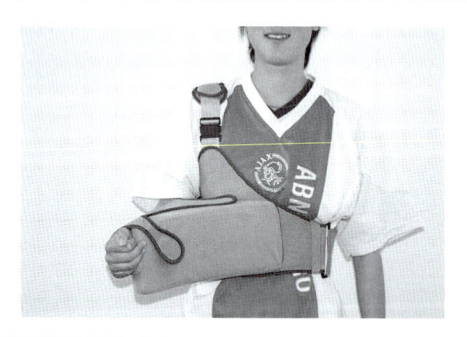

(玉井清志)

演習問題

1) 胸鎖関節脱臼の分類にないのはどれか.
   1. 前方脱臼
   2. 後方脱臼
   3. 上方脱臼
   4. 下方脱臼

2) 胸鎖関節前方脱臼の症状として誤っているのはどれか.
   1. 鎖骨近位端部が前方に突出する.
   2. 患側の肩は下垂し,頭部を患側に傾ける.
   3. 鎖骨近位端部骨折と外観が類似する.
   4. 上肢の挙上制限はみられない.

3) 肩鎖関節脱臼の分類にないのはどれか.
   1. 前方脱臼
   2. 後方脱臼
   3. 上方脱臼
   4. 下方脱臼

4) 肩鎖関節脱臼について誤っているのはどれか.
   1. 青壮年男子に多い.
   2. 前方脱臼の発生頻度が高い.
   3. 階段状変形が出現する.
   4. ピアノキーサインがみられる.

5) 肩鎖関節損傷の程度による分類について誤っているのはどれか.
   1. 第Ⅰ度は関節の不安定性を認める.
   2. 第Ⅱ度は不全脱臼である.
   3. 第Ⅱ度は肩鎖靱帯の完全断裂を認める.
   4. 第Ⅲ度は烏口鎖骨靱帯の完全断裂を認める.

6) 肩関節脱臼の発生頻度が高い理由について誤っているのはどれか.
   1. 関節可動域が広い.
   2. 関節窩に対して骨頭が小さい.
   3. 関節包・補強靱帯が緩い.
   4. 外力を受けやすい.

7) 肩関節脱臼のうち最も発生頻度が高いのはどれか.
   1. 肩峰下脱臼
   2. 烏口下脱臼
   3. 棘下脱臼
   4. 関節窩下脱臼

8) 肩関節下方脱臼に属するのはどれか.
   1. 棘下脱臼
   2. 鎖骨下脱臼
   3. 腋窩脱臼
   4. 肩峰下脱臼

9) 肩関節烏口下脱臼の症状について誤っているのはどれか.
   1. 上腕外転・内旋位に弾発性固定される.
   2. 三角筋の膨隆が消失する.
   3. 上肢が仮性短縮する.
   4. 肩峰が角状に突出する.

10) 肩関節前方脱臼の合併症について誤っているのはどれか.2つ選べ.
    1. 上腕骨大結節部の骨折
    2. 上腕内側部の知覚異常
    3. 腋窩神経の損傷
    4. 橈骨動脈の損傷

11) 肩関節脱臼の整復法について正しい組合せはどれか.
    1. ヒポクラテス法——踵骨法
    2. コッヘル法——垂直牽引法
    3. スティムソン法——吊り下げ法
    4. モーテ法——挙上法

12) 肩関節烏口下脱臼と上腕骨外科頚外転型骨折の鑑別について誤っているのはどれか.
    1. 弾発性固定を認めた場合は脱臼を疑う.
    2. 三角筋の膨隆が増大していたら脱臼を疑う.
    3. 関節部に骨頭を触れなければ脱臼を疑う.
    4. 異常可動性を認めたら骨折を疑う.

第3章 肘部の脱臼

肘関節脱臼
<特徴>
・肩関節脱臼に次いで発生頻度の高い脱臼である．
・青壮年に好発する．
・前腕両骨後方脱臼が最も多い．

1. 前腕両骨後方脱臼

- 発生機序を理解する．
- 症状を理解する．
- 鑑別診断を理解する．
- 合併症を理解する．

<発生機序>
- 肘関節が過伸展を強制され発生する．
- 強い張力を受ける関節包の前面が断裂する．

<症状>
- 発生と同時に激しい痛みに襲われる（持続性脱臼痛）．
- 肘関節軽度屈曲位（30～40°屈曲位）に弾発性固定される．
- 自動運動は不能となる．
- 肘頭の後方突出により上腕三頭筋腱が索状に触れる．
- Hüter三角は屈曲位では乱れ，伸展位では肘頭高位となる．
- 前腕は短縮してみえる．

<整復法>
デパルマ法
- 上腕を固定し，肘関節部と回外位の手関節部を把持し，脱臼肢位の角度，肘関節軽度屈曲位のまま前腕長軸の末梢方向へ牽引を加えつつ肘関節を屈曲し整復する．
- 整復後，肘関節の屈曲伸展運動と前腕の回旋運動にて整復状態を確認する．

ローゼル法
- 患者背臥位とし，上腕骨遠位端部後面に枕等で支点を作り，肘関節に過伸展を強制しながら末梢方向へ牽引し，肘頭部を前下方へ圧迫しながら肘関節を屈曲して整復する．

<固定法>
- 肘関節90°屈曲位，前腕中間位にて3週間の固定．

<リハビリテーション>
- 受傷後1週間，患部は冷却する．
- 自動運動を中心に関節可動域訓練を行う．

テキスト ＆ ワーク

1．前腕両骨後方脱臼

1 発生機序
- ①　が強制され，上腕骨遠位端部が前方へ押し出される．尺骨肘頭部が上腕骨肘頭窩に衝突，関節包前面が断裂する．

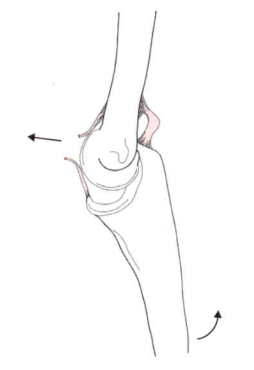

前腕両骨後方脱臼の発生機序

2 症状
- 上腕三頭筋腱を　①　に触れ，肘関節軽度屈曲位（30～40°）に　②　固定する．
- 評価として　③　の乱れがある．肘関節伸展位における評価では肘頭　④　となるが，受傷時伸展位をとることは不可能である．

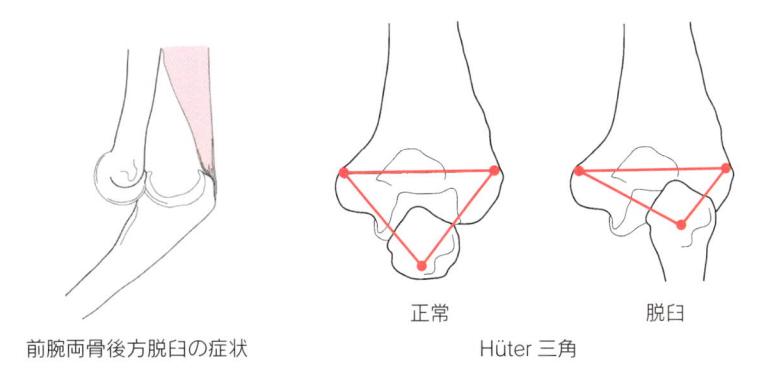

前腕両骨後方脱臼の症状

正常　　　　脱臼

Hüter 三角

- 肘関節軽度屈曲位に　②　固定され，前腕は　⑤　してみえる．

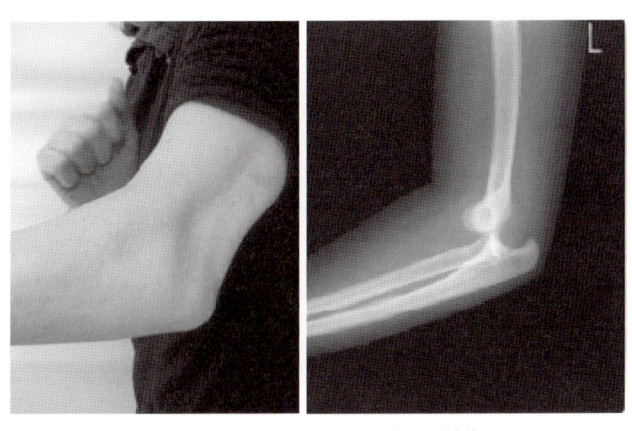

前腕両骨後方脱臼外観像と単純X線像

＜合併症＞
- 骨折：上腕骨内側上顆骨折，外顆骨折，尺骨鉤状突起骨折，橈骨頭骨折など．
- 神経損傷：橈骨神経・尺骨神経・正中神経
- 外傷性骨化性筋炎：強制的他動運動により発生することがある．
- 側副靱帯損傷：内側側副靱帯損傷が頻発する．

2. 前腕両骨前方脱臼

- 発生機序を理解する．
- 症状を理解する．

＜発生機序＞
- 肘頭，前腕部に対する後方からの外力により発生する．
- 多くは肘頭骨折を伴う．

＜症状＞
- 肘関節部の前後径増大．
- 肘関節 90°屈曲位近くで，弾発性固定される．

3. 前腕両骨側方脱臼

- 発生機序を理解する．
- 症状を理解する．

1）前腕両骨外側脱臼

＜発生機序＞
- 前腕部に対する内側からの強力な外力により，肘関節が外転強制され発生する．まれである．

＜症状＞
- 肘関節部の横径増大．
- 上腕骨内顆，橈骨頭の突出．

2）前腕両骨内側脱臼
- 発生機序・変形のどちらも，前腕両骨外側脱臼の反対（上腕骨外顆，尺骨頭の突出）となる．まれである．

4. 前腕両骨分散（開排）脱臼

- 発生機序を理解する．
- 症状を理解する．

- 発生はきわめてまれである．
- 前後型：尺骨は後方，橈骨は前方へ転位する．
- 側方型：尺骨は内方，橈骨は外方へ転位する．

5. 橈骨頭単独脱臼

- Monteggia脱臼骨折が看過された可能性が高いことを理解する．
- 神経損傷の合併について理解する．

- 単独脱臼としての発生は極めてまれである．
- 尺骨骨幹部骨折に伴うことがほとんどである（Monteggia脱臼骨折）．
- 前方脱臼が多い．
- 後骨間神経損傷を合併することが多い．

2．前腕両骨前方脱臼，3．前腕両骨側方脱臼，4．前腕両骨分散（開排）脱臼，5．橈骨頭単独脱臼，6．肘内障

1 前腕両骨前方脱臼
- 肘関節90°屈曲位近くで弾発性固定される．肘関節の ① は増大し， ② 骨折を伴う．

2 前腕両骨側方脱臼
- 肘関節の横径は ① し，外側脱臼では ② と ③ の突出がみられ，内側脱臼では， ④ と ⑤ の突出がみられる．

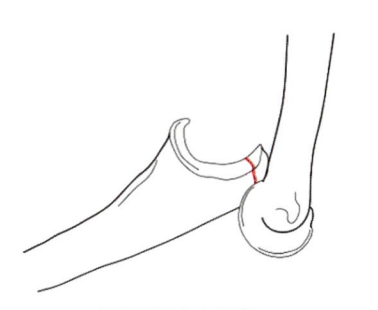

前腕両骨前方脱臼

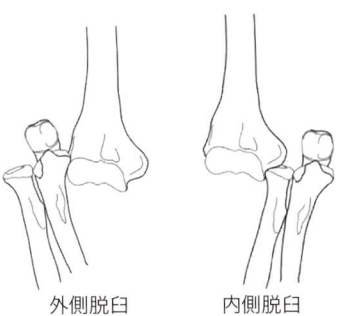

外側脱臼　内側脱臼
前腕両骨側方脱臼

3 前腕両骨分散（開排）脱臼
- 前後型では尺骨は ① に橈骨は ② へ転位する．側方型では，尺骨は ③ に橈骨は ④ へ転位する．

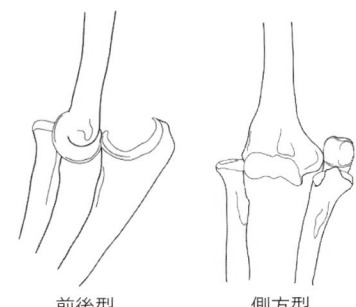

前後型　側方型
前腕両骨分散脱臼

4 肘内障
- 肘内障は ① ～ ② 歳に好発する．前腕回内位にて手部を強く引っ張ることにより発生する．
前腕 ③ 位でだらりと上肢を ④ し，患側上肢は動かせない．特に ⑤ 運動が不能である．

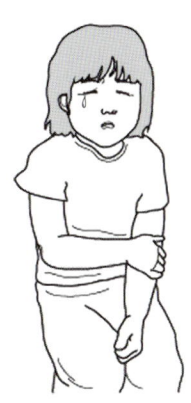

肘内障の状態

6. 肘内障

- 発生機序を理解する．
- 症状を理解する．
- 鑑別診断を理解する．
- 整復法を理解する．

- 学齢期前（特に 2〜4 歳）に多く発生する．
- 橈骨輪状靱帯が橈骨頭から逸脱すると考えられている．
- 近位橈尺関節の亜脱臼と考えられる．
- 繰り返し発生するものもあるが，予後良好である．

<発生機序>
- 前腕回内位にて不意に手部を強く引っ張ることにより発生する．
- 手を体幹の下に入れ，うつぶせとなった状態からの寝返りで発生する場合もある．

<症状>
- 前腕回内位・肘関節軽度屈曲位にて無気力に上肢を下垂する．
- 前腕回外運動が制限される．
- 不安感と疼痛により，患側上肢は動かせなくなる．
- 腫脹，発赤，単純X線写真による異常は認めない．

<鑑別診断>
- 鎖骨若木骨折との鑑別が必要である．腋窩を抱えて泣けば，鎖骨骨折である．

<整復法>
- 術者は一方の手で前腕部を把持，他方の手の母指を橈骨頭部に当て肘関節部を把握し，前腕に回内・回外を加え，橈骨頭部を圧迫し整復する．その際，橈骨頭部に軽いクリック感を触知する．
- 回内のみを加える方法を回内法，回外のみを加える方法を回外法とよび，回内法の方が疼痛は少ない．

（吉野圭祐）

演習問題

1) 肘関節脱臼の特徴について正しいのはどれか.
   1. 肩関節脱臼よりも発生頻度が高い.
   2. 青壮年に好発する.
   3. 関節包内脱臼となりやすい.
   4. 疼痛は軽度であることが多い.

2) 肘関節脱臼の中で最も発生頻度が高いのはどれか.
   1. 前腕両骨前方脱臼
   2. 前腕両骨後方脱臼
   3. 前腕両骨開排脱臼
   4. 橈骨頭単独前方脱臼

3) 肘関節前腕両骨後方脱臼の発生機序として誤っているのはどれか.
   1. 肘関節伸展位で手を衝いて転倒する.
   2. 肘関節が過伸展強制される.
   3. 肘頭部がてこの支点となり,上腕骨遠位端部が前方に押し出される.
   4. 強い張力が加わり,関節包後面が断裂すると脱臼になる.

4) 肘関節前腕両骨後方脱臼の症状について誤っているのはどれか.
   1. 自動運動不能
   2. 持続的脱臼痛
   3. 肘頭の後方突出
   4. 肘頭低位

5) 肘関節前腕両骨後方脱臼の症状について正しいのはどれか.
   1. Hüter三角は乱れない.
   2. 上腕二頭筋腱が索状に触れる.
   3. 肘関節軽度屈曲位に弾発性固定される.
   4. 自動屈曲運動は可能だが,自動伸展運動が制限される.

6) 肘関節前腕両骨後方脱臼の治療法について誤っているのはどれか.
   1. 受傷後1週間はアイシングする.
   2. 肘関節90°屈曲位,前腕中間位にて固定する.
   3. 可動域訓練は他動運動を中心とする.
   4. 固定期間は3週間とする.

7) 肘関節前腕両骨後方脱臼の合併症でないのはどれか.
   1. 尺骨肘頭骨折
   2. 橈骨頭骨折
   3. 上腕骨内側上顆骨折
   4. 内側側副靱帯損傷

8) 肘関節脱臼の合併症である外傷性骨化筋炎の原因はどれか.
   1. 長期間の固定
   2. 緊縛包帯による循環障害
   3. 関節可動域訓練の不足
   4. 強制的他動運動

9) 肘関節前腕両骨前方脱臼について誤っているのはどれか.
   1. 肘頭部に対する後方からの外力により発生する.
   2. 肘関節部の前後径は増大する.
   3. 肘関節軽度屈曲位にて弾発性固定される.
   4. 肘頭骨折を合併することが多い.

10) 肘関節脱臼について誤っているのはどれか.
    1. 橈骨頭単独脱臼は後方脱臼が多い.
    2. 橈骨頭単独脱臼は後骨間神経損傷を合併する.
    3. 前腕両骨分散脱臼の前後型は橈骨が前方に転位する.
    4. 前腕両骨外側脱臼は肘部の横径が増大する.

11) 肘内障について正しいのはどれか.2つ選べ.
    1. 特に小学生に多発する.
    2. 肘関節90°屈曲位,前腕回内位で来院してくることが多い.
    3. 患肢を動かそうとせず,特に前腕回外運動が制限されている.
    4. 腫脹は認めない.

12) 肘内障について誤っているのはどれか.
    1. 幼小児(2～4歳)に多く発生する.
    2. 他動的に肘部を不意に引っ張られると発生する.
    3. 鎖骨若木骨折との鑑別を要する.
    4. 予後良好である.

第4章 手および手指部の脱臼

手関節脱臼
- 手関節の脱臼は極めてまれな損傷である.

1. 遠位橈尺関節脱臼

- 合併損傷による発生が多いことを理解する.

＜特徴＞
- 単独脱臼は少なく，橈骨遠位端部骨折に合併して発生することが多い.

＜発生機序＞
- 背側脱臼：過度回内強制により，尺骨頭は背側に脱臼する.
- 掌側脱臼：過度回外強制により，尺骨頭は掌側に脱臼する.

＜症状＞
- 背側脱臼：前腕回内位となり，尺骨頭の背側突出．激痛のため回外運動制限が著明.
- 掌側脱臼：前腕回外位となり，尺骨頭の掌側突出．激痛のため回内運動制限が著明.
- 遠位橈尺関節の離開：手関節部の横径が増大.

2. 橈骨手根関節脱臼

＜発生機序＞
- 背側脱臼：手関節背屈位で手掌部を衝き発生する.
- 掌側脱臼：手関節掌屈位で手背部を衝き発生する.
- Barton骨折として発生するものがほとんどである.

＜症状＞
- 背側脱臼：手部が背側に転位する.
- 掌側脱臼：手部が掌側に転位する.
- Colles骨折とSmith骨折の外観に類似するため，鑑別する必要がある.

手根骨脱臼

3. 月状骨脱臼および月状骨周囲脱臼

- 好発年齢を理解する.
- 神経損傷の合併症を理解する.
- 定義を理解する.

＜特徴＞
- 20～50歳の男性に好発する.
- 手関節過度背屈により発生することが多く，月状骨掌側脱臼となりやすい.

- 月状骨が橈骨に対して正常位を保っているが，他の手根骨が背側に脱臼しているものを月状骨周囲脱臼という．
- 正中神経を圧迫することが多い．
- 手関節捻挫と誤診されることがあるので注意が必要である．

<症状>
- 手関節部において手根部の前後径が増大する．
- 手関節軽度尺屈位，指は軽度屈曲位を呈する．
- 正中神経の圧迫により母指球，第1〜3指掌側面に痛みやしびれが放散する．
- 手関節部の疼痛，腫脹が著明となる．

1) 月状骨脱臼
- 手根骨の中で月状骨のみ脱臼しているもの．
- 多くは掌側脱臼となる．

<整復法>
- 肘関節90°屈曲位，回外位とした前腕を助手に固定させ，術者は手指部を末梢方向へ牽引し，月状骨の入る間隙を作る．この時点で緊張した屈筋腱により整復されなければ，掌側より月状骨を圧迫し，母指にて強力に押し込みながら手関節部を屈曲して整復する．

<固定法>
- 肘関節90°屈曲位，前腕回内位，手関節45°掌屈位で前腕近位部からMP関節を含めて副子固定する．
- 1週間後，前腕中間位とする．
- 月状骨脱臼と月状骨周囲脱臼は同じ固定肢位である．

2) 月状骨周囲脱臼
- 月状骨は正常な位置にあり，橈骨と関節を保っている．
- 周囲の手根骨が背側，橈側，やや近位側に転位しているもの．
- 発生頻度は低い．

<整復法>
- 肘関節90°屈曲位，回内位とした前腕を助手に固定させ，術者は手指部を末梢方向へ牽引し，背側より手根部を圧迫し，患側手関節を尺屈，掌屈し整復する．

4. 手根中手（CM）関節脱臼

<特徴>
- まれな脱臼である．
- 第1手根中手（CM）関節に多く，次に第5手根中手（CM）関節に多い．
- 脱臼骨折（Bennett骨折，逆Bennett骨折など）になることが多い．

<発生機序>
- 中手骨部に過度の屈曲，側屈が強制され発生する．

<症状>
- 第1手根中手（CM）関節脱臼では，長母指外転筋により背側近位に転位する．中手骨基底部が突出し，母指内転筋により内転する．

<固定肢位>
- 第1手根中手（CM）関節脱臼では母指外転位固定とする．

<固定範囲>
- 前腕中央掌側からMP関節近位まで（母指はMP関節軽度屈曲位，IP関節近位までの固定）．

手指部の脱臼

5. 中手指節関節脱臼

1) 第1指中手指節（MP）関節脱臼
- 分類および転位を理解する．
- 症状を理解する．
- 整復法を理解する．

2) 第1指以外の中手指節（MP）関節脱臼
- 好発指を理解する．
- 第2指の脱臼では，嵌入状態となることを理解する．
- 保存療法の限界を理解する．
- 整復法を理解する．

1) 第1指中手指節（MP）関節脱臼

<特徴>
- 背側脱臼が圧倒的に多い．

<発生機序>
- 背側脱臼：母指の背屈・外転強制により発生する．発生頻度は高い．
- 掌側脱臼：直達外力により発生するが，まれな脱臼である．

<症状>
- 背側脱臼：側副靱帯損傷は比較的軽度であることが多い．
  - 垂直脱臼：中手骨に対し，母指基節骨が垂直位に起立し，Z字型変形を示す．
  - 水平脱臼：中手骨に対し，母指基節骨が平行となる．種子骨や掌側板が関節裂隙に位置するため整復障害となる．徒手整復は不可能で，観血療法の適応となる．
- 掌側脱臼：階段状変形を呈する．

<整復法>
- 垂直脱臼では，牽引すると関節面に掌側板が嵌入し，ロッキングを発症する可能性が高い．そのため牽引操作は行わない．
- 基節骨を過伸展し，基節骨基底部を中手骨長軸遠位方向へ押圧しながら移動させる．中手骨骨頭部に適合したところで基節骨を屈曲し，整復する．

1. 遠位橈尺関節脱臼，2. 橈骨手根関節脱臼，3. 月状骨脱臼および月状骨周囲脱臼，4. 手根中手（CM）関節脱臼，5. 中手指節関節脱臼

1 月状骨脱臼と月状骨周囲脱臼の鑑別
- 月状骨の ① 関節面が脱臼していれば月状骨脱臼，① 関節面が正常であれば月状骨周囲脱臼である．

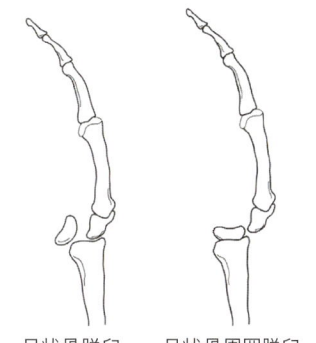

月状骨脱臼　月状骨周囲脱臼
月状骨脱臼と月状骨周囲脱臼の比較

2 第1指中手指節関節脱臼
- 垂直脱臼は，① 変形を呈する．水平脱臼の徒手整復は不可能なことが多く観血療法の適応となる．
- 垂直脱臼，水平脱臼いずれも ② 脱臼に分類される．

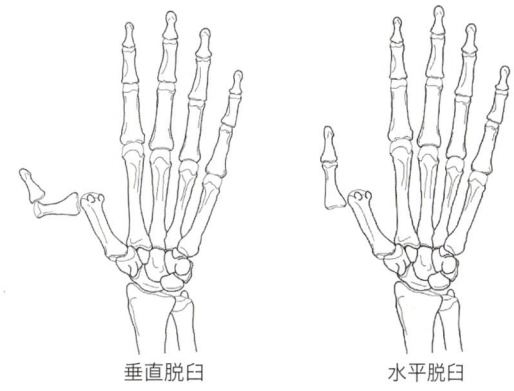

垂直脱臼　水平脱臼
垂直脱臼と水平脱臼の比較

- 垂直脱臼では，牽引すると関節面に ③ が嵌入し，④ を発症する可能性が高い．そのため牽引操作は行わない．基節骨を過伸展し，基節骨基底部を中手骨長軸遠位方向へ押圧しながら移動させる．中手骨骨頭部に適合したところで基節骨を屈曲し整復する．
- 第2指のMP関節脱臼では，⑤ が井桁状の靱帯構造の中に嵌入する．
- 徒手整復が可能なこともあるが，周辺軟部組織の影響により一般的に困難なことが多い．整復の際の ⑥ 操作は，ロッキングをより強固なものにしてしまうため，加えるべきでない．

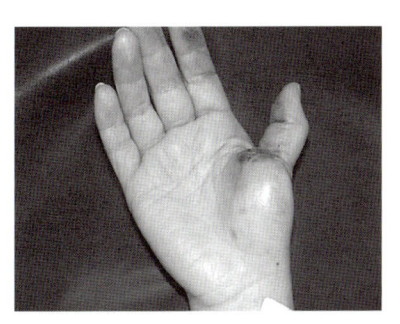

第1指中手指節（MP）関節垂直脱臼の外観像　　MP関節脱臼

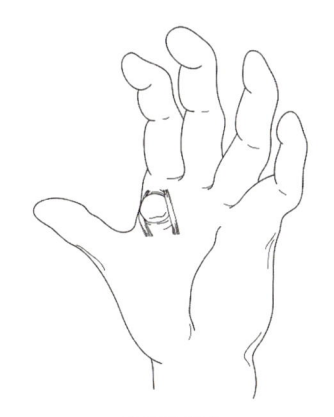

2）第1指以外の中手指節（MP）関節脱臼

<特徴>
- 比較的まれな脱臼である．
- 第2，第5指に好発する．
- 背側脱臼が圧倒的に多い．
- 徒手整復は関節面への掌側板嵌入等により，一般的に困難となることが多い．

<発生機序>
- 指節部に過伸展外力が強制され発生する（背側脱臼）．

<症状>
- MP関節は軽度伸展位となるが，外見上の変形は比較的軽微である．
- MP関節は屈曲不能となり，PIP，DIP関節では軽度屈曲位となる．
- 中手骨骨頭は掌側に突出し，触知することができる．
- 第2指では，中手骨骨頭が井桁状の靱帯構造の中に嵌入する．

<整復法>
- 中手骨を背側へ押し上げつつ，MP関節を過伸展しながら基節骨基底部を中手骨長軸遠位方向へ押圧し移動させる．中手骨骨頭部に適合したところでMP関節を屈曲し，整復する．
- 整復不能な場合は，観血療法の適応となる．
- 中手骨長軸遠位方向への牽引はロッキングを強固にする可能性があるため，控えるべきである．

6. 指節間関節脱臼

- 症状および合併する骨折を理解する．
- 合併症を理解する．

1）近位指節間（PIP）関節脱臼

<特徴>
- 突き指損傷によるものが多い．
- 背側脱臼が圧倒的に多い．
- 中節骨基部の骨折を合併することがある．
- 母指の指節間関節にはほとんどみられない．

<発生機序>
- 背側脱臼：PIP関節過伸展強制により発生する．
- 掌側脱臼：強大な外力により，PIP関節に捻転外力が働き発生する．
- 側方脱臼：PIP関節側屈強制により発生する．

<症状>
- 背側脱臼：中節骨と基節骨が水平になることが多い．
  掌側板損傷を伴い，整復障害因子となる．
  中節骨基部掌側に骨折がみられ，脱臼骨折になることもある．
- 掌側脱臼：正中索損傷によりボタン穴変形をきたす場合がある．
- 側方脱臼：側屈強制の際，外力が作用した側にPIP関節側副靱帯損傷がみられる．

6. 指節間関節脱臼

■ 近位指節間（PIP）関節脱臼
- PIP関節脱臼では，□①□脱臼が圧倒的に多く，□②□の損傷を合併することが多い．
- 側副靱帯損傷がみられ，側方への□③□が著明にみられる．

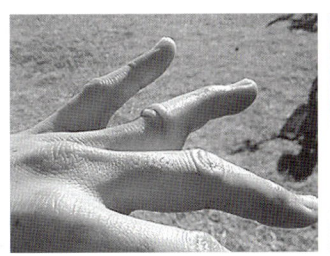

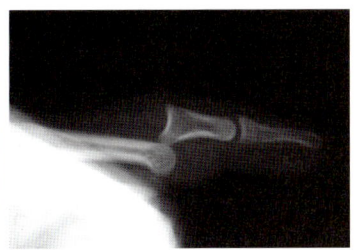

環指PIP関節背側脱臼

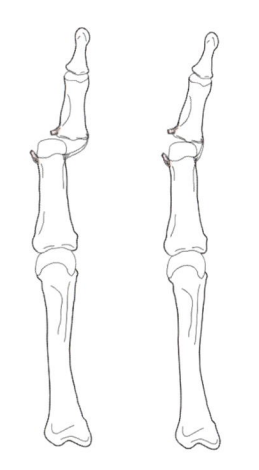

側方脱臼にみられる側副靱帯損傷

側方不安定性が著明となる．

<整復法>
- PIP関節を過伸展とし，中節骨基部を基節骨長軸遠位方向へ押圧し移動させ，屈曲を加え整復する．

2）遠位指節間（DIP）関節脱臼
<特徴>
- 突き指損傷が多い．
- 背側脱臼が多い．
- 末節骨基部の裂離骨折を合併することがある．
- 深指屈筋腱の断裂があると，DIP関節自動屈曲は不能である．
- 掌側脱臼では伸筋腱断裂，または末節骨基部背側の骨折を合併する（mallet finger Ⅲ型）．

<発生機序>
- 背側脱臼：DIP関節過伸展強制により発生する．
- 掌側脱臼：DIP関節の屈曲，捻転力強制により発生する．

<注意点>
- 関節不安定性が強い場合や深指屈筋腱断裂が疑われるときは，精査を行う．

（吉野圭祐）

演習問題

1) 遠位橈尺関節脱臼について誤っているのはどれか.
   1. 背側脱臼では尺骨頭が背側に脱臼する.
   2. 背側脱臼では回外運動制限が著明である.
   3. 掌側脱臼では橈骨茎状突起が掌側に脱臼する.
   4. 遠位橈尺関節の離開では手関節の横径が増大する.

2) 橈骨手根関節脱臼について誤っているのはどれか. 2つ選べ.
   1. 背側脱臼は手関節掌屈位で手背部を衝き発生する.
   2. 背側脱臼は手根骨が背側に転位する.
   3. 掌側脱臼は橈骨が掌側に転位する.
   4. Colles骨折やSmith骨折と外観が類似する.

3) 月状骨脱臼について誤っているのはどれか.
   1. 男性に好発する.
   2. 正中神経を圧迫することが多い.
   3. 60歳以降に好発する.
   4. 手関節捻挫と誤診されやすい.

4) 月状骨脱臼の症状について誤っているのはどれか.
   1. 手根部の前後径が増大する.
   2. 正中神経が圧迫されやすい.
   3. しびれ感を手背部に認めることが多い.
   4. 手関節は軽度尺屈位を呈する.

5) 第1手根中手（CM）関節脱臼について誤っているのはどれか.
   1. 他のCM関節脱臼よりも発生頻度が高い.
   2. 脱臼骨折になることは少ない.
   3. 中手骨基底部が突出する.
   4. 母指を外転位で固定する.

6) 第1手根中手（CM）関節脱臼の転位に影響を与える筋はどれか. 2つ選べ.
   1. 長母指屈筋
   2. 長母指外転筋
   3. 母指内転筋
   4. 背側骨間筋

7) 母指中手指節（MP）関節脱臼について誤っているのはどれか.
   1. 水平脱臼は整復不能である.
   2. 垂直脱臼を整復する際に牽引操作を行ってはならない.
   3. 垂直脱臼は階段状変形を呈する.
   4. 掌側脱臼は直達外力により発生する.

8) 母指の脱臼でZ字型変形を呈するのはどれか.
   1. MP関節の垂直脱臼
   2. MP関節の水平脱臼
   3. MP関節の掌側脱臼
   4. IP関節の脱臼骨折

9) 第1指以外の中手指節関節（MP）脱臼について正しいのはどれか.
   1. 掌側脱臼となることが多い.
   2. PIPおよびDIP関節は伸展位を呈することが多い.
   3. 第2指と第5指に好発する.
   4. 整復操作では十分な末梢方向への牽引を行うことが重要である.

10) 近位指節間（PIP）関節背側脱臼について誤っているのはどれか.
    1. 中節骨と基節骨が水平となることが多い.
    2. 掌側板損傷を合併すると整復障害因子となる.
    3. 中節骨基部掌側に骨折を合併することがある.
    4. PIP関節脱臼の中で最もまれな脱臼である.

11) 近位指節間（PIP）関節掌側脱臼に正中索損傷を合併すると出現する変形はどれか.
    1. Madelung変形
    2. スワンネック変形
    3. ボタン穴変形
    4. マレット変形

12) 遠位指節間（DIP）関節脱臼について誤っているのはどれか.
    1. DIP関節が過伸展強制されると背側脱臼となる.
    2. 深指屈筋腱の断裂を合併するとDIP関節の自動屈曲が不能となる.
    3. 末節骨基部背側の骨折を合併したものをmallet finger II型と呼ぶ.
    4. 掌側脱臼では伸筋腱が断裂することがある.

第5章 下肢の脱臼

1. 股関節脱臼

- 分類を図を用いて理解できるようにする．
- 発生機序を理解する．
- 症状を理解する．
- 合併症および後遺症，予後を理解する．

<特徴>
- 交通事故，特に助手席乗車時のダッシュボード損傷として発生する．
- 股関節後方脱臼が多い．（前方：後方＝1：10）
- 合併症として寛骨臼骨折，大腿骨頭骨折，坐骨神経の圧迫，阻血性大腿骨頭壊死などがある．

<分類>
1) 後方脱臼
   腸骨脱臼，坐骨脱臼
2) 前方脱臼
   恥骨上脱臼，恥骨下脱臼
3) 中心性脱臼
   寛骨臼の脱臼骨折

1) 後方脱臼
<特徴>
- 大腿の屈曲程度により腸骨脱臼と坐骨脱臼に分類される．
- 頻度が高いのは腸骨脱臼である．
- 脱臼時に大腿骨頭靱帯が断裂する．

<発生機序>
- 股関節の屈曲，内転，内旋が強制されるような外力で発生する．
- ダッシュボード損傷では，同時に大腿骨を後方に押す力が作用する．

<症状>
- ローゼル・ネラトン線より大転子高位．
- 下肢の仮性短縮．
- 股関節部の変形：殿部に骨頭触知．
- スカルパ（大腿）三角部の無抵抗．
- 弾発性固定：下肢の屈曲，内転，内旋．

> ☞ **check point**：ローゼル・ネラトン線とは，背臥位の状態で股関節45°屈曲位をとると，上前腸骨棘と坐骨結節を結ぶ線をいう．正常では線上に大転子が位置する．

<整復法>
- 牽引法，回転（コッヘル）法，スティムソン法

＜整復障害＞
- 関節内に筋，骨片などが介在する場合．
- 関節包の裂傷部が狭い場合（ボタン穴機構）．
- 骨折が合併する場合．

＜予後＞
- 整復時期が遅れると徒手整復は困難となる．
- 整復不良で阻血性大腿骨頭壊死，外傷性股関節炎，骨化性筋炎などが続発する．

2）前方脱臼
＜分類＞
- 大腿の屈曲程度により，恥骨上脱臼と恥骨下脱臼に分類される．

＜発生機序＞
- 恥骨上脱臼：股関節の外転，外旋強制．
- 恥骨下脱臼：股関節の外転，外旋さらに屈曲強制．

＜症状＞
- 骨頭を鼠径靭帯下に触知する．殿部の無抵抗．大転子の突出消失．
- 脱臼位での弾発性固定．

＜整復法＞
- 回転法

＜股関節脱臼の合併症・後遺症＞
1) 骨折：大腿骨骨頭，大腿骨頚部，臼蓋縁，臼蓋底など．
2) 神経損傷：後方脱臼では坐骨神経，前方脱臼では大腿神経
3) 阻血性大腿骨頭壊死
4) 外傷性骨化性筋炎
5) 変形性股関節症

3）中心性脱臼
＜特徴と発生機序＞
- 大転子部強打により大腿骨頭が寛骨臼を骨折させ骨盤内にめり込んだ状態．

＜治療法＞
- 2〜3週間の安静臥床．
- 約8週間後からの免荷歩行や部分加重歩行．約12週間後に全加重歩行．

1. 股関節脱臼

1 股関節後方脱臼の受傷機転
- 交通事故，特に助手席乗車時の ① 損傷として発生する．
- 股関節 ② ・ ③ ・ ④ 強制の状態で，大腿骨を ⑤ に押す力が作用し発生する．
- 腸骨脱臼は股関節 ② ， ③ ， ④ の程度が軽度であり，坐骨脱臼はその程度が著明である．

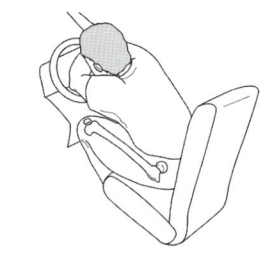

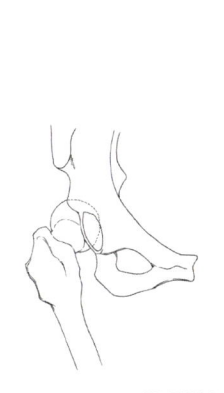

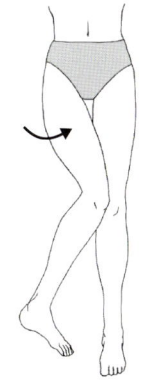

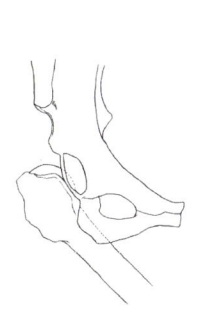

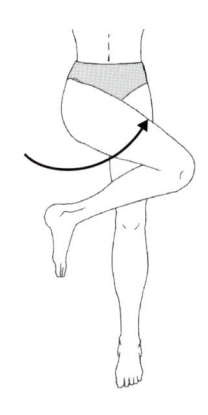

腸骨脱臼　　坐骨脱臼

股関節後方脱臼

- 脱臼時に ⑥ 靭帯が断裂する．
- 股関節45°屈曲位において， ⑦ と ⑧ を結ぶ線をローゼル・ネラトン線とよぶ．
- 正常では大転子がローゼル・ネラトン線上を通る．
- 脱臼時は大転子がローゼル・ネラトン線より ⑨ となる．

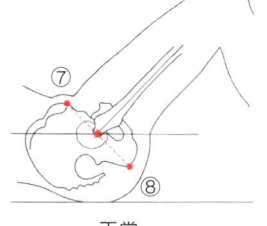

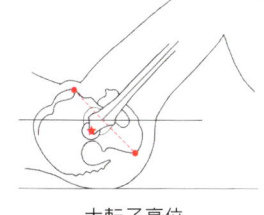

正常　　大転子高位

股関節後方脱臼におけるローゼル・ネラトン線

2 股関節前方脱臼
- 恥骨上脱臼に比べ恥骨下脱臼では股関節 ① ， ② ， ③ が強くなる．

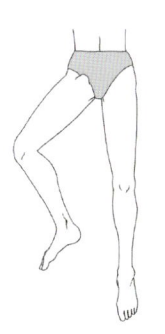

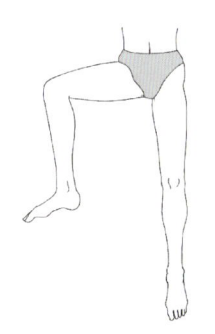

恥骨上脱臼　　恥骨下脱臼

股関節前方脱臼

2. 膝蓋骨脱臼

- 発生機序を理解する．
- 習慣性や反復性脱臼になる要因を理解する．
- 症状を理解する．
- 治療法を理解する．

<特徴と発生機序>

- 外側脱臼が最も多い．
- 跳躍や飛び降りの際，膝関節に過度外反と脛骨の外旋が加わり発生する．
- なんらかの先天的素因や発育異常を有する場合に発生する．
- 膝を伸展すると自然整復されることが多い．
- 習慣性脱臼や反復性脱臼になることが多い．

> ☞ **check point**：脱臼形態による分類
> 1) 外傷性脱臼：外傷によるもの
> 2) 反復性脱臼：外傷性脱臼後に繰り返すもの
> 3) 習慣性脱臼：外傷の既往がなく，膝の屈曲で脱臼するもの
> 4) 恒久性脱臼：常に脱臼しているもの

<脱臼の素因となるもの>

- 膝蓋大腿関節の形態異常：関節面の不適合．
    - 膝蓋骨関節面の形態異常，大腿骨膝蓋溝の形態異常，膝蓋骨高位．
- 大腿脛骨関節の形態異常：外反膝いわゆるX脚
    - 大腿骨外側顆の形態異常，Q-angle増大，FTA減少，内側広筋の脆弱化，大腿骨前捻角の増大．
- 全身関節弛緩性を有するもの．

> ☞ **check point**：Q-angleとは，立位で上前腸骨棘と膝蓋骨中央を結ぶ線，ならびに膝蓋骨中央と脛骨粗面上縁中央を結ぶ線のなす角をいう．

> ☞ **check point**：全身関節弛緩性とは，general joint laxity（関節弛緩性）とも呼び，靱帯に器質的異常がないが，靱帯・関節包などが先天的に柔らかく，関節の可動範囲が大きいことをいう．

<症状>

- 脱臼位の場合
    - 膝関節は軽度屈曲位のまま動かすことができない
    - 歩行不能
    - 膝蓋骨の外側偏位
- 自然整復後の場合
    - 膝関節内側部の圧痛
    - 膝蓋骨の不安定性
    - アプリヘンションサイン（apprehension sign）陽性

<治療法>

- 整復：長坐位の状態で膝蓋骨を上方さらに内方へ圧迫する．
- 固定：膝関節軽度屈曲位で3～4週間固定する．
- 固定除去後にQuad settingなどで内側広筋を強化する．
- 再脱臼防止にサポーターなどを用いる．

テキスト & ワーク

2. 膝蓋骨脱臼，3. 膝関節脱臼

1 膝蓋大腿関節の形状
- 正常では Type Ⅱ がもっとも多い．膝蓋骨脱臼の素因となる ① では，大腿骨顆部内側関節面は極めて浅く，適合性が不良である．

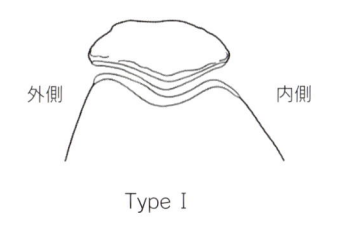

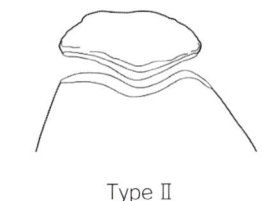

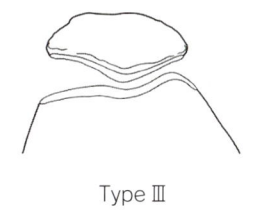

外側　内側

Type Ⅰ　　　　Type Ⅱ　　　　Type Ⅲ

膝蓋大腿関節の形状の分類（Wiberg）

2 膝蓋骨脱臼の発生機序
- 着地などで膝関節の ① を強制され受傷する．Q-angle（ ② と膝蓋骨中央を結んだ線と膝蓋骨中央と ③ の中央を結んだ線でなす角度）が大きいと着地動作などで ① しやすい．

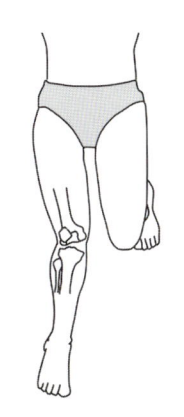

膝蓋骨脱臼の発生機序

3 膝蓋骨脱臼の症状および治療
- MRI画像では，膝蓋大腿関節の形状が浅く，外側へ膝蓋骨が亜脱臼している．脱臼時には転倒することもあるが，亜脱臼では，ぐらっとする感じの程度のこともある．一度脱臼すると内側膝蓋大腿靱帯の断裂や弛緩のため，外側偏位（亜脱臼）状態となる．
- 膝蓋骨を ① に偏位させると，患者は膝蓋骨が脱臼する ② を訴える．
- 治療では Quad setting で ③ を強化するだけでなく，再脱臼防止にサポーターを用いる．

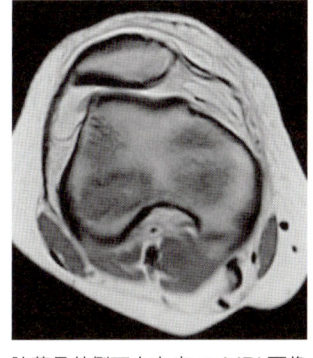

膝蓋骨外側不安定症 の MRI 画像 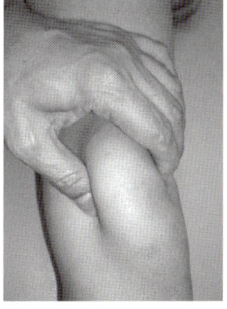　　apprehension sign 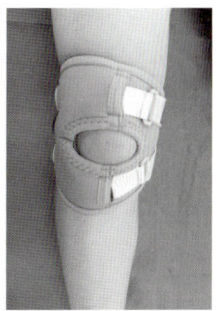　　再発防止用サポーター

| エキスパートへの道 1 | 膝蓋骨脱臼の診断方法 |

膝蓋骨脱臼の多くは自然整復されて来院する．その場合，膝蓋骨は正常位置にあるので外観のみで診断することは難しい．問診（既往，発生機序など）や触診（内側支帯部の圧痛，膝蓋骨の不安定性など）を注意深く行う．さらにスカイラインビューでの単純X線写真やMRIによる膝蓋大腿関節の状態を知ることが診断の要となる．

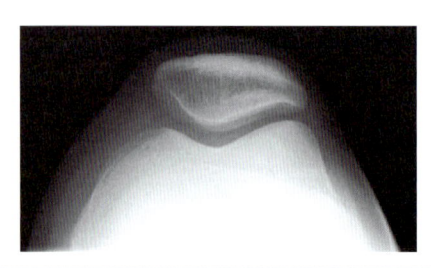

3. 膝関節脱臼

- 発生機序を理解する．
- 靱帯再建術などの観血療法が必要であることを理解する．

<特徴>
- 膝関節に巨大な外力が及び，膝関節周囲の支持組織が複数同時に損傷し脱臼する．
- 膝関節の支持組織および関節内部構造の損傷は高度となる．
- 膝関節周囲の支持組織はもとより，血管，神経等が合併する．
- 血管，神経等の損傷がない場合は，膝関節軽度屈曲位で3〜4週間の副子固定を施し，その後，腫脹が消失した時点で靱帯再建術などの観血療法を選択する．

<分類>
- 前方脱臼，後方脱臼，側方脱臼，回旋脱臼

1）前方脱臼

<特徴>
- 最も頻度が高い．

<発生機序>
- 膝関節に過伸展が強制され発生する．
- 接触型前十字靱帯損傷と同様の発生機序でも発生する．
- 脱臼の多くは完全脱臼となる．

<症状>
- 完全脱臼では大腿骨遠位端部の前方に，脛骨近位端部後縁が接し，下肢は短縮する．
- 膝関節部の前後径は増大する．

2）後方脱臼

<発生機序>
- ダッシュボード損傷や後十字靱帯損傷と同様の発生機序により発生する．

<症状>
- 大腿骨遠位端部の後方に，脛骨近位端部前縁が接し，膝関節は過伸展位をとる．
- 膝関節部の前後径は増大する．

3）側方脱臼

<発生機序>
- 外側脱臼が内側脱臼よりも多く発生する．
- 多くは介達外力によるもので，膝に外反力が作用し発生する．
- 多くの場合，不全脱臼を呈する．

<症状>
- 膝関節部の横径が増大する．

4）回旋脱臼

<発生機序>
- 膝関節が捻転して起こるきわめてまれな脱臼である．

（田宮慎二）

4．Chopart 関節脱臼

<特徴>
- きわめてまれな脱臼であり，多くは骨折を合併した不全脱臼となる．

<発生機序>
- 高所からの転落や車輪に轢かれるなどの強大な外力で発生する．

<症状>
- 前足部が内方へ転位したものでは，足部は外見上内反足様変形を呈する．
- 前足部が外方へ転位したものは，扁平足様変形を呈する．

5．Lisfranc 関節脱臼

- 分類および症状を理解する．
- 好発する第1，第2中足骨間の分散脱臼を鑑別できる．

<特徴>
- まれな脱臼である．第2中足骨基部の骨折を合併しやすい．

<発生機序>
- 足関節および足部が底屈状態で，中足骨部から着地することなどで発生する．

<分類および症状>

1) 外側脱臼
- 前足部はやや外側に偏位する．
- 足部内側縁に舟状骨が，外側縁に第5中足骨基部が突出する．

2) 内側脱臼
- 前足部はやや内側に偏位する．
- 足部内側縁に第1中足骨基部が，外側縁に立方骨が突出する．

3) 底側脱臼
- 前足部は足底に偏位し，足背部に足根骨が突出する．

4) 背側脱臼
- 前足部は足背に偏位し，中足骨基部が突出する．
- 指は伸筋腱緊張のため背屈位を呈する．

5) 分散脱臼
- 第1，第2中足骨間で左右に分散する形をとることが多い．

<固定法>
- 下腿遠位端部より足尖までの範囲で，3週間の副子固定を行う．
- その後は足底板を用い歩行させる．

6. 足趾の脱臼

- 発生機序および変形を理解する．

<特徴>
- 多くは第1趾に発生する背側脱臼である．
- 種子骨や軟部組織の介在で整復が困難な場合がある．

<発生機序>
- 指に過伸展力が働き発生する．開放性になる場合もある．

<症状>
- Z字型変形をとる．
- 第1中足趾節関節（MTP）が過伸展となり，第1趾節間関節は屈曲位を呈する．

<固定法>
- 下腿遠位端部から第1趾先端までの範囲を3〜4週間副子固定する．

（飯出一秀）

4. Chopart関節脱臼，5. Lisfranc関節脱臼，6. 足趾の脱臼

1 Lisfranc関節脱臼の発生機序
- 足関節および足部が ① 状態で中足骨部から着地することなどによって発生する．

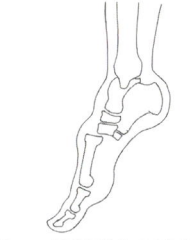

Lisfranc関節脱臼の発生機序

2 Lisfranc関節脱臼の分類および症状
- 外側脱臼：前足部はやや外側に偏位し，足部内側縁に ① 骨が，外側縁に第 ② 中足骨基部が突出する．
- 内側脱臼：前足部はやや内側に偏位し，足部内側縁に第 ③ 中足骨基部が，外側縁に ④ 骨が突出する．
- 底側脱臼：前足部は足底に偏位し，足背部に足根骨が突出する．
- 背側脱臼：前足部は足背に偏位し，中足骨基部が突出する．
- 分散脱臼：第1，第2中足骨間で左右に分散する形をとる．
- スポーツ外傷などでは，第 ③ ，第 ⑤ 中足骨間がわずかに脱臼する分散脱臼が多く発生する．

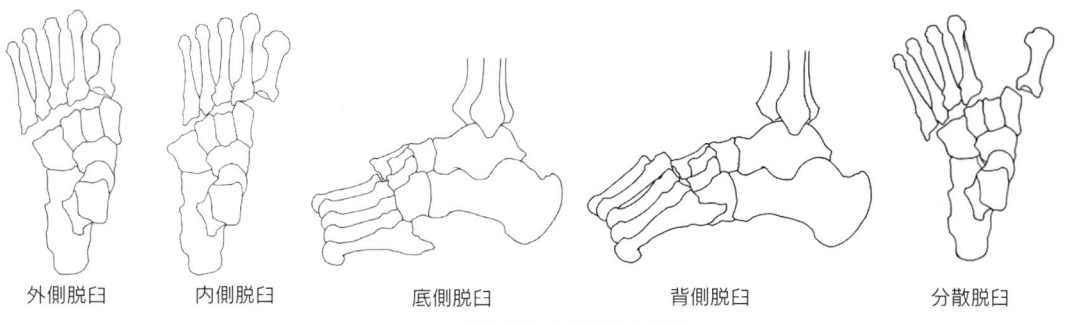

外側脱臼　　内側脱臼　　底側脱臼　　背側脱臼　　分散脱臼
Lisfranc関節脱臼の各種転位方向

3 母趾の背側脱臼
- ① 型変形を呈する．

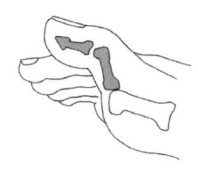

母趾の背側脱臼

演習問題

1) 股関節脱臼の中で骨折を必発するのはどれか．
   1. 腸骨脱臼
   2. 坐骨脱臼
   3. 恥骨下脱臼
   4. 中心性脱臼

2) 股関節脱臼の中で最も発生頻度が高いのはどれか．
   1. 腸骨脱臼
   2. 坐骨脱臼
   3. 恥骨上脱臼
   4. 恥骨下脱臼

3) 股関節後方脱臼について誤っているのはどれか．
   1. 股関節屈曲，内転，内旋が強制され発生する．
   2. 脱臼時に大腿骨頭靱帯が断裂する．
   3. ローゼル・ネラトン線より大転子は低位となる．
   4. 整復法の一つにコッヘル法がある．

4) 股関節後方脱臼について正しいのはどれか．
   1. スカルパ三角部に骨頭を触知する．
   2. 整復不良の場合，阻血性大腿骨頭壊死が続発する．
   3. ボタン穴変形が出現する．
   4. 股関節屈曲，外転，外旋位にて弾発性固定される．

5) 股関節後方脱臼について誤っているのはどれか．
   1. 下肢の仮性延長がみられる．
   2. 坐骨脱臼は腸骨脱臼よりも股関節屈曲角度が大きい．
   3. 坐骨神経が圧迫されることがある．
   4. 殿部に骨頭を触知する．

6) 股関節前方脱臼について誤っているのはどれか．
   1. ダッシュボード損傷である．
   2. 恥骨上脱臼は股関節過伸展時に外転・外旋が強制され発生する．
   3. 恥骨下脱臼は股関節を外転・外旋され，さらに屈曲が強制され発生する．
   4. 骨頭を鼠径靱帯下に触知できる．

7) ローゼル・ネラトン線の指標はどれか．2つ選べ．
   1. 大腿骨頭
   2. 上前腸骨棘
   3. 恥骨結合
   4. 坐骨結節

8) 膝蓋骨脱臼について誤っているのはどれか．
   1. 多くは自然整復された状態で来院する．
   2. 外側脱臼が最も多い．
   3. 脱臼した状態では膝関節が伸展位のまま運動不能となる．
   4. 反復性脱臼に移行することが多い．

9) 膝蓋骨脱臼発生の素因とならないのはどれか．
   1. 膝蓋骨高位
   2. FTA増大
   3. 外反膝
   4. 内側広筋の脆弱化

10) 膝蓋骨脱臼発生の素因とならないのはどれか．
    1. 膝関節の弛緩
    2. 大腿骨前捻角の過剰
    3. X脚
    4. Q-angle減少

11) 外傷性膝関節脱臼の中で最も発生頻度が高いのはどれか．
    1. 前方脱臼
    2. 後方脱臼
    3. 外側脱臼
    4. 内側脱臼

12) 膝関節前方脱臼について誤っているのはどれか．
    1. 膝関節に過伸展が強制され発生する．
    2. 膝関節部の前後径は増大する．
    3. 脛骨近位端に対して大腿骨遠位端が前方に位置する．
    4. 完全脱臼となることが多い．

第3部
軟部組織損傷

■学習のはじめに

- 軟部組織には骨以外の筋，腱，靱帯，リンパ，血管，皮膚などさまざまな組織がある．
- 軟部組織損傷を考えるときに，外力だけでは発生機序が理解できない．個人が有する内因的因子（年齢，体組成，健康状態，運動器の形態，内分泌のバランスなど）や，外部から受ける外因的因子（環境，用具など）になんらかの外力や刺激が加わって損傷が起きると考えると理解しやすい．
- 局所症状では，疼痛，腫脹などがみられる．変形がなく，疼痛の部位や程度からおおよそ骨折，脱臼との鑑別は可能である．
- 骨折や脱臼の際にも軟部組織に損傷は起きているため，浮腫（むくみ）や循環障害が起きやすい．
- 軟部組織に対する評価は，MRIやCT，超音波診断装置，関節鏡が日進月歩で進化してきているため，これまでわからなかった病態の多くも解明され，腱や靱帯などの小さな組織も傷害の状態が細かく把握できるようになってきている．

第1章 頭部・胸郭の疾患

1. 顎関節症

- 顎関節症の定義および診断基準を理解する．
- 顎関節症の分類を理解する．
- Ⅲ型の顎内障の症状を理解する．
- 治療法を理解する．

<定義・分類>

- 顎関節症とは，顎関節や咀嚼筋の疼痛，関節雑音，開口障害ないし運動異常を主要症状とする慢性疾患群の総括的診断名である．

顎関節症の分類

型	症状・特徴
Ⅰ型 咀嚼筋障害	咀嚼筋障害を主症状とする． 咀嚼筋に圧痛あり，顎関節部に圧痛なし．
Ⅱ型 関節包・靱帯障害	関節包・靱帯の慢性外傷性病変が主症状． 顎関節雑音が伴わない場合が多い． 開口障害があるが，強制的開口は可能．
Ⅲ型（顎内障） 関節円板障害	関節円板の異常が主症状． a：相反性クリック（円板復位あり）． b：クローズドロック（円板復位なし）．
Ⅳ型 変形性顎関節症	退行性病変（加齢）が主症状． 咬合異常や低位咬合が原因ともなる．
Ⅴ型 その他	心因性顎関節症で，精神的要因が関係して起こる．

<診断>

次の①〜③の症状のうち，少なくとも1つは該当し慢性化している状態を指す．

①関節や咀嚼筋などの疼痛がある（関節・筋の疼痛）．
②関節雑音がある．
③関節障害ないし顎運動異常がある．

Ⅲ型　顎内障（顎関節内障）（最も多いⅢ型の症状のみ示す）

- 相反性クリック（Ⅲa型）：関節円板前方転位復位あり．
  - 開・閉口時，関節雑音あり．
  - 閉口時，関節円板が前方に転位した状態となっているが，開口時に関節円板が復位するもの．
  - 開・閉口時，関節円板の後方肥厚部を下顎頭が乗り越える際に，相反性クリックと呼ばれる関節雑音を生じる．
- クローズドロック（Ⅲb型）：関節円板前方転位復位なし．
  - 開口時，関節雑音なし．
  - 閉口時，関節円板の前方転位が進行しており，開口しても関節円板が復位しないもの．
  - 開口時，下顎頭が関節円板の後方肥厚部を乗り越えられず，開口障害を起こす．
  - 開口運動が途中から制限されている状態をクローズドロックと呼ぶ．

1. 顎関節症, 2. 顎関節捻挫, 3. 頭部・顔面打撲, 4. 胸肋関節損傷, 5. 肋間筋損傷

■ 顎関節症の定義・分類
- Ⅲa型では，関節円板の後方肥厚部が下顎頭を乗り越えるたびにクリックを生じるため，開閉口時にクリックを生じる．このことを ① と呼ぶ．
- Ⅲb型では，開口時に下顎頭が関節円板の後方肥厚部を乗り越えられないため， ② を起こす．そのためクリックは認めず，開口運動が制限されるため ③ と呼ばれる．閉口時においても関節円板は ④ に転位をしている．

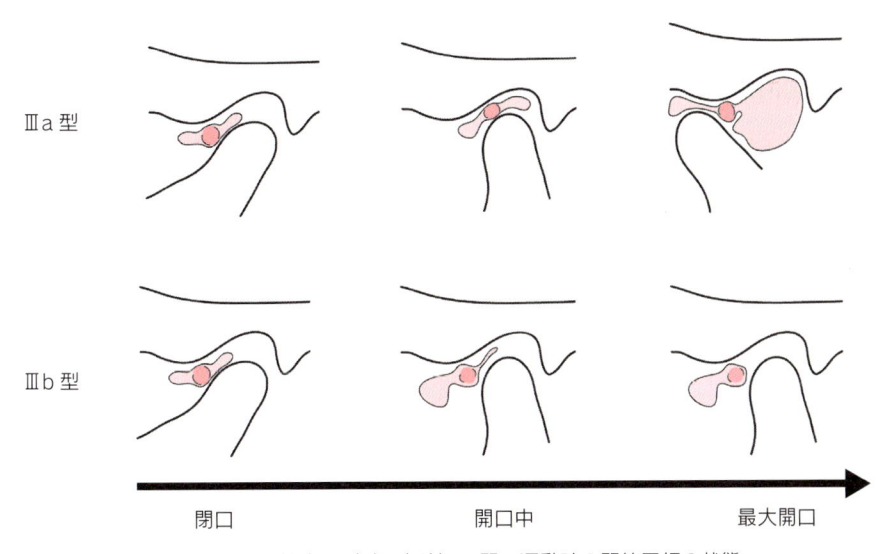

顎関節症Ⅲ型（顎内障）の開口運動時の関節円板の状態

- クリックを認めない．

＜顎関節症の治療法＞
- 投薬等により疼痛の緩和を行う．
- マウスピースを用いたスプリント療法を行う．
- 基本は保存療法となるが，Ⅲ型，Ⅳ型の場合は観血療法の適用となる場合もある．
- Ⅴ型は抗不安薬の投与で症状が改善されることがある．

2. 顎関節捻挫（外傷性顎関節損傷）

- 損傷部位を理解する．

＜発生機序＞
- 直達外力でも，下顎からの介達外力でも起こる．
- 急性で強い衝撃性の外力によって発生する．
- 関節を構成する靱帯・関節包・関節円板の損傷である．骨折を伴うことはない．

＜症状＞
- 顎関節部の腫脹，圧痛，運動制限．
- 関節円板の偏位による開口・閉口運動障害．

＜治療法＞
- 硬い食べ物を控えさせる．
- 受傷初期にはアイシングを行い，経過により理学療法（物理療法，スプリント療法など）を行う．

＜鑑別＞
- 関節構成組織に損傷所見を認めない．
- 慢性外傷性病変の顎関節症Ⅱ型と異なる．

3. 頭部・顔面打撲

- 特徴と損傷部位により受診科が異なることを理解する．

＜発生機序＞
- 直達外力により発生する．

＜症状＞
- 皮下出血量が多いため，腫脹・出血斑・血腫が高度となる．

＜治療法＞
- アイシングにより短期間で軽快する．

＜注意点＞
- 開放創の合併：止血処置をして外科への受診を勧める．
- 強大な外力によって損傷：脳神経外科への受診を勧める．
- 受傷部位が眼窩付近：眼科，形成外科への受診を勧める．
- 受傷部が耳介部，鼻部付近：耳鼻咽喉科，形成外科への受診を勧める．

（高橋憲司）

4. 胸肋関節損傷

- 特徴と鑑別診断について理解する．
  - 胸骨と上位7対の肋軟骨が関節する部位での損傷である．

＜特徴＞
- 胸郭に対し前後あるいは左右方向から衝撃力が及んだ場合や，直接強い外力が加わったときに放射状胸肋靱帯，関節内胸肋靱帯，大胸筋，内・外肋間筋，胸横筋などが損傷する．
- まれに身体捻転時の自家筋力により損傷する場合がある．

<症状>
- 腫脹，圧痛．
- 深呼吸，咳，くしゃみで疼痛が増強する．
- 明らかな原因がないものはTietze（ティーツェ）症候群との鑑別が必要となる．

<固定法>
- 患部の安静と胸郭の運動を抑制する．

エキスパートへの道 1　Tietze（ティーツェ）症候群

上部肋軟骨の腫脹と疼痛を主訴とする原因不明の疾患で，第2，第3肋軟骨部が好発部位である．比較的若い成人女性にやや多い．炎症所見を欠くが，膨隆した肋軟骨に圧痛がある．血液検査では異常を認めないが，単純X線像では，石灰化像などがみられることがある．胸郭の運動によって疼痛を生じ，数週で治癒することが多いが，数年以上も疼痛が続くこともある．

5．肋間筋損傷

- 特徴を理解する．

<特徴>
- 胸部損傷のなかで最も多く発生する損傷であり，外肋間筋，内肋間筋，肋下筋などが損傷するものである．

<発生機序>
- 介達外力によるものが多く，無理に体を捻った場合などに損傷する．

<症状>
- 局所の運動痛，圧痛および深呼吸，咳，くしゃみにより疼痛が増強する．
- 内出血，腫脹は著明でない．

<固定法>
- 患部の安静を図るとともに，損傷部が広範囲な場合は胸郭の運動を抑制する．
- 軽度の損傷であれば，2週間あまりで治癒する．

（古山喜一）

演習問題

1) 顎関節症の症状でないのはどれか.
   1. 開口障害
   2. 構音障害
   3. 関節雑音
   4. 咀嚼筋の疼痛

2) 関節構成体に病変がみられない顎関節症はどれか. 2つ選べ.
   1. Ⅰ型
   2. Ⅱ型
   3. Ⅳ型
   4. Ⅴ型

3) 顎関節症Ⅰ型について正しいのはどれか.
   1. 咀嚼筋障害である.
   2. 関節部の圧痛を認める.
   3. 運動時痛は認めない.
   4. 関節包の損傷を認める.

4) 顎関節症Ⅱ型について誤っているのはどれか.
   1. 靱帯の慢性外傷性病変を認める.
   2. 関節雑音を伴うことが多い.
   3. 関節部の圧痛を認める.
   4. 強制的開口は可能である.

5) 顎関節症Ⅲa型について正しいのはどれか.
   1. 開口時には関節円板の前方転位を認める.
   2. 閉口時には関節円板が復位する.
   3. 相反性クリックを認める.
   4. 顎関節の運動異常は認めない.

6) 顎関節症Ⅲb型について誤っているのはどれか.
   1. 開口時に関節雑音を認める.
   2. 関節円板は常に骨頭の前方に位置する.
   3. 関節円板の復位はみられない.
   4. クローズドロックを認める.

7) 顎関節症について誤っているのはどれか.
   1. Ⅱ型は顎内障とも呼ばれる.
   2. Ⅳ型は変形性顎関節症である.
   3. Ⅴ型は心因性顎関節症とも呼ばれる.
   4. マウスピースを用いたスプリント療法が行われる.

8) 顎関節捻挫について正しいのはどれか. 2つ選べ.
   1. 直達外力による発生はみられない.
   2. 急性で強い衝撃性の外力により発生する.
   3. 関節を構成する靱帯・関節包・関節円板などの損傷である.
   4. 受傷初期から運動療法を行わせる.

9) 顎関節捻挫との鑑別が必要な顎関節症はどれか.
   1. Ⅰ型
   2. Ⅱ型
   3. Ⅳ型
   4. Ⅴ型

10) 頭部・顔面打撲について誤っているのはどれか.
    1. 直達外力により発生する.
    2. 表面に大血管がないため, 腫脹は軽度である.
    3. アイシングにより短期間で軽快することが多い.
    4. 症状によって受診科を決める.

11) 胸肋関節損傷について誤っているのはどれか.
    1. 第10胸肋関節部に最も好発する.
    2. 放射状胸肋靱帯や関節内胸肋靱帯などが損傷する.
    3. 深呼吸時に疼痛を認める.
    4. Tietze症候群との鑑別を要する.

12) 肋間筋損傷について正しいのはどれか. 2つ選べ.
    1. 胸部損傷の中で最も発生頻度が高い.
    2. 直達外力によるものが多い.
    3. 外肋間筋・内肋間筋・肋下筋などが損傷する.
    4. 腫脹や皮下出血が著明となる.

第2章 頚部の疾患

1. 斜頚

- 斜頚の原因について理解する．
- 筋性斜頚の特徴について理解する．

<概説>

1）筋性斜頚
- 最も発生頻度が高い．
- 骨盤位分娩によるものが多く，分娩時の外傷が原因と考えられている．
- 一側の胸鎖乳突筋に腫瘤が存在し，頚部は罹患した胸鎖乳突筋側に傾斜し，顔面は健側に回旋する．
- 本症の多く（約90％）は自然治癒するため，発見してもマッサージや徒手矯正は行うべきでない．

2）骨性斜頚
- 頚椎の先天性脊椎形成異常などにより生じる．

3）炎症性斜頚
- 幼小児期に好発する．
- 扁桃炎，中耳炎，頚部リンパ節炎などの急性炎症のために生じる斜頚である．
- 炎症の消退とともに自然治癒する．

4）痙性斜頚
- 神経原性の斜頚で，後頚部筋の異常な筋緊張により生じる．

2. 環軸関節回旋位固定

- 幼小児期にみられる．
- 外傷や炎症などによる，環軸関節の非対称性・回旋性の亜脱臼である．
- 疼痛と持続性の斜頚位を主訴に来院することが多い．
- 開口位単純X線正面像にて軸椎歯突起に対して環椎の側塊が側方へシフトする．

3. 頚椎椎間板ヘルニア

- 好発する年齢，性差，頚椎の高位診断について理解する．
- ヘルニアの脱出部位，大きさによって障害される部位が異なることを理解する．
- 神経根型と脊髄型の症状を理解する．
- 徒手検査を理解する．

<特徴>
- 退行性変性などにより，各椎体間に存在する椎間板組織が脱出したもの．
- 突出する方向により，外側型では神経根を，正中型では脊髄を圧迫することがある．
- 30～50歳代の男性に多く，好発部位は中下位頚椎である．

<症状>

1) 神経根症状
   - 障害神経根高位に一致した以下の症状がみられる．
     - 筋力低下および筋萎縮．
     - しびれ感，感覚障害．
     - 腱反射の減弱または消失．
   - 臨床徒手検査として頸部を後屈する Jackson test や側屈した状態で後屈する Spurling test などが陽性となる．

2) 脊髄症状
   - 手掌全体におよぶしびれ感や手指巧緻運動障害をみとめる．
   - ミエロパチーハンド（myelopathy hand）となる．
   - 障害髄節高位に一致した筋力低下や腱反射の低下などがみられ，それ以下は錐体路障害による腱反射亢進，病的反射出現，下肢痙性麻痺，膀胱直腸障害などが出現する．

> ☞ **check point**：頸椎椎間板ヘルニアなどの原因によって頸髄が障害されると，錐体路障害に伴う手指の痙性麻痺が出現し，手指の素早い握り・開きなどが困難となる．これらの手指の症状をミエロパチーハンド（myelopathy hand）と総称している．

4. 頸椎症

- 特徴を理解する．

<特徴>
- 頸椎構成体の退行性変性により症状をきたすもの．
- 中下位頸椎に好発し，好発年齢は中高年以降である．
- 頸椎症により神経根が障害されたものを頸椎症性神経根症，脊髄が障害されたものを頸椎症性脊髄症と呼ぶ（神経根症状および脊髄症状は頸椎椎間板ヘルニアの項を参照のこと）．

5. 後縦靱帯骨化症（OPLL：ossification of posterior longitudinal ligament）

- 好発する年齢，性差を理解する．

<特徴>
- 椎体の後壁を縦に連結する後縦靱帯が骨化・肥厚したもの．
- 中高年，とくに50歳代の男性に多くみられる．
- 脊柱管内の占拠容積が大きいと脊髄を圧迫し，脊髄症状を呈する．

6. 胸郭出口症候群

- 好発する年齢，性別，職業などを理解する．
- 徒手検査法を理解し，できるようにする．
- 圧迫される部位による分類を理解する．

<特徴>
- 胸郭上方の部分で腕神経叢や鎖骨下動静脈が圧迫されたもの．
- 好発年齢は20〜30歳代．
- 若いなで肩の女性に多いといわれている．
- 黒板に字を書く教師や，室内装飾で手を挙げる職業などに多く発生する．
- 上肢に疼痛，しびれ感，冷感などを訴える．

1. 斜頸, 2. 環軸関節回旋位固定, 3. 頚椎椎間板ヘルニア, 4. 頚椎症

1 斜頸
- 胸鎖乳突筋に腫瘤を触れ，頭部は患側へ ① し，健側へ ② している．

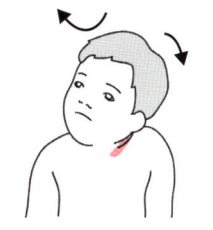

左筋性斜頸の外観

2 頚椎椎間板ヘルニアの脱出部位
- 神経根型：ヘルニアが ① を圧迫し神経根症状が出現したもの(a)．
- 脊髄型：ヘルニアが ② を圧迫し脊髄症状が出現したもの(b)．

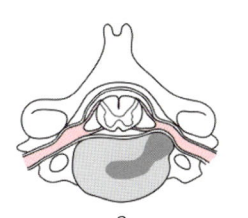

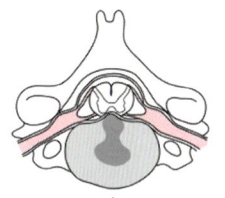

a. b.
頚椎椎間板ヘルニアの模式図

3 頚椎椎間板ヘルニアの症状
- 神経根症状では，障害神経高位に一致した症状がみられる．症状が進行すると筋力が ① し，感覚が障害され，腱反射が ② する．

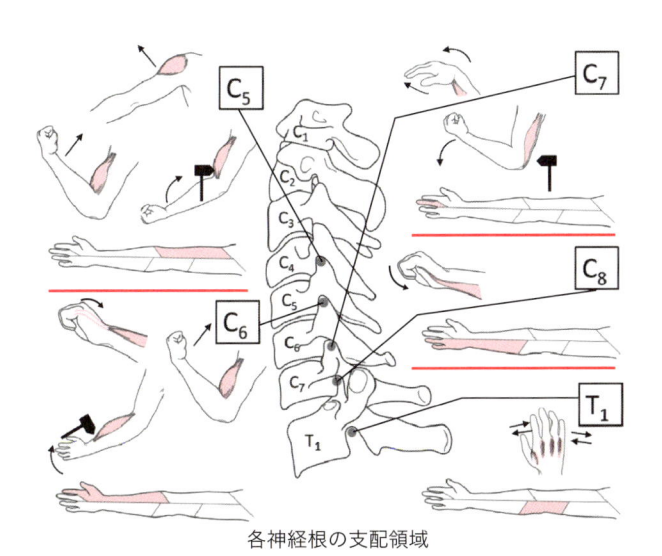

各神経根の支配領域

ヘルニア高位 (障害神経根)	知覚 異常	腱反射 低下	筋力 低下
C4-C5間(C5)	上腕外側部	上腕二頭筋腱反射	三角筋 上腕二頭筋
C5-C6間(C6)	前腕～手部の橈側	腕橈骨筋腱反射	手関節背屈筋
C6-C7間(C7)	中指	上腕三頭筋腱反射	手関節掌・背屈筋
C7-T1間(C8)	前腕～手部の尺側	/	指屈筋
T1-T2間(T1)	上腕遠位内側	/	骨間筋

- 頚椎を後屈し頭部より圧迫を加える ③ や軽く側屈した状態で後屈し，より圧迫を加える ④ により神経根症状を誘発し，評価する．

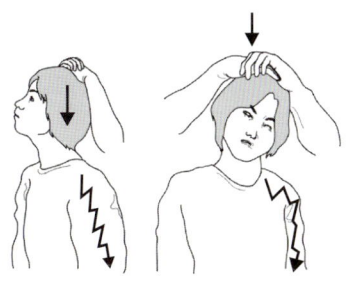

Jackson test　　Spurling test
頚部の神経根症状誘発テスト

<分類>
1) 斜角筋症候群
- 前斜角筋，中斜角筋，第1肋骨で構成される斜角筋三角の部分で神経・血管が圧迫されたもの．
2) 肋鎖症候群
- 鎖骨と第1肋骨で構成される肋鎖間隙の部分で神経・血管が圧迫されたもの．
3) 過外転症候群（小胸筋症候群）
- 小胸筋と胸壁との間で神経・血管が圧迫されたもの．
4) 頸肋症候群
- 先天性骨異常である頸肋により神経・血管が圧迫されたもの．

<臨床徒手検査法>
1) 脈管圧迫テスト
アドソンテスト（Adson test），②アレンテスト（Allen test），エデンテスト（Eden test），ライトテスト（Wright test）
2) 神経刺激テスト
モーリーテスト（Morley test），ルーステスト（Roos test）

7．寝違え

- 発生機序を理解する．
- 症状を理解する．

<概説>
- 急性疼痛に加え，頸椎や肩甲骨の運動性が制限された状態をいう．

<発生機序>
- 長時間の不自然な姿勢，寒冷時や疲労時に不用意に首をひねったり，肩甲骨を動かしたりしたときに発生する一過性の筋痛であることが多い．
- 頸椎の退行性変性や炎症性の疼痛による場合もある．
- 頸椎椎間板ヘルニアの初期症状として発症することもある．

<症状>
- 頸椎の運動制限，特に捻転や側屈が制限されることが多い．
- 疼痛は僧帽筋，菱形筋，胸鎖乳突筋，肩甲上神経部などにみられ，肩甲間部（通称けんびき）に放散することもある．

<予後>
- 比較的良好である．

<鑑別診断>
- 鑑別診断として頸椎椎間板ヘルニア，炎症性斜頸，悪性腫瘍などが挙げられる．

5. 後縦靱帯骨化症, 6. 胸郭出口症候群

1 胸郭出口症候群の分類

- 斜角筋症候群：[①]筋，[②]筋，[③]骨で構成される斜角筋三角の部分で腕神経叢や鎖骨下動静脈が圧迫される．
- 肋鎖症候群：上肢を挙上すると鎖骨が後方に回旋しながらクランク状に挙上するため，[③]と[④]で構成される肋鎖間隙の部分で腕神経叢や鎖骨下動静脈が圧迫される．
- 過外転症候群：肩関節過度外転位をとると，[⑤]筋と[⑥]との間で神経・血管が圧迫される．
- 頚肋症候群：先天性骨異常である[⑦]により腕神経叢や鎖骨下動静脈が圧迫されたものである．

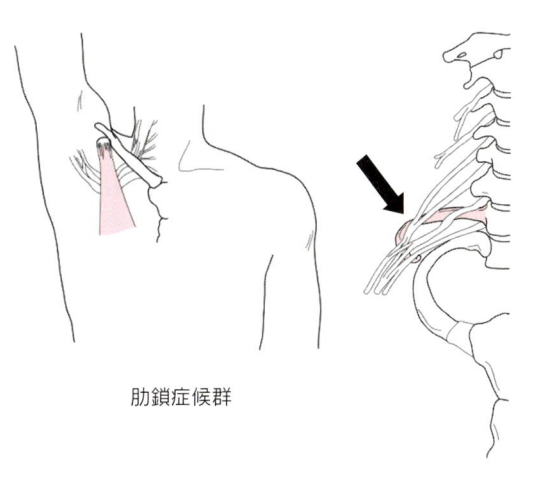

肋鎖症候群

頚肋症候群

2 胸郭出口症候群の臨床徒手検査法

- 胸郭出口症候群の徒手検査法では，症状を有さない者にも[①]が多くみられるため，臨床所見とあわせて評価をすることが必要である．

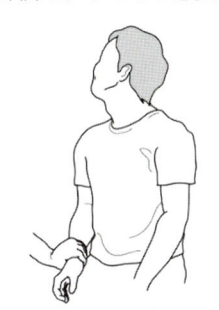

アドソンテスト（Adson test） 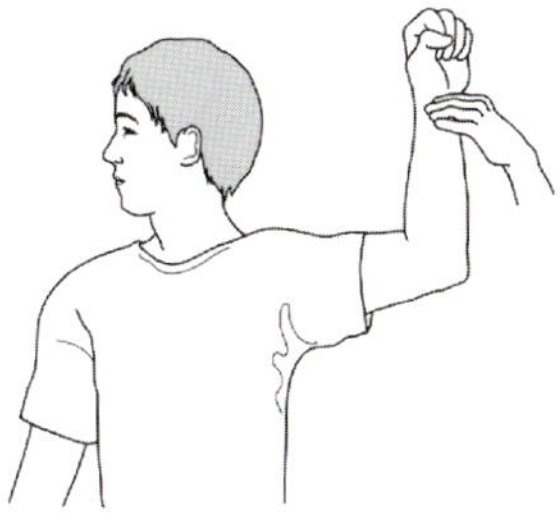　アレンテスト（Allen test） 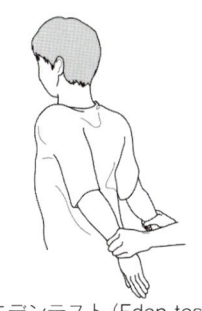　エデンテスト（Eden test）

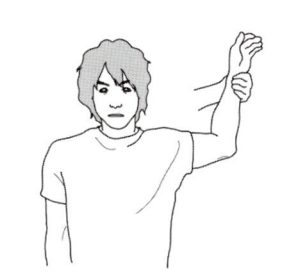

ライトテスト（Wright test） 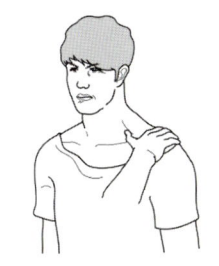　モーリーテスト（Morley test）　ルーステスト（Roos test）

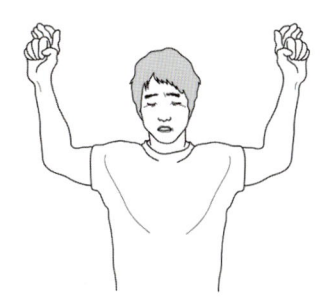

胸郭出口症候群に対する臨床徒手検査法

8. むちうち損傷

- 発生機序を理解する．
- 分類およびその病態を理解する．

<発生機序>
- 交通事故などにより，頸椎の急激な過伸展，過屈曲が強制され発生する．

<分類>
1) 頸椎捻挫型
   - 軽度のむちうち損傷で，全体の約80%を占める．
   - 疼痛や運動制限を認め，寝違えの症状に類似する．
   - 二次的に斜角筋症候群を発症すると，前腕と手の第7頸神経，第8頸神経領域に感覚異常を認める．
   - 約3週間で軽快するが，数ヵ月持続することもある．
2) 根症状型
   - 椎間孔における神経根刺激症状がみられる．
   - Jackson test や Spurling test などが陽性となる．
   - 障害神経根の高位により症状が異なる（頸椎椎間板ヘルニアの項を参照のこと）．
3) 頸部交感神経症候群型，バレ・リューウー（Barré-Liéou）症候群
   - 頸部交感神経が緊張することにより起こるとされている．
   - 他覚所見はほとんどみられない．
   - めまいや耳鳴りなどの不定愁訴が主体となる．
4) 混合型
   - 根症状型と頸部交感神経症候群型との混合
5) 脊髄症状型
   - 頸椎の脱臼骨折を合併したものや，基礎疾患として頸椎症，後縦靱帯骨化症（OPLL）を有するものに起こることがある（症状は頸部の神経麻痺の項の頸髄損傷を参照のこと）．

☞ **check point**：他覚所見とは，診察をした者が明白に認識できた症状や異常な検査所見のことをいう．

<治療法>
- 他覚所見のない場合は保存療法が原則となる．
- 頸椎カラー固定などを行い，約2週間経過後，可及的早期にはずす．

9. 外傷性腕神経叢麻痺

- 腕神経叢の解剖を理解する．
- 発生機序を理解する．
- 損傷部位の違いによる症状の違いを理解する．
- 麻痺型による分類および別名と症状を理解する．

<概説>
- 腕神経叢は第5頸神経～第1胸神経の前枝で形成される．

<発生機序>
- 交通事故，とくにオートバイ事故によるものが大部分を占める．
- その他として，転落，労働災害，リュックサック，不良肢位，切創，刺創，手術などにより発生する．

7. 寝違え，8. むちうち損傷，9. 外傷性腕神経叢麻痺，10. 副神経麻痺，11. 頚部の神経麻痺

1 むちうち損傷の発生機序

- 交通事故などのむちうち損傷では，頚椎の急激な ① ， ② が強制され発生する．

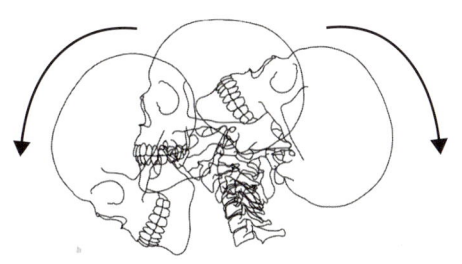

むちうち損傷の発生機序

2 外傷性腕神経叢麻痺の概説

- 腕神経叢は ① 神経～ ② 神経の前枝で形成される．外傷性腕神経叢麻痺は ③ によるものが大部分を占める．

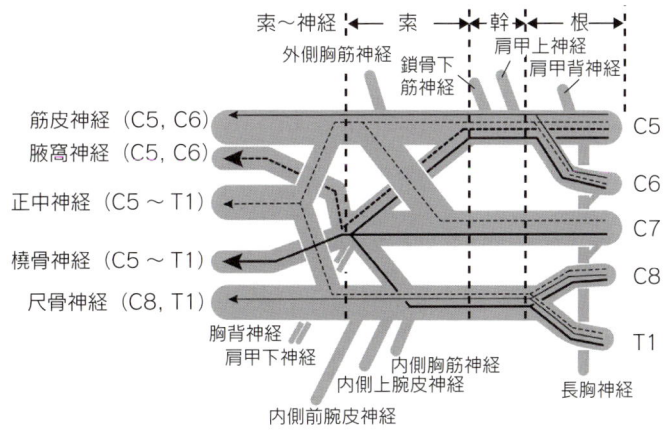

腕神経叢

3 外傷性腕神経叢麻痺の分類

- 全型損傷では ① 損傷が多く，上位型損傷では ② 損傷が多い．節後損傷の ③ を免れた神経は自然回復を示すので，保存療法が選択される．
- 上位型麻痺（Erb麻痺）では，肩関節の外転・外旋，肘関節の屈曲が行えないため，肩関節を内転・内旋，肘関節を伸展，前腕を回内，手関節を掌屈・尺屈，手指を屈曲させた典型的な肢位を取る．チップの習慣のある欧米のウェイターがお客にチップをねだるときのポーズと同様のため waiter's tip position という．

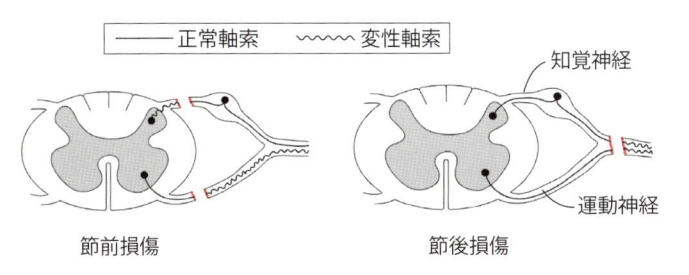

外傷性腕神経叢麻痺の節前損傷と節後損傷

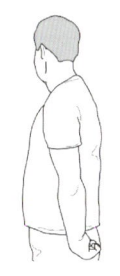

waiter's tip position

<分類>
1）損傷部位による分類
　節前損傷（別名：根引き抜き損傷）
　節後損傷
2）麻痺型による分類
　全型（多い）
　● 節前損傷が多い．
　上位型
　● 別名：エルプ-デュシェンヌ型（Erb-Duchenne 型）
　● 節後損傷が多い．
　● ウエイターズチップポジション（waiter's tip position）と呼ばれる特有の肢位を呈する．
　下位型（少ない）
　● 別名：クルンプケ型（Klumpke 型）
　● 第1胸神経根が障害されると Horner 徴候が出現する．

<治療法>
　● 節後損傷の変性を免れた神経は自然回復が見込めるため，保存的に経過観察を行う．
　● 保存療法の場合，上腕を外転させた肢位で固定する．
　● 回復期待可能日数は約1年半といわれている．
　● 3ヵ月経過を観察し自然回復が生じない場合には観血的に状態を調べ，治療方法を決定する．

10. 副神経麻痺

<特徴>
　● 第11脳神経である副神経は，純運動神経である．
　● 副神経が障害されると胸鎖乳突筋と僧帽筋の麻痺がみられる．

<発生機序>
　● 後頸三角部に手術などの外科的処置を行った場合に発生することがある．
　● 切創，刺創により発生することがある．

<症状>
　● 肩甲帯が下垂することにより，重苦しい疼痛を訴える．
　● 肩関節の運動制限，とくに外転運動の制限を認める．
　● 僧帽筋上部線維が萎縮することにより，肩甲挙筋のみが浮き出る．
　● 僧帽筋が麻痺しているため，肩関節屈曲運動時に肩甲骨が外転する．

11. 頚部の神経麻痺

- 翼状肩甲骨に関与する神経および筋を理解する.
- 頚髄損傷の症状を理解する.

1) 長胸神経麻痺

<特徴>
- 長胸神経は第5頚神経～第7頚神経からなる.
- 長胸神経が障害されると前鋸筋の麻痺がみられる.

<発生機序>
- 重いリュックサックを背負うことにより,肩が下方に引き下げられて発生することがある.
- スポーツではアーチェリー,やり投げ,テニス,バレーボールなどでみられる.

<症状>
- 肩関節屈曲運動障害がみられる.
- 肩甲骨内側縁と肩甲骨下角が後方に突出する翼状肩甲骨がみられる.
- 翼状肩甲骨は上肢下垂位では目立たず,上肢屈曲位で壁を押す動作にて著明となる.
- 肩関節屈曲運動障害は,徒手や壁などで肩甲骨を胸郭に押しつけて行わせると消失する.

<治療法>
- 一般的に保存療法が選択される.
- 2～3ヵ月の間に回復がみられ,6ヵ月～2年の間には完全に回復するものが多い.

2) 分娩麻痺
- 分娩の際に発生する腕神経叢損傷である.
- 体重 4,000g を超える巨大児や骨盤位分娩の際には発生リスクが高まる.

3) 頚髄損傷
- 損傷された脊髄髄節の支配領域以下の運動麻痺,感覚麻痺,膀胱直腸障害などがみられる.
- 受傷直後には脊髄ショックとなり,弛緩性麻痺や反射消失などがみられる.

(山﨑昌彦)

演習問題

1) 筋性斜頸について誤っているのはどれか.
   1. 斜頸の中で最も発生頻度が高い.
   2. 胸鎖乳突筋が断裂するために生じる.
   3. 骨盤位分娩によるものが多く,分娩時の外傷が原因と考えられている.
   4. 右筋性斜頸では頭部が右側屈・左回旋している.

2) 頚椎椎間板ヘルニアについて誤っているのはどれか.
   1. 退行性変性が基盤となる.
   2. 30～50歳代に多い.
   3. 女性に多い.
   4. 中下位頚椎に多い.

3) 頚椎椎間板ヘルニアによる神経根症状について誤っているのはどれか.
   1. 筋力低下
   2. 知覚異常
   3. 腱反射亢進
   4. Spurling test 陽性

4) 胸郭出口症候群について誤っているのはどれか.
   1. 胸郭上方の部分で,腋窩神経や腋窩動静脈が圧迫されたもの.
   2. 20～30歳代に好発する.
   3. なで肩の女性に多い.
   4. 上肢にしびれ感・冷感などを訴える.

5) 胸郭出口症候群のテスト法でないのはどれか.
   1. アレンテスト
   2. ライトテスト
   3. ルーステスト
   4. ジャクソンテスト

6) 寝違えについて誤っているのはどれか.
   1. 長時間の不自然な姿勢などで発生する.
   2. 一過性の筋痛である場合が多く,予後良好である.
   3. 頚椎の運動制限は特に捻転や側屈が制限される.
   4. 背部に疼痛がみられる場合は本疾患ではない.

7) むちうち損傷について誤っているのはどれか.
   1. 交通事故による発生が多い.
   2. 根症状型と頚部交感神経症候群型の両者がみられる場合を混合型とする.
   3. 保存療法が原則である.
   4. 疼痛が完全に消失するまで長期の固定を要する.

8) むちうち損傷の頚椎捻挫型について誤っているのはどれか.
   1. むちうち損傷の中で最も発生頻度が低い.
   2. 寝違えの症状に類似する.
   3. 二次的に斜角筋症候群を発症することがある.
   4. 約3週間で軽快する.

9) 外傷性腕神経叢麻痺について誤っているのはどれか.
   1. 節前損傷は別名,根引き抜き損傷と呼ばれる.
   2. 最も多いのは全型である.
   3. 上位型では節前損傷が多い.
   4. 下位型は少ない.

10) 副神経について誤っているのはどれか.
    1. 副神経は第11脳神経である.
    2. 障害されると斜角筋の麻痺が出現する.
    3. 手術などで後頚三角部に処置を行うと損傷することがある.
    4. 麻痺すると肩甲骨が下垂する.

11) 長胸神経麻痺について誤っているのはどれか.
    1. 前鋸筋が障害される.
    2. 壁を押す動作が障害される.
    3. 翼状肩甲骨が出現する.
    4. 上肢の挙上障害はみられない.

12) 頚髄損傷について誤っているのはどれか.
    1. 運動麻痺・感覚麻痺がみられる.
    2. 膀胱直腸障害が出現する.
    3. 脊髄ショック時では弛緩性麻痺となる.
    4. 脊髄ショック時では腱反射が亢進する.

第3章 胸背部・腰部の疾患

1. 胸背部の軟部組織損傷

<特徴>
- 胸背部には，僧帽筋や上肢帯と脊柱を連結する菱形筋，肩甲挙筋が存在する．
- 重度なものでは，胸椎脱臼骨折による胸髄損傷や胸郭損傷による胸腔内臓器損傷の危険性がある．

<発生機序>
- 高所からの転落など，直達外力により損傷する．
- 反復する投球動作に伴い菱形筋を損傷することもある．

<症状>
- 疼痛：肩甲間部や胸椎棘突起間部にみられる．

<治療法>
- 安静固定：1～2週間の安静で疼痛は緩解する．

<鑑別診断>
- 外傷と類似の症状を呈する疾患が多いので要注意である．
- 疼痛の発生部位から脊椎性疼痛，傍脊椎性疼痛，神経根性疼痛に分けて理解する．
  - 脊椎性疼痛：悪性腫瘍，脊椎カリエス．
  - 傍脊椎性疼痛：脊柱側弯症．
  - 神経根性疼痛：脊椎カリエス，脊椎腫瘍，椎間関節症など．

2. 腰部の軟部組織損傷

- 分類およびその原因を理解する．

<特徴>
- 重量物の挙上やスポーツ動作による過度の腰部へのストレスにより発生する．
- 不良姿勢，作業姿勢および下肢の形態異常が原因となることもある．
- 原因により，関節性，靱帯性，筋・筋膜性に分類される．

1）関節由来の疼痛
（1）椎間関節
- 上位椎骨の下関節突起と，下位椎骨の上関節突起で形成される椎間関節のねじれが原因である．
- 椎間関節の関節包には神経終末が豊富に存在する．
- 腰椎は主に前後屈に作用し，回旋を伴わない．
- 発生機序：スポーツ活動による急激な体幹のひねり動作で発生する．

<症状>
- 限局した疼痛，起床時に疼痛増加．
- 下肢症状に乏しい．
- 急性期の場合，動作制限

(2) 椎体間関節
- 上下椎体間にある椎間板の損傷が原因である．

<症状>
- 疼痛：両側性腰部鈍痛，下肢への関連痛．
 椎間板ヘルニア：椎間板を構成する髄核が後外側へ脱出し，神経根を圧迫する．

2) 靱帯性由来の疼痛
(1) 椎間靱帯（棘上靱帯・黄色靱帯・棘間靱帯）
- 上下椎骨の棘突起間部に棘間靱帯，棘突起先端に棘上靱帯，椎弓間に黄色靱帯が張っている．
- 棘上靱帯，黄色靱帯，棘間靱帯は脊柱の過度の前屈を制御する働きがある．
- 各椎間靱帯は加齢に伴い変性を起こし，その強度は減弱する．
- 発生機序：重量物の挙上などのストレスにより，靱帯の断裂が発生する．

(2) 仙腸靱帯
- 仙腸関節は半関節である．
- 仙腸関節の関節包は，前仙腸靱帯，骨間靱帯，後仙腸靱帯により補強されている．
- 発生機序：姿勢状態の変化に伴い，仙骨と連結する寛骨にねじれストレスが加わり，仙腸靱帯群が損傷される．

3) 筋・筋膜性由来の疼痛
- 腰部を形成する脊柱起立筋はストレスを受けやすい．

<発生機序>
- スポーツによるオーバーユースなど，過度の筋労作が原因である．
- 姿勢保持機構の力学的不均衡による．

<症状>
- 脊柱起立筋の緊張，圧痛
- 疼痛：多裂筋や腰腸肋筋に好発
 ・筋線維の充血により，筋膜の自由神経終末が刺激され疼痛が出現する．

<画像診断>
- 特異的所見に乏しい

3. 不安定性に基づく腰痛（脊椎分離すべり症，側弯症）

- 分離すべり症の症状を理解する．
- 側弯症の分類およびその原因を理解する．
- 側弯症の好発年齢を理解する．
- 側弯症の症状を理解する．
- 側弯症の治療法を理解する．

1）脊椎分離すべり症

- 脊椎分離症に，椎間板変性などを合併し，分離部で上位椎体が下位椎体に対して前方にすべる前方すべり症が多い．

<症状>
- 腰痛
- 脊柱の後屈により痛みが増加する．
- 下肢痛，知覚障害が認められる．
- 腰部棘突起に階段状変形を認める．
  すべりが高度になると腰部脊柱管狭窄症を生じる．

<画像診断>
- 単純X線写真：側面像ですべりの程度を確認する．
- すべりの程度は Meyerding 分類が用いられ，腰椎側面X線像で下位椎体の前後径を4等分し，すべりの程度に応じて1～4度に分類される．

<治療法>
- 保存療法：安静，装具療法，運動療法，薬物療法
- 観血療法：強い神経症状を呈する場合は脊椎固定術を行うこともある．

2）側弯症

- 先天性側弯症と後天性側弯症に分類
  - 先天性側弯症：脊椎，肋骨の奇形によるもの．
  - 後天性側弯症：原因不明の特発性側弯症と神経筋疾患が原因のものがある．

<特徴>
- 特発性側弯症は，全側弯症の70～80％を占める．
- 乳幼児型（3歳以下），幼児型（4～9歳），思春期型（10歳～成長停止）
- 女性に多く，右胸椎側弯が多い．
- 年齢が低いほど，進行の可能性が大きい．

<症状>
- 疼痛などの愁訴は少ない．
- 側弯凸側の肩甲骨が突出する．
- 側弯凸側の肩が挙上する．
- 側弯凸側の肋骨隆起（rib hump）：前屈で増強する．
- ウエストラインの非対称性を示す．

<画像診断>
- 単純 X 線写真：前後像による脊柱弯曲の程度の計測
  - Cobb 法：側弯度の計測法である．最も側方に突出した椎体を頂椎，その頂椎から頭尾側に向かい最も傾斜の強い椎体を終椎とする．上位終椎の上縁にひいた接線と，下位終椎の下縁にひいた接線とにそれぞれ垂線をたて，その交角の補角で示す．

<治療法>
- 保存療法：Cobb 角 20 ～ 50°
  - 装具療法（ミルウォーキーブレース）
- 観血療法：Cobb 角 50°以上

4. 変形性脊椎症（腰部脊柱管狭窄）

- 原因を理解する．
- 特徴的な症状を理解する．
- 鑑別診断に関係する疾患を理解する．
- 徒手検査を理解する．

- 腰椎における神経組織（馬尾・神経根）を入れる腰部脊柱管がなんらかの原因により狭窄され，馬尾・神経根症状を呈する状態．

<分類>
- 先天性要因と後天性要因がある
- 後天性要因：脊椎変形症，椎間板ヘルニア，黄色靱帯肥厚，椎間関節肥厚，脊椎すべり症などがある．

<症状>
- 腰痛を伴わない場合が多い．
- 運動痛・運動制限：後屈に伴う症状の悪化や後屈制限を認める．
- 歩行時痛：歩行に伴い下肢の疼痛，しびれが増悪し，歩行を中断すると再度歩行が可能になる間欠性跛行を呈する．
- 圧迫される馬尾・神経根の状態により，馬尾型，神経根型，混合型に分類される．

<徒手検査>
- Kemp テスト：患者に膝関節伸展位を保持させつつ，体幹を後側屈させ，患側下肢の放散痛の有無を判定する．

<鑑別診断>
- 血管性間欠性跛行を呈する閉塞性動脈硬化症との鑑別が重要である．

<治療法>
- 保存療法：装具療法やリハビリテーションを適宜組合せて行う．

☞ check point：放散痛とは，障害部位から上肢あるいは下肢の末梢に向かって痛みが走ることをいう．

テキスト & ワーク

1. 胸背部の軟部組織損傷，2. 腰部の軟部組織損傷，3. 不安定性に基づく腰痛

1 脊椎分離すべり症
- 脊椎分離すべり症は，分離部で ① 椎体が ② 椎体に対して前方にすべる ③ すべり症が多い.
- Meyerding の分類では，すべりの程度に応じて1～4度に分類される.

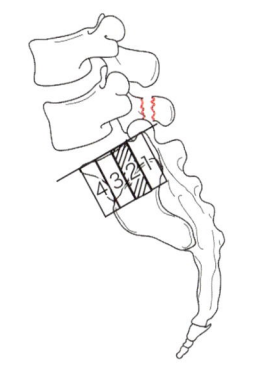

Meyerding の分類（1～4度）

2 側弯症
- 側弯 ① 側では， ② が突出し，肩が挙上する.
- 前屈すると肋骨隆起（rib hump）は，側弯 ① 側で増強する．また，側弯症を有するとウエストラインは ③ 性となる.
- 側弯の程度は Cobb 法により計測した ④ 角を指標とする.

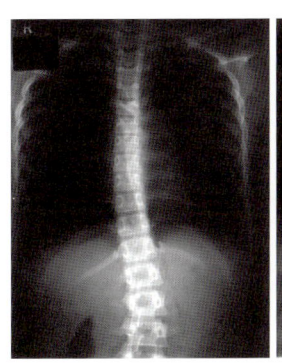

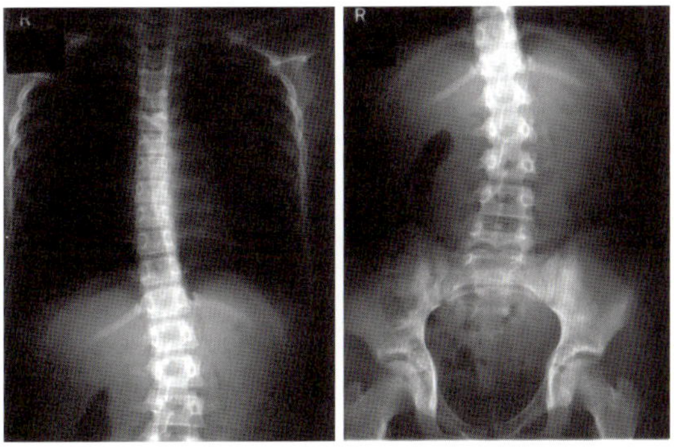

側弯症の単純 X 線写真

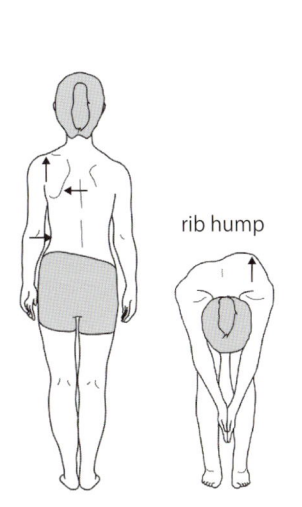

側弯症の外観像　rib hump

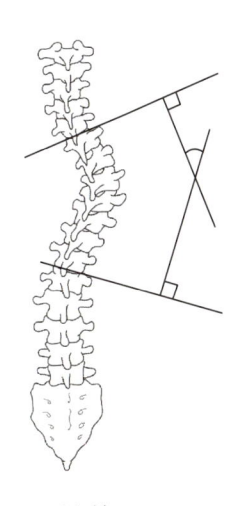

Cobb 法

5. 腰椎椎間板ヘルニア

テキスト ＆ ワーク

- 好発部位を理解する．
- 症状を理解する．
- 評価法を理解する．

- 椎間板の髄核が線維輪断裂部より脊柱管内に突出し，神経根や脊髄の圧迫症状を生じる．
- 神経根性坐骨神経痛の最も多い原因である．

<発生機序>
- 中腰での重量物の挙上など，腰部の急激な運動が原因で発症する．

<好発年齢・性差>
- 20～40歳代に好発する．男性に多い．

<好発部位>
- 第4・5腰椎間（L4/5）や第5腰椎・第1仙椎間（L5/S1）の椎間板に好発する．

<症状>
- 腰痛：運動，咳，くしゃみで増悪する（バルサルバ徴候）．
- 下肢痛
  - 上位腰椎椎間板ヘルニア：大腿神経痛を呈する．
  - 下位腰椎椎間板ヘルニア：坐骨神経痛を呈する．
- 脊柱の運動制限
- 筋力低下，筋萎縮，知覚低下
- 下肢腱反射の低下・消失：膝蓋腱反射やアキレス腱反射
- 疼痛性側弯を呈する．

<徒手検査>
- SLRテスト：下肢伸展挙上テスト
- ラセーグ徴候：坐骨神経伸展テスト
- FNSテスト：大腿神経伸展テスト
- ブラガードテスト：SLRテストが偽陽性のときに追加．

<画像診断>
- 単純X線写真：確定診断にはつながらない．
- MRI
- CT
- 脊髄造影
- 椎間板造影

<治療法>
- 保存療法：大部分の症例は軽減する．
- 観血療法：膀胱・直腸障害を呈したり，保存療法で完治しない場合に適応となる．

テキスト & ワーク

4．変形性脊椎症，5．腰椎椎間板ヘルニア，6．破壊性病変，7．脊髄腫瘍

1 変形性脊椎症（腰部脊柱管狭窄）
- Kempテスト：腰椎分離症，腰椎椎間板ヘルニア，脊柱管狭窄症などに対するテスト法である．体幹を ① させ，患側下肢の放散痛をみる．

2 腰椎椎間板ヘルニアの好発部位
- 腰椎椎間板ヘルニアは20～40歳代の ① 性に多く，L4/5，L5/S1に好発する．MRI画像はL4/5の椎間板に変性がみられ，ヘルニア塊が後方へ突出している．

3 腰椎椎間板ヘルニアの徒手検査
- L4の大腿神経に対しては ① テストを行い，L5，S1の ② 神経に対してはSLRテストを行う．ラセーグ徴候，ブラガードテストもL5，S1の ② 神経に対する徒手検査である．

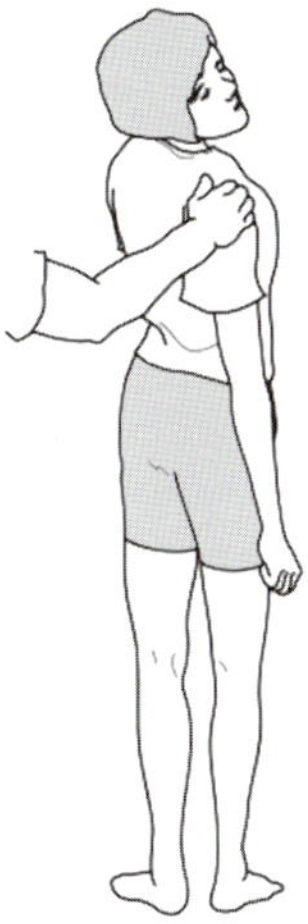

Kempテスト

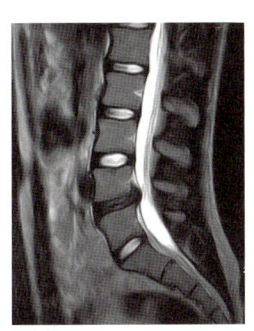

腰椎椎間板ヘルニア L4/5

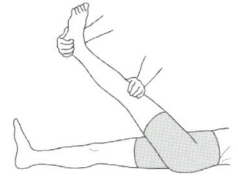

SLRテスト 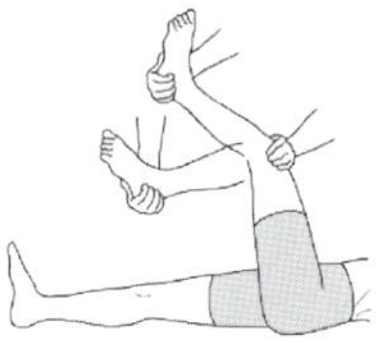　　ラセーグ徴候

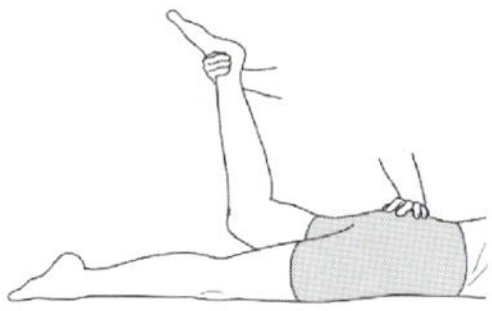

FNSテスト 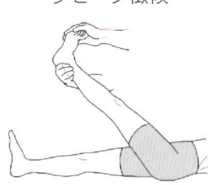　　ブラガードテスト

腰椎椎間板ヘルニアの徒手検査

エキスパートへの道 1　椎間板変性

　代表的な腰部疾患のひとつである腰椎椎間板ヘルニアは，椎間板が後方の脊柱管内に突出し馬尾神経根を圧迫し，坐骨神経痛を呈する疾患である．この椎間板ヘルニアの前段階である椎間板変性の危険因子として，加齢，肥満，喫煙，スポーツによる力学的負荷や，近年では遺伝的影響も報告されている．

　椎間板変性はMRI（T2強調画像）での判定が容易であるが，椎間板変性の存在と腰痛の関連性はいまだ一致した見解が得られていない．

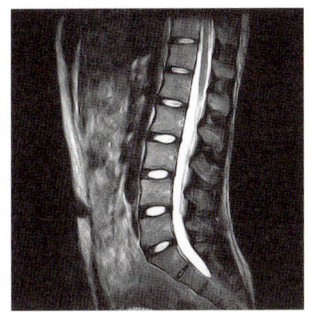

椎間板変性なし 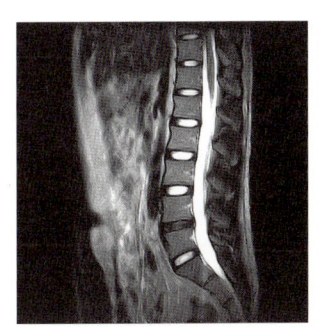　　椎間板変性あり

6. 破壊性病変（癌転移，原発腫瘍，脊椎炎）

1）癌転移

＜特徴＞
- 転移性脊椎腫瘍は原発性のものより多い．
- 乳癌，肺癌，前立腺癌では転移率が高い．

＜好発部位＞
- 脊椎転移が最も多く，その他，骨盤や肋骨などにも好発する．

＜好発年齢・性差＞
- 50歳以上に多い．
- 男性：肺癌，前立腺癌，女性：乳癌，子宮癌

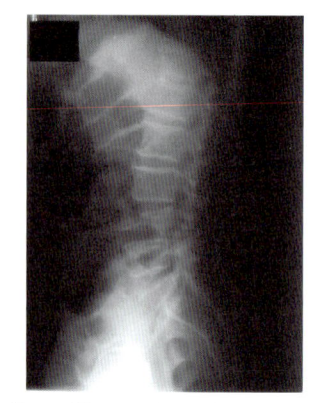

第4腰椎への骨転移（前立腺癌）

＜症状＞
- 頑固な疼痛：疼痛は労作時痛で始まり，徐々に持続性となり，鎮痛薬も無効な頑痛を呈する．
- 病的骨折，脊髄麻痺を起こしやすい．

＜画像診断＞
- 単純X線写真：骨形成型と溶骨型に分けられ，溶骨型が多くみられる．

＜治療法＞
- 放射線治療，制癌剤治療，ホルモン治療が行われる．

2）原発腫瘍

- 良性腫瘍と悪性腫瘍に大別される．
  - 良性腫瘍：血管腫，好酸球性肉芽腫，骨巨細胞腫など
  - 悪性腫瘍：骨肉腫，軟骨肉腫，Ewing肉腫など

＜好発部位＞
- 良性腫瘍：血管腫，好酸球性肉芽腫（胸腰椎），骨巨細胞腫（腰仙椎）
- 悪性腫瘍：ほとんどが脊椎前方に好発する．
  骨肉腫，軟骨肉腫（胸椎や仙椎），悪性リンパ腫（胸腰椎），Ewing肉腫（仙椎）

＜好発年齢＞
- 良性腫瘍：血管腫（小児期），好酸球性肉芽腫（10歳以下），骨巨細胞腫（20～40歳）
- 悪性腫瘍：骨肉腫（10歳代），軟骨肉腫（20～50歳代），Ewing肉腫（10～30歳）

＜症状＞
- 良性，悪性腫瘍とも腰背部痛を初発症状とすることが多い．
- 悪性腫瘍：安静や体位変換でも軽快せず，頑固で増悪する腰背部痛および下肢痛を認める．
  非ステロイド系抗炎症薬は無効．

3）脊椎炎
- 脊椎の炎症疾患：強直性脊椎炎，化膿性脊椎炎，結核性脊椎炎．

（1）強直性脊椎炎
- 脊椎および仙腸関節などに多発性に関節強直をきたす疾患．
- 原因不明

<好発年齢・性差>
- 20歳代，男性に多い．

<症状>
- 腰背部痛，殿部痛
- 脊柱の運動制限
- 深呼吸時の胸部痛
- 四肢関節痛
- アキレス腱部痛

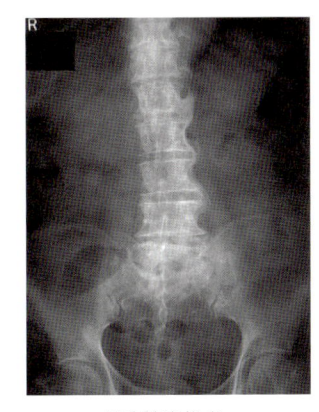

強直性脊椎炎

<画像診断>
- 仙腸関節：早期診断として最も重要である．関節裂隙の開大や狭小化
- 脊椎：前縦靱帯付着部より骨化
  進行すると椎体が互いに強直する竹棒状脊椎（バンブー・スパイン bamboo-spine）

<検査>
- HLA-B27陽性，血沈亢進

<治療法>
- 強度の脊柱後弯には矯正脊椎骨切り術
- 股関節強直には人工関節置換術

（2）化膿性脊椎炎
- 脊椎の化膿性骨髄炎である．
- 起炎菌：黄色ブドウ球菌，レンサ球菌，肺炎球菌．血行性感染
- 下部胸椎，腰椎に好発

<症状>
- 高熱，疼痛：激しい腰痛で起立不能
- 脊椎不撓性，運動制限

<治療>
- 安静臥床，抗生剤投与

(3) 結核性脊椎炎（脊椎カリエス）
- 結核菌感染による脊椎炎である．
- 一次感染巣（肺や胸膜）から，二次的に血行感染により発生．

<好発年齢・好発部位>
- 30～50歳代に多く，胸腰椎に好発する．

<症状>
- 運動痛，安静時痛を認めない．
- 棘突起の圧痛
- 不撓性 ⇒ 前屈制限
- ポットの三徴：亀背形成，膿瘍形成，脊髄麻痺

<診断>
- 血沈亢進，ツベルクリン反応陽性
- 単純X線
  - ・初期症状：骨萎縮，椎間板狭小化
  - ・進行期：骨破壊
  - ・治癒期：椎体の癒合（骨架橋）

<治療>
- 保存療法：ギプスベッド安静，装具療法
- 観血療法：病巣掻爬，脊椎固定術

7. 脊髄腫瘍

- 脊柱管内に発生した腫瘍の総称である．
- 脊柱管内の発生部位から髄内腫瘍，髄外硬膜内腫瘍，硬膜外腫瘍に分類する．
  - ・髄内腫瘍：脊椎実質内に腫瘍が存在するもの．
  - ・髄外硬膜内腫瘍：腫瘍が硬膜内で脊髄の外にあるもの．
  - ・硬膜外腫瘍：腫瘍が硬膜外腔に存在するもの．

<症状>
- 疼痛：初発症状として最も多い．
- 脊髄，神経根に由来する神経痛，安静時痛，夜間痛

<画像診断>
- 単純X線，MRI，CT
  - ・脊髄造影が有用．

<治療法>
- 原則として観血療法．髄内腫瘍は難治性である．

(小山浩司)

演習問題

1) 胸背部および腰部について誤っているのはどれか.
   1. 胸背部には菱形筋・肩甲挙筋などが存在する.
   2. 反復する投球動作により菱形筋を損傷することがある.
   3. 筋・筋膜性の腰痛では, 画像診断が有効である.
   4. 不良姿勢や下肢の形態異常が腰部痛の原因となる.

2) 脊椎分離すべり症について誤っているのはどれか.
   1. 上位椎体が下位椎体に対して後方にすべることが多い.
   2. 腰部棘突起に階段状変形を認める.
   3. すべりが高度になると腰部脊柱管狭窄症を生じる.
   4. すべりの程度はMeyerding分類が用いられる.

3) 特発性側弯症について誤っているのはどれか.
   1. 側弯凸側の肩甲骨突出
   2. 側弯凸側の肩の挙上
   3. 側弯凸側の肋骨隆起
   4. ウエストラインの対称性

4) 特発性側弯症について誤っているのはどれか.
   1. 側弯症の中で最も発生頻度が高い.
   2. 思春期の女性に多くみられる.
   3. Cobb角が指標となる.
   4. ダーメンコルセットにて治療可能である.

5) 腰部脊柱管狭窄症について誤っているのはどれか.
   1. ミルウォーキーブレースが有効である.
   2. Kempテストが陽性となる.
   3. 間欠性跛行が特徴的な所見である.
   4. 閉塞性動脈硬化症との鑑別を要する.

6) 腰椎椎間板ヘルニアについて誤っているのはどれか.
   1. 20～40歳代に好発する.
   2. 男性に多い.
   3. L1/2腰椎間に好発する.
   4. 大腿神経痛を認めることがある.

7) 腰椎椎間板ヘルニアについて正しいのはどれか. 2つ選べ.
   1. 咳やくしゃみで疼痛が増悪する.
   2. 上位腰椎椎間板ヘルニアでは坐骨神経痛を呈する.
   3. アキレス腱反射が亢進することが多い.
   4. 疼痛性側弯を呈する.

8) 腰椎椎間板ヘルニアの検査法でないのはどれか.
   1. SLRテスト
   2. Payr徴候
   3. FNSテスト
   4. ブラガードテスト

9) 骨転移癌で誤っているのはどれか.
   1. 脊椎への癌転移はまれである.
   2. 乳癌, 肺癌, 前立腺癌では転移率が高い.
   3. 50歳以上に好発する.
   4. 鎮痛薬も無効な疼痛を呈することがある.

10) 強直性脊椎炎について正しいのはどれか.
    1. 女性に多い.
    2. 高齢者に好発する.
    3. X線像で竹棒状脊椎を認める.
    4. HLA-B27陰性となる.

11) 誤っているのはどれか.
    1. 化膿性脊椎炎の起炎菌の一つに黄色ブドウ球菌がある.
    2. 化膿性脊椎炎ではツベルクリン反応が陽性となる.
    3. 脊椎カリエスは胸腰椎に好発する.
    4. 脊髄腫瘍では画像検査として脊髄造影が有用である.

12) ポットの三徴について誤っているのはどれか.
    1. 亀背を形成する.
    2. 膿瘍を形成する.
    3. 脊髄麻痺を起こす.
    4. 安静時痛を認める.

第4章　肩部および上腕部の疾患

1. 腱板損傷（rotator cuff の損傷）

- 損傷を受けやすい筋を理解する．
- 好発部位を理解する．
- 症状を理解する．
- 徒手検査を理解する．

<特徴>
- 腱板（回旋腱板）：肩甲下筋，棘上筋，棘下筋，小円筋から構成される．
- 解剖学的に棘上筋が損傷を受けやすい．

<分類>
- 完全断裂
- 不全断裂：滑液包面（表層）断裂，関節面（深層）断裂，腱内断裂

<好発部位>
- 棘上筋腱の大結節付着部から 1.5 cm 近位部．
  *血行の乏しい脆弱部位（critical portion）であるため．

<発生機序>
- 直達外力：肩部の打撲．
- 介達外力：手や肘を衝いた際に大結節部が肩峰に衝突．
- オーバーユース：投球や投てきによる使いすぎ．
- 退行性変性：加齢による変性に繰り返しの張力が加わり断裂する．退行性変性があると，電車の吊り革を持っているときの急停車など，わずかな外力によっても断裂が発生する．
- その他：肩関節脱臼時の合併など

<症状>
- 疼痛
  - 受傷時痛：受傷時に鋭い疼痛．
  - 運動痛：外転 60〜120° の間や肩関節 90° 屈曲位での内外旋で発生する．
  - 限局性圧痛：大結節部，棘下筋筋腹．
  - 夜間痛：患肢を下にした側臥位で寝ると増強する．
- 機能障害：屈曲や外転運動に制限．自動運動による軽度の外転は可能である．
  *体幹を側屈しながら肩をすくめるような動き（trick motion：代償動作）
- 陥凹触知：完全断裂では圧痛部に陥凹を触知する．
- 筋萎縮：完全断裂の陳旧例における棘上筋や棘下筋で発生する．
- 単純 X 線所見：上腕骨頭の上昇（肩峰骨頭間距離の減少），肩峰の骨棘
- 合併症：関節包や滑液包の損傷．

1. 腱板損傷

1 分類
- 腱板断裂では ① 筋の断裂がもっとも多い．

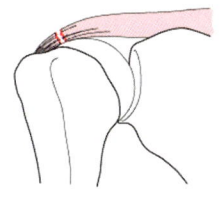

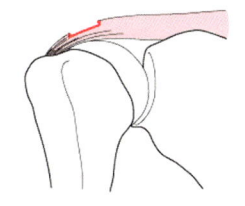

完全断裂　　滑液包面（表層）不全断裂　　関節面（深層）不全断裂　　腱内不全断裂

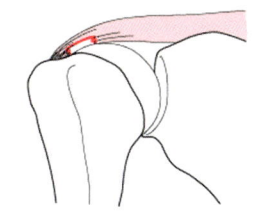

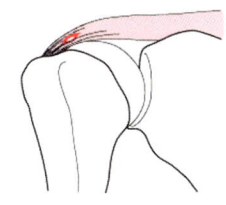

腱板断裂の分類

2 症状
- 腱板断裂が起きると上腕骨頭は，三角筋などの大筋群に牽引され，① が減少する．① の正常値は約10 mmである．

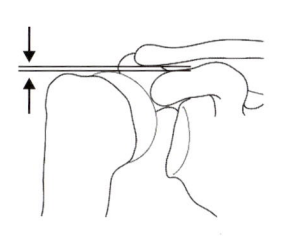

肩峰骨頭間距離の減少 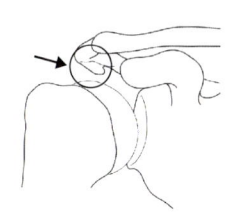　　肩峰の骨棘

- 腱板断裂などがあると，肩関節外転時に体幹を側屈，肘関節を屈曲させて，上肢を上げたような姿勢を取る（② 動作）．
- 写真では肩関節外転約60°であるが，90°外転したような外観となっている．このような"ごまかし"運動を ② 動作あるいは ③ とよぶ．

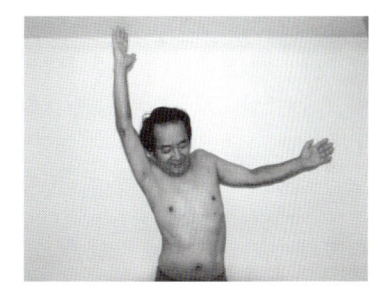

患肢挙上時の代償動作

3 徒手検査
- 腱板断裂では，① や ② が陽性となり，③ まで損傷が及んだ場合に ④ により筋力が低下する．棘上筋テストは肩甲帯の動的安定性が悪い場合や腱板の機能不全によっても低下する．

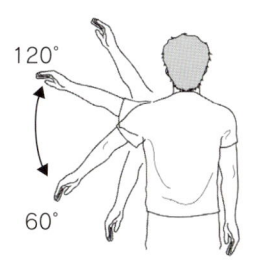

painful arc sign　　drop arm sign　　lift off test　　棘上筋テスト

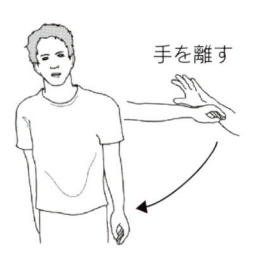

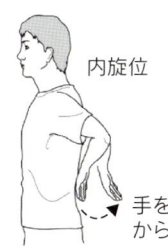

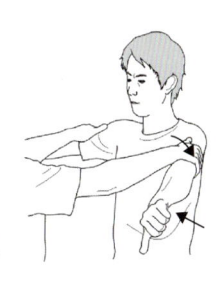

腱板損傷の徒手検査法

<徒手検査法>
- ペインフルアークサイン（painful arc sign）：陽性
- クレピタス（crepitus）：軋音
- ドロップアームサイン（drop arm sign）：陽性
- インピンジメント徴候（impingement sign）
- lift off test：肩甲下筋損傷の確認
- 棘上筋テスト（supraspinatus test）

<治療法>
- 固定肢位：肩関節外転位.
- 完全断裂の場合は観血療法の適応となる.

2. 上腕二頭筋長頭腱損傷

- 上腕二頭筋長頭腱炎と上腕二頭筋長頭断裂は区別して考える.
- 好発年齢を理解する.
- 症状を理解する.
- 評価法を理解する.

<特徴>
- 起始：（長頭）関節上結節，（短頭）烏口突起 → 停止：橈骨粗面
- 加齢変化による腱の変性を伴う40～50歳の肉体労働者に多く発生する.

<発生機序>
- 介達外力：多い
  ・肩関節の外転，外旋運動の反復により小結節との摩擦が起き発生する.（オーバーユース）
  ・上腕二頭筋が緊張した状態にあるときに突然の伸張力が加わり発生する.（自家筋力）

<分類>
- 急性損傷（長頭腱断裂）
  ・結節間溝部での断裂：腱の変性を伴っている場合に多い.
  ・筋腱移行部での断裂：若年者のスポーツ外傷にみられる.
- オーバーユース（腱炎, 腱鞘炎）

<症状>
- 断裂の場合
  ・受傷時痛：断裂音を伴った激痛.
  ・限局性圧痛：結節間溝部.
  ・腫脹：著明（上腕部の皮下出血斑）.
  ・機能障害：疼痛により肘関節屈曲力の低下がみられるが，疼痛の軽減に伴い筋力は回復する.
  ・外観：筋腹が遠位に移動する.
- 腱炎, 腱鞘炎の場合
  ・限局性圧痛：結節間溝部
  ・運動痛：上腕二頭筋に沿った放散痛

第4章 肩部および上腕部の疾患

テキスト ＆ ワーク

2. 上腕二頭筋長頭腱損傷

1 症状
- 上腕二頭筋の筋腹が ① に移動しているのがわかる．

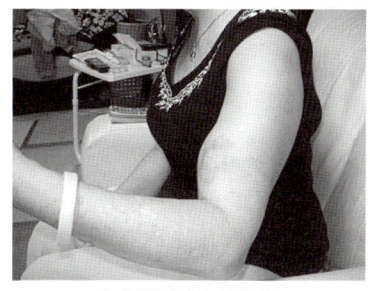

2 徒手検査
- ① では前腕の回外運動，② では肩関節の屈曲運動，③ では肘関節の屈曲運動といった上腕二頭筋の作用に対して検者が負荷を加えることで長頭腱に炎症があると，結節間溝部に疼痛が誘発される．

完全断裂時の外観像

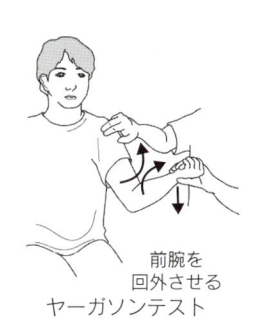

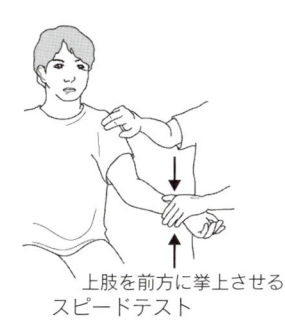

前腕を回外させる
ヤーガソンテスト

上肢を前方に挙上させる
スピードテスト

肘を屈曲させる
肘屈曲テスト

上腕二頭筋長頭腱炎に対する徒手検査法

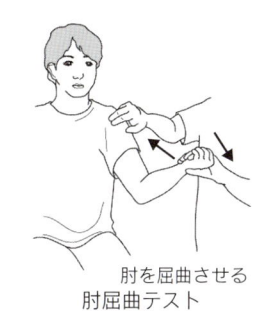

エキスパートへの道 1　腱板疎部（rotator interval）損傷

　烏口突起の外側にある棘上筋腱と肩甲下筋腱との間の解剖学的脆弱部位で，上腕二頭筋長頭腱や烏口上腕靱帯，上関節上腕靱帯が補強している．オーバーアーム動作を繰り返すスポーツでは，この部へのストレスが引き起こす損傷が多くみられる．病態としては不安定型（内旋位での肩の弛緩性）と拘縮型（外旋制限）の2種類があり，外転＋外旋時の運動痛や同部の圧痛を認めることも多い．また，この部で起こった炎症は上腕二頭筋腱長頭へと容易に波及するため，腱板疎部の機能低下は長頭腱による上腕骨頭の安定性を障害する原因ともなりうる．

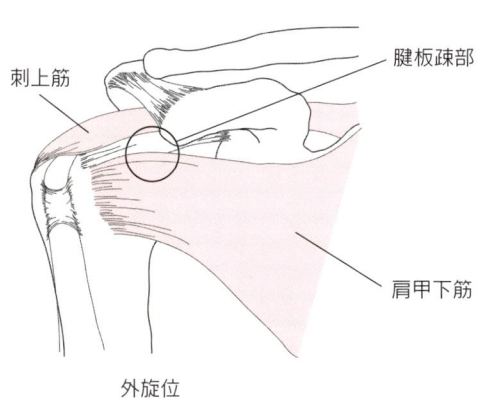

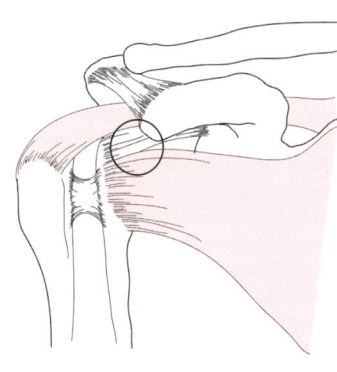

棘上筋　　腱板疎部
肩甲下筋
外旋位　　　　　内旋位

　＜徒手検査＞　＊長頭腱炎に対する検査法
- ヤーガソンテスト（Yergason test）：前腕の回外運動
- スピードテスト（Speed test）：肩関節の屈曲運動
- 肘屈曲テスト（elbow flexion test）：肘関節の屈曲運動

　＜治療法＞
- 長頭腱断裂においても筋力の低下はみられるが，機能障害を残すことは少ない．

3. Bennett 病変

- 好発するスポーツを理解する．
- 発生機序および発生に関与する軟部組織を理解する．

　＜特徴＞
- 野球歴の長い投手に多い．
- Bennett 病変とは関節窩後下方の骨棘をいう．
- 骨棘の有無は痛みの発生に必ずしも関与しない．

　＜発生機序＞
- 投球動作による上腕三頭筋長頭や後方関節包への牽引力により発生する．

　＜症状＞
- 疼痛
  - 運動痛：投球時や肩関節の外転，外旋強制により肩後方に疼痛．
  - 圧痛：肩関節後方
- 機能障害：内旋可動域の制限
- 合併症：腋窩神経の絞扼障害，上腕三頭筋長頭や関節包の後下方部の拘縮

　＜治療法＞
- 投球中止あるいは運動制限とし，その期間にストレッチングや筋力強化トレーニングを行う．

4. SLAP（superior labrum anterior and posterior）損傷

- 発生に関与する軟部組織を理解する．

　＜特徴＞
- 上腕二頭筋長頭腱への牽引力や肩関節への剪断力により上方関節唇の変性，剥離，断裂が起きる．

　＜発生機序＞
- 投球動作（肩関節の外転，外旋強制）の繰り返しにより発生する．
- 手を衝いて転倒した際に骨頭が関節窩上縁に衝突し発生する．

3. Bennett病変，4. SLAP損傷

1 Bennett病変
- 肩甲骨の ① に付着する上腕三頭筋長頭などによる牽引作用によって骨棘ができる

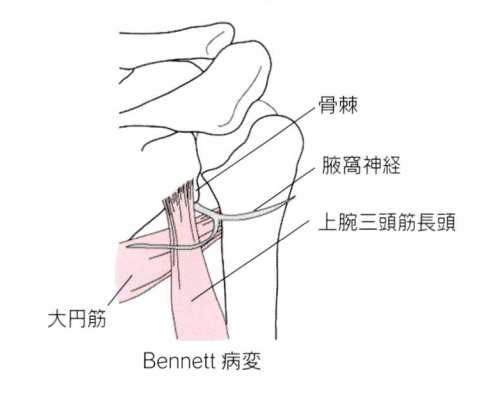

骨棘
腋窩神経
上腕三頭筋長頭
大円筋

Bennett病変

2 SLAP損傷の特徴と分類
- ① など，繰り返される牽引力や肩関節への剪断力により ② 付着部上方関節唇の変性，剥離，断裂が生じるものである．TypeⅠからⅣに分類される．

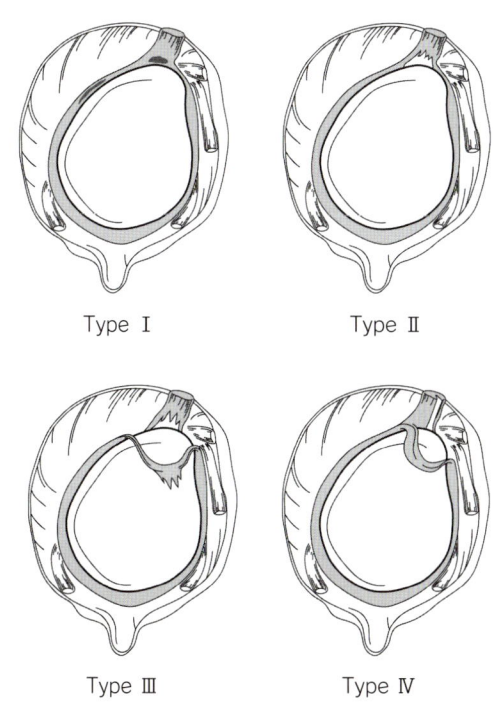

Type Ⅰ　　Type Ⅱ

Type Ⅲ　　Type Ⅳ

SLAP損傷のSnyder分類

3 SLAP損傷の徒手検査
- Crank test：肩甲骨面上で肩関節外転160°，肘関節90°屈曲位とした状態で，上腕骨骨頭を関節窩に押し付けるようにしながら肩関節の内旋，外旋を行う．このときに疼痛が出現したり， ① を感じたら陽性とする．

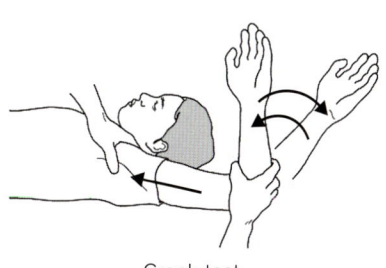

Crank test

＜分類＞
- Snyder 分類
  - Ⅰ型：上方関節唇の変性
  - Ⅱ型：上方関節唇の剥離
  - Ⅲ型：上方関節唇のバケツ柄様断裂
  - Ⅳ型：上腕二頭筋長頭腱の部分断裂に至る垂直断裂

＜症状＞
- 投球時や，上腕の挙上回旋運動により疼痛を呈する．

＜徒手検査＞
- Crank test：上方関節唇の疼痛やクリックを検査する．

＜治療法＞
- 保存療法をまず行い，改善しない場合は観血療法を選択することもある．

5. 肩峰下インピンジメント症候群

- 好発スポーツおよび発生機序を理解する．
- 評価法を理解する．
- 症状を理解する．

＜特徴＞
- 大・小結節や腱板，肩峰下滑液包が肩挙上時に烏口肩峰アーチ（肩峰-烏口肩峰靱帯-烏口突起で形成）に衝突し，腱板炎や肩峰下滑液包炎が発症する．

＜発生機序＞
- 肩関節挙上位を繰り返す動作により発生する（投球，テニスのサーブ，水泳など）．
- 肩峰下インピンジメントを引き起こす主な病態
  - 肩峰下滑液包の癒着
  - 腱板断裂または腱板の筋力低下
  - 後方関節包の拘縮

＜病期＞
- Neer 分類
  - 第1期：浮腫および出血期
  - 第2期：線維化または腱炎の時期
  - 第3期：骨棘形成や腱板の部分または完全断裂の時期

＜症状＞
- 疼痛
  - 運動痛：肩挙上時の疼痛，夜間痛
- 機能障害
  - 筋力低下
  - 後方関節包の拘縮による水平内転や内旋可動域の制限．

5. 肩峰下インピンジメント症候群，6. リトルリーガーズショルダー，7. 動揺性肩関節

1 肩峰下インピンジメント症候群の徒手検査
- Neer's impingement sign：座位あるいは立位にて検者は片手で肩甲骨を上方より固定，他方の手で ① した患肢を挙上させる．
- Hawkins' impingement sign：坐位あるいは立位で肩関節90° ② ・ ③ 位から患肢を内旋させる．

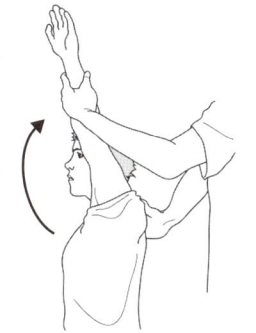

Neer's impingement sign 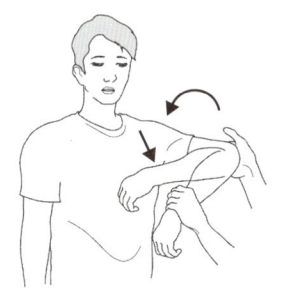　Hawkins' impingement sign

2 リトルリーガーズショルダー
- 10〜15歳の少年野球の投手・捕手に多い．骨端が ① へ転位しているのがわかる．

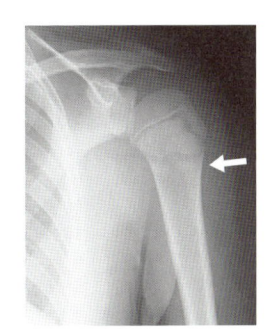

リトルリーガーズショルダー

3 動揺性肩関節（loose shoulder）の症状
- loose shoulderでは，挙上位の単純X線写真により ① 現象がみられることがある．
- loose shoulderでは，下方への牽引力を加えるsulcus signにより，骨頭が ② へ偏位する．

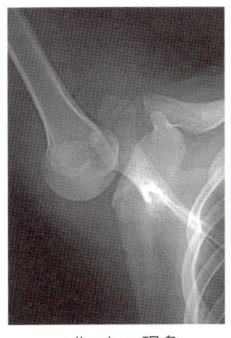

slipping 現象 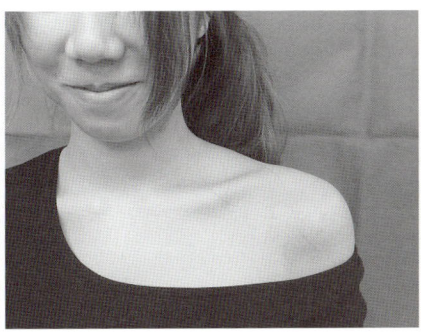　　　無負荷 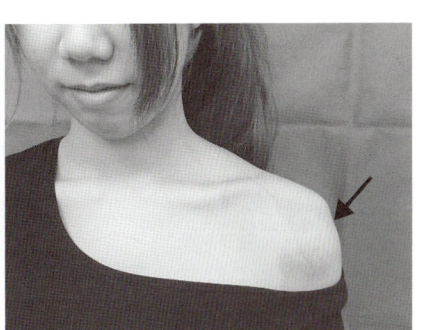　　　下方への牽引

sulcus sign

<徒手検査>
- ペインフルアークサイン（painful arc sign）
- インピンジメント徴候（impingement sign）
  ・Neer's impingement sign
  ・Hawkins' impingement sign

<治療法>
- 保存療法：運動を制限し，その期間にストレッチングや筋力強化トレーニングを行う．

6. リトルリーガーズショルダー（little leaguer's shoulder）

- 好発するスポーツおよびポジションを理解する．
- 骨片の転位方向を理解する．

<特徴>
- 10～15歳の少年野球の投手と捕手に多い．
- 上腕骨近位の骨端成長軟骨板の炎症か骨端線離開（疲労骨折）となる．
- Salter-Harris（S-H）分類のⅠ型がほとんどである．
- 進行すると骨端が内後方転位する．

<発生機序>
- 投球時のフォロースルー期（上腕の内転，伸展，内旋）にかかるねじれと張力により発生する．

<症状>
- 疼痛
  ・運動痛：投球動作時の疼痛
  ・圧痛：骨端線部の外側
- 熱感：急性期に認められる．

<治療法>
- 保存療法
  ・投球数の制限または禁止する．
  ・骨端線離開は骨折に準じた処置を施す．

7. 動揺性肩関節（loose shoulder）

- 男女差を理解する．
- 評価法を理解する．
- 原因を理解する．

<特徴>
- 肩関節の構成体に明らかな異常はないが，肩関節の動揺性を認める不安定症のことをいう．
- 若年者，女性，オーバーアーム動作を行うスポーツ選手（野球，バレーボールなど）に多い．
- 全身関節弛緩性を伴う場合もある．
- 両側性が多い．

＜発生機序＞
- 持ち上げ動作やスポーツ活動などの軽微な外力によって肩の不安定感を訴える．
- 関節窩の形成不全やコラーゲンの代謝異常なども原因として考えられている．

＜症状＞
- 疼痛：肩のだるさや重さ，運動時の鈍痛．
- 動揺性：主に下方に認められる（前方や後方も）．
- 単純X線：slipping現象．

＜徒手検査＞
- サルカス徴候（sulcus sign）：下方へ牽引した際の肩峰下の間隙の増大が内・外旋ともに陽性となる．
- load and shift test：上腕骨頭を前後方向へ移動させた際に動揺がみられる．

＜治療法＞
- 腱板および肩関節周囲筋の筋力強化トレーニングを行う．

8. 肩甲上神経絞扼障害

- 発生に関与する動きおよび好発スポーツを理解する．

＜特徴＞
- 肩甲切痕を通過する肩甲上神経が上肩甲横靱帯やガングリオンによって絞扼を受ける．
- 肩甲棘基部の外側縁にある棘窩切痕と下肩甲横靱帯で形成される孔を通る棘下筋枝の絞扼である．
- 投球やスパイク動作などのフォロースルー期にみられる肩甲骨の運動（外転，下制，下方回旋）による肩甲上神経の牽引と絞扼部位での摩擦が原因である．

＜症状＞
- 肩甲部の疼痛と夜間痛
- 棘下筋の萎縮による肩関節の外転や外旋力の低下がみられる．

9. 腋窩神経絞扼障害

- 発生部位およびそれに関与する組織を理解する．

＜特徴＞
- 後方四角腔（quadri-lateral space）を通る腋窩神経，後上腕回旋動脈が打撲や出血，絞扼などで障害を受ける．
- 肩関節を外転，外旋するスポーツ選手（野球やボート競技など）に多い．

＜症状＞
- 肩外側の疼痛と後方四角腔部の圧痛
- 肩外側の知覚障害
- 三角筋の萎縮による外転筋力の低下がみられる．

> ☞ check point：後方四角腔とは，肩甲骨外縁，肩関節下包，上腕三頭筋長頭，大円筋とで囲まれた間隙のこと．

10. 肩関節周囲炎（五十肩）

<特徴>
- 40歳以降（特に50〜60歳代）に多い．
- 腱板損傷，石灰性腱炎，肩峰下滑液包炎，上腕二頭筋長頭炎などを除外した，原因がはっきりしない肩関節の疼痛を伴った運動障害（拘縮）のことを肩関節周囲炎という．
- 糖尿病，甲状腺疾患，心臓疾患，腫瘍による肩の拘縮との鑑別が必要である．

<症状>
- 疼痛
  - 運動痛：特に外転，外旋時に顕著にみられる．
  - 圧痛：初期には烏口突起周辺に発生し，その後肩前外方部から肩後方部へと移動するものが多い．
- 機能障害：肩関節の外旋，内旋，挙上動作，水平伸展動作に制限がみられる（結帯や結髪動作困難）．
- 病期
  - 炎症期：強い疼痛（夜間痛）と疼痛による運動制限が顕著な時期．
  - 拘縮期：拘縮による運動制限がみられる時期．（温熱作用で症状は軽減する）
  - 解氷期：拘縮が緩解し，運動痛や夜間痛も改善する時期．

<治療法>
- 炎症期：運動制限，肩の保温
- 拘縮期：温熱療法，ストレッチング，Codman体操
- 解氷期：自動運動，ストレッチングの継続

11. 石灰沈着性腱板炎

- **好発する年齢および性別を理解する．**

<特徴>
- 関節周囲の軟部組織にアパタイト結晶が沈着し炎症を引き起こすもので，肩関節（腱板）に好発する．
- 40〜60歳の女性に多い．

<症状>
- 疼痛：突然の激しい疼痛（夜間痛）
- 発赤と熱感がみられる．
- 疼痛により運動不能となる．

<治療法>
- 通常，石灰は1〜2週間で肩峰下滑液包に吸収され，症状は4週間以内には軽快する．
- 症状の強いときは石灰の穿刺，吸引が行われる．

12. 変形性肩関節症，変形性肩鎖関節症

<特徴>
- 変形性関節症：X線像で上腕骨頭や関節窩の骨棘，骨硬化像または関節裂隙の狭小化がみられる．
- 外傷後や反復性脱臼によって二次的に発生する．

(西川 彰)

---

8. 肩甲上神経絞扼障害，9. 腋窩神経絞扼障害，10. 肩関節周囲炎，11. 石灰沈着性腱板炎，12. 変形性肩関節症，変形性肩鎖関節症

1 肩甲上神経絞扼障害
- 投球動作やバレーボールのスパイク動作などで，肩甲骨の外転，下制，下方回旋が反復されることで，肩甲上神経の牽引と絞扼部位での摩擦によって起こる．□①□筋の萎縮が著明に現れる．

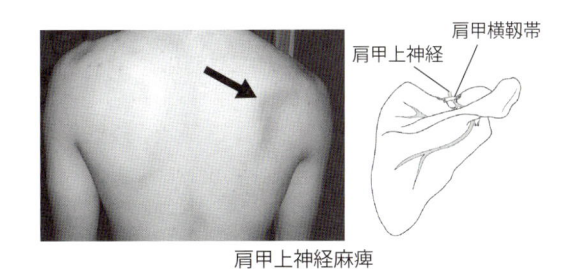

肩甲上神経麻痺

2 腋窩神経絞扼障害
- 腋窩神経は，□①□，□②□，□③□長頭，□④□に囲まれた後方四角腔を通過する．この部位で絞扼が起きると上腕骨外側の知覚障害と三角筋の萎縮がみられる．

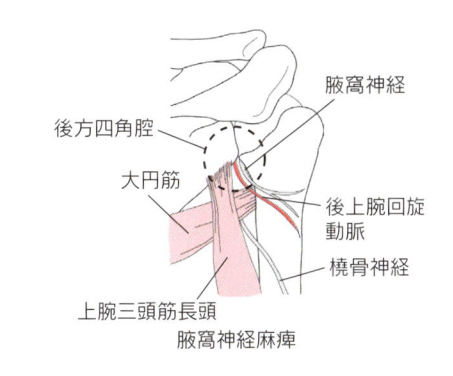

腋窩神経麻痺

3 石灰沈着性腱板炎
- 40〜60歳の□①□に多く発症し，□②□に突然激しい疼痛を認め，発赤，熱感，疼痛による運動障害を呈する．

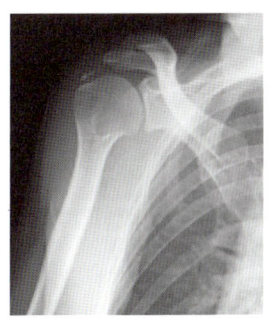

石灰沈着性腱板炎

演習問題

1) 腱板断裂について誤っているのはどれか．
   1. 最も損傷を受けやすいのは棘上筋である．
   2. 大結節付着部で断裂することが多い．
   3. 運動痛は外転60〜120°の間で認めることが多い．
   4. 大結節部に圧痛を認める．

2) 腱板損傷のテスト法として最も関係ないのはどれか．
   1. sulcus sign
   2. drop arm sign
   3. lift off test
   4. impingement sign

3) 上腕二頭筋腱断裂について誤っているのはどれか．
   1. 40〜50歳代の肉体労働者に好発する．
   2. 結節間溝部に圧痛を認める．
   3. 肘関節屈曲力が低下する．
   4. 筋腹が近位に移動する．

4) 上腕二頭筋長頭腱炎のテスト法でないのはどれか．
   1. スピードテスト
   2. ヤーガソンテスト
   3. ペインフルアークサイン
   4. 肘屈曲テスト

5) Bennet病変について誤っているのはどれか．
   1. 投球動作により発生する．
   2. 上腕三頭筋腱や関節包の牽引力により発生する．
   3. 肩関節後方に圧痛を認める．
   4. 肩関節内転・内旋時に運動痛を認める．

6) SLAP損傷について誤っているのはどれか．
   1. 上腕二頭筋による牽引力が原因となる．
   2. 前下方の関節唇損傷である．
   3. Snyder分類のⅠ型は関節唇の変性である．
   4. Crank testが陽性となる．

7) 肩峰下インピンジメント症候群の原因でないのはどれか．
   1. 動揺性肩関節
   2. 後方関節包の拘縮
   3. 腱板断裂
   4. 肩峰下滑液包の癒着

8) リトルリーガーズショルダーについて誤っているのはどれか．
   1. 5〜8歳の男児に好発する．
   2. 上腕骨近位の成長軟骨板の炎症である．
   3. 進行すると骨端の内後方転位を認める．
   4. Salter-HarrisⅠ型に相当する．

9) 動揺性肩関節について誤っているのはどれか．
   1. 片側性であることが多い．
   2. 主に下方への不安定性を認める．
   3. 単純X線検査にてslipping現象を認める．
   4. Load and shift testが陽性となる．

10) 肩甲上神経が絞扼されたときにみられないのはどれか．
    1. 棘上筋の萎縮
    2. 小円筋の萎縮
    3. 肩関節外転筋力の低下
    4. 肩関節外旋筋力の低下

11) 腋窩神経絞扼障害について正しいのはどれか．
    1. 母指の知覚異常が出現する．
    2. 上腕二頭筋が萎縮する．
    3. 肩関節内転筋力が低下する．
    4. 後方四角腔にて腋窩神経が絞扼される．

12) 石灰沈着性腱板炎について正しいのはどれか．
    1. 中高年の男性に多い．
    2. 夜間に突然の激しい疼痛を認める．
    3. 関節裂隙の狭小化がみられることが多い．
    4. 観血療法の適応となることが多い．

第5章 肘部の疾患

1. パンナー病（Panner病）

- 好発する年齢および性別を理解する.
- 発生部位および鑑別診断を理解する.

＜特徴＞
- 運動歴がほとんどない4～10歳男子の利き腕に発症する上腕骨小頭の骨端症である.
- 上腕骨小頭や外顆骨端核全体が壊死に陥る.
- 発生頻度は低い.

＜症状＞
- 軽度の疼痛.
- 可動域制限．特に伸展が制限される.

＜治療＞
- 保存療法が原則である.
- 予後は良好で，後遺症はほとんどない.

＜鑑別診断＞
- 離断性骨軟骨炎との鑑別診断が必要である.

2. 円回内筋症候群

- 絞扼部位を理解する.
- 症状を理解する.

＜特徴＞
- 正中神経の絞扼性神経障害である.
- 過剰な肘の屈曲伸展動作，前腕回旋動作の反復によって発症する.
- 特に誘因なく発症することがある.

＜絞扼部位＞
- 正中神経が通過する3ヵ所で絞扼される.
    1) 上腕二頭筋腱膜（lacertus fibrosus）
    2) 円回内筋腱膜様組織（円回内筋トンネル入口）
    3) 浅指屈筋起始部模様アーチ

＜症状＞
- 前腕前面部の鈍痛とだるさ，手指のしびれ感.
- つまみ動作（pinch）困難.
- 正中神経領域のしびれ.
- 絞扼部の圧痛と症状誘発テストが陽性となる.
- 前腕屈筋群の筋力低下が認められるが，著明な運動麻痺はない.

- 時に母指球萎縮を認めることがある．
- Tinel徴候が陽性となる．

＜治療法＞
- 保存療法を主体とした経過観察を行う．
- 数ヵ月以上麻痺が回復しなければ観血療法を考慮する．

3. 後骨間神経麻痺

- 後骨間神経の解剖および絞扼部位を理解する．
- 症状を理解する．
- 発生機序を理解する．

＜特徴＞
- 橈骨神経が浅枝の感覚枝と深枝の運動枝に分岐し，運動枝を後骨間神経とよぶ．
- 深枝（運動枝）は後骨間神経となって，回外筋の近位膜性部であるフローゼのアーケード（arcade of Frohse）を通過する．
- 橈骨神経に砂時計様くびれが確認されることがある．

＜絞扼部位＞
- フローゼのアーケード（arcade of Frohse）．
- 腕橈関節屈側部．
- 短橈側手根伸筋近位部．

＜発生機序＞
- 前腕回外動作の反復や酷使．
- ガングリオンや脂肪腫などによる圧迫．
- Monteggia脱臼骨折，橈骨頭前方脱臼による合併症．
- 特に誘因なく発症することがある．

＜症状＞
- 肘部から前腕外側部の鈍痛．
- 手指の伸展ができない．
- 母指の伸展と外転ができない．
- 尺側手根伸筋（後骨間神経支配）麻痺のため，手関節は橈側偏位する．
- 手関節背屈は可能である．長橈側手根伸筋は橈骨神経本幹支配のため麻痺を免れるため．
- 感覚障害は認められない．

＜治療法＞
- 保存療法による経過観察を行う．
- 6ヵ月以上麻痺が回復しなければ神経剥離術を選択する．

1. パンナー病, 2. 円回内筋症候群

1 パンナー病（Panner病）
- ① 歴がほとんどない4〜10歳男子の利き腕に発生する上腕骨 ② の骨端症である．鑑別診断として離断性骨軟骨炎があるが，離断性骨軟骨炎の多くは12歳以上で，野球などの運動歴がある．

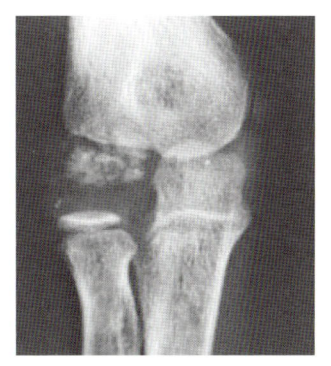

パンナー病

2 正中神経の走行
- 正中神経は図のように ① ， ② ， ③ を通過する．この3ヵ所で絞扼が起きやすい．

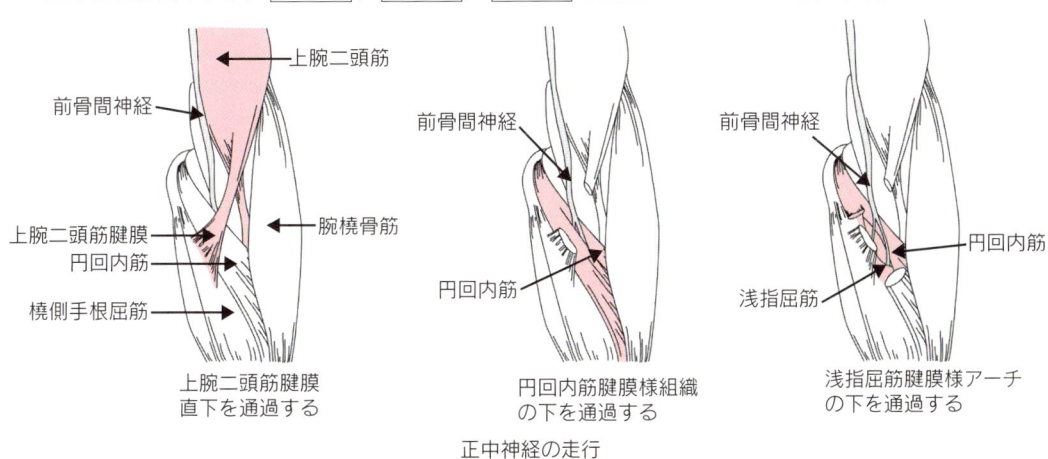

上腕二頭筋 / 前骨間神経 / 上腕二頭筋腱膜 / 円回内筋 / 橈側手根屈筋 / 腕橈骨筋
上腕二頭筋腱膜直下を通過する

前骨間神経 / 円回内筋
円回内筋腱膜様組織の下を通過する

前骨間神経 / 円回内筋 / 浅指屈筋
浅指屈筋腱膜様アーチの下を通過する

正中神経の走行

3 円回内筋症候群の徒手検査
- 円回内筋症候群の検査を図に示す．徒手検査により，症状が ① される．

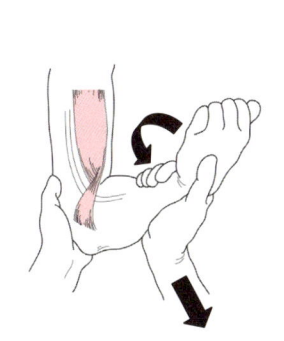

上腕二頭筋腱膜による圧迫 　 円回内筋による圧迫 　 浅指屈筋腱起始部での圧迫

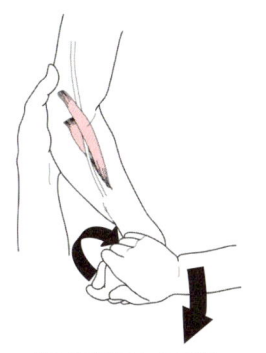

円回内筋症候群に対する徒手検査

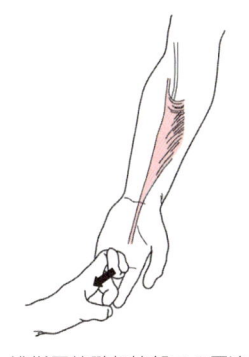

4. 前骨間神経麻痺

- 絞扼部位および支配筋を理解する．
- 症状を理解する．

＜特徴＞
- 正中神経から分岐した前骨間神経の麻痺である．
- 円回内筋や浅指屈筋起始部腱性アーチで絞扼される．
- 前骨間神経は長母指屈筋，示指深指屈筋，方形回内筋を支配する．
- 前骨間神経に砂時計様くびれが形成されていることがある．
- 特に誘因なく発症することがある．

＜症状＞
- 母指と示指でのピンチ動作ができなくなる（tear drop sign）．
- 前骨間神経は運動神経であるため，通常知覚障害は認められない．
- 長母指屈筋と示指の深指屈筋の麻痺によって母指IP関節と示指DIP関節が屈曲できない．
  - ＊tear drop sign（涙滴徴候）：母指と示指のピンチで正円を作ろうとすると，母指IP関節と示指DIP関節の屈曲障害により，あたかも涙のしずく様のピンチとなる．

＜治療法＞
- 保存療法による経過観察を行う．
- 数ヵ月以上麻痺が回復しなければ神経剥離術を選択する．

5. コンパートメント症候群

- 前腕コンパートメントの解剖を理解する．
- 症状および徒手検査を理解する．

＜特徴＞
- 前腕屈筋群の筋区画（compartment）の内圧が各種の原因によって上昇し，筋・神経組織の壊死や機能障害をきたすもの．
- 不可逆性の筋壊死にいたることがある．
- Volkmann阻血性拘縮は不可逆性のコンパートメント症候群である．

＜前腕部のコンパートメント＞
- 前腕伸筋群コンパートメント，前腕屈筋群コンパートメント，橈側伸筋群コンパートメント

＜発生原因＞
- 急性型：骨折，打撲，圧挫症候群，筋損傷，動脈損傷，包帯やギプスの緊縛などが原因．
- 慢性型：運動に伴って症状が現れ，休息によって症状が軽減または消失する．

＜発生機序＞
- 外傷 → 筋の出血 → 区画内圧の上昇 → 毛細血管の攣縮 → 循環障害 → 筋阻血状態 → 筋壊死 → 毛細血管透過性上昇 → 浮腫 → 区画内圧の上昇へと進行する．
- 慢性型はオーバーユースによる筋量の増加と筋膜の肥厚により発生する．

3. 後骨間神経麻痺, 4. 前骨間神経麻痺

1 後骨間神経麻痺の絞扼部位
- 後骨間神経は橈骨神経深枝の ① 枝であり, ② のアーケードを通過する. 感覚枝である浅枝は走行が異なるため, この部位での圧迫を受けない.

2 後骨間神経麻痺の症状
- 後骨間神経麻痺における様相:手関節 ① は可能であるが, 橈側に偏位してしまい, 手指は ② できない. 特に誘引なく発生することも多いが, ③ 脱臼骨折の伸展型, ④ 前方脱臼に合併することが多い.

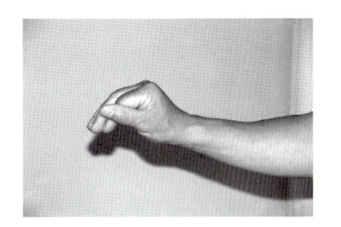

後骨間神経麻痺の外観

3 前骨間神経麻痺の症状
- 前骨間神経麻痺では, 母指IP関節と示指PIP関節が ① できず ② してしまう(左手). そのためperfect O signができず, 涙のしずくのような肢位をとる.

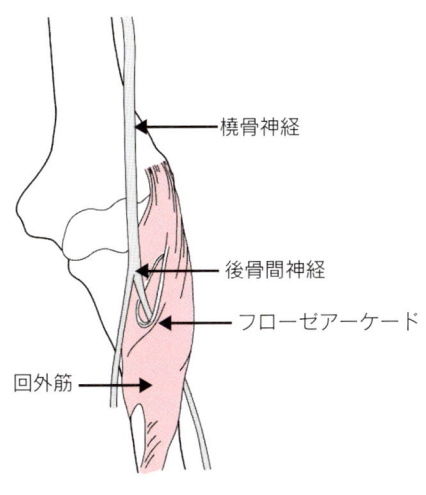

橈骨神経
後骨間神経
フローゼアーケード
回外筋

後骨間神経の走行

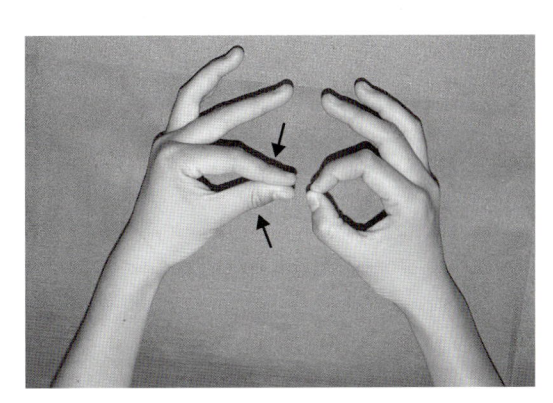

tear drop sign

＜症状＞
- 急性では, 通常数時間〜48時間以内に発症する.
- いわゆる5P徴候に注意するが, すべての徴候が現れるわけではない.
- 前腕屈筋群では passive muscle stretching test で手関節を他動的に背屈させると著明な疼痛が生じる.
- 前腕屈筋群掌側区画症候群では指の他動的伸展で疼痛が増強される.

☞ **check point：**
5P徴候
①疼痛 pain
②蒼白 pallor
③脈拍減弱 pulselessness
④運動麻痺 paralysis
⑤感覚異常 paresthesia

- 屈筋群では正中神経や尺骨神経が障害される．
- 伸筋群では橈骨神経が障害される．

<治療法>
- 数時間〜48時間以内に生じた症状については慎重に対応する．
- 筋肉は阻血時間が6〜8時間以上で，不可逆性変化を生じる．
- 包帯やギプスの緊縛がある場合，すみやかに除去する．
- 急速に症状が進行する場合は，緊急の専門的処置（区画内圧測定から筋膜切開処置）が必要である．
- 慢性型では運動を休止して安静を保持し，経過を観察する．

エキスパートへの道 1　コンパートメント症候群

　5P徴候だけではなく，臨床的な立場から腫脹（puffiness）や他動的背屈痛（passive muscle stretching test）などを含め6P徴候とする考えもある．臨床において5P徴候がそろっている場合は，すでに状態は進行していると判断し，早急に専門医へ移送する．鑑別診断の重要性：運動後の発生は圧倒的に下腿部に多い．見逃しのないよう，丁寧な問診と検査によって，疲労骨折，骨膜炎，腱炎，腱周囲炎，絞扼性神経障害などと鑑別することが重要である．

6. 肘関節後外側回旋不安定症（PLRI : posterolateral rotarory instability）

- 発生機序を理解する．
- 徒手検査を理解する．

<特徴>
- 主に肘関節後方脱臼に合併した肘関節外側側副靱帯複合体損傷によって，肘関節の後外側回旋方向への不安定性のあるものをいう．
- 肘関節の内反不安定性および橈骨頭の外側への突出が認められる．
- 肘関節外側側副靱帯複合体の解剖：外側側副靱帯複合体は，外側側副靱帯，橈側側副靱帯，外側尺側側副靱帯，橈骨輪状靱帯，副靱帯，外側伸筋群起始腱などの総称である．

<発生機序>
- 肘関節軽度屈曲位で手を後方につき転倒すると，肘関節に内反，回外，軸圧，屈曲などの各方向に外力が作用した結果，肘関節の外側側副靱帯複合体が断裂して肘関節後外側脱臼が発生し，肘関節に後外側回旋不安定性が生じる．

<症状および評価>
- 肘関節後方脱臼の既往歴，現病歴がある．
- 反復性肘関節後方脱臼がある場合は本症を疑う．
- 後外側回旋不安定性誘発テスト（pivot shift test）が陽性となる

<治療法>
- 内反不安定性が強い場合や反復性脱臼を呈する場合は観血療法の適応である．

テキスト ＆ ワーク

5．コンパートメント症候群，6．肘関節後外側回旋不安定症

1 前腕部のコンパートメント
- 前腕のコンパートメントは3つに分けられる．□①□コンパートメント，□②□コンパートメント，□③□コンパートメントである．

2 コンパートメント症候群の症状
- 前腕のコンパートメント症候群では，□①□を他動的に□②□すると□③□群に激痛が出現する．これをpassive muscle stretching testという．
- 阻血性症状の5P徴候：軽症の場合，急性期では冷感程度の症状が出現する．慢性化した場合，無症状であることも少なくない．重症では患肢にチアノーゼを認め，激痛および□④□異常，□⑤□麻痺を生じる．

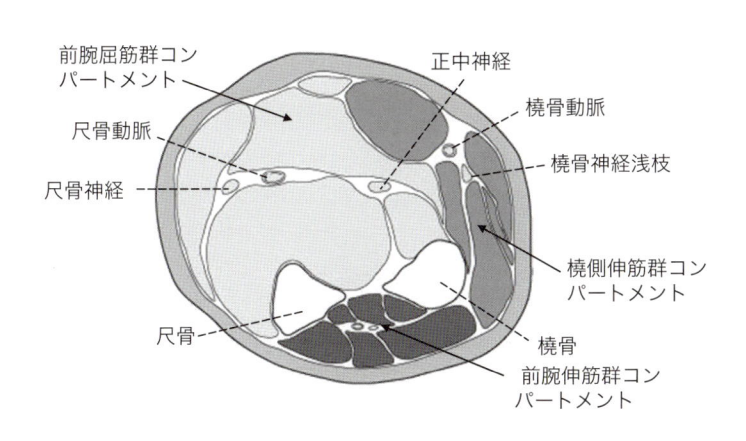

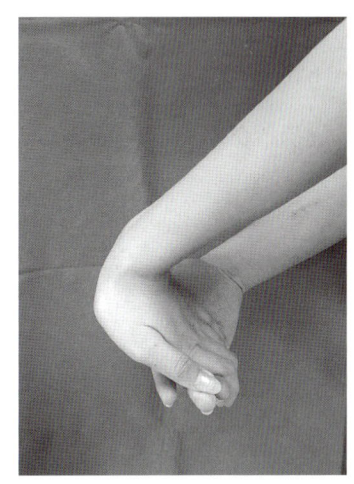

前腕屈筋群コンパートメント
尺骨動脈
尺骨神経
正中神経
橈骨動脈
橈骨神経浅枝
橈側伸筋群コンパートメント
尺骨
橈骨
前腕伸筋群コンパートメント

passive muscle stretching test

3 肘関節後外側回旋不安定症（PLRI）
- 肘関節後外側回旋不安定性誘発テストを□①□と呼ぶ．患者は背臥位．患側上肢を挙上し，上腕部を外旋位で固定する．前腕最大回外位として前腕または手関節部を把持する．ついで肘関節に外反強制と軸圧を加えながら，肘関節を最大伸展位から徐々に屈曲してゆく．腕尺関節橈側が回旋し亜脱臼し，次いで腕橈関節が亜脱臼する．肘関節屈曲40°位で転位が最大となり，肘関節後外側皮膚に陥凹が現れる．さらに屈曲すると，肘関節は突然整復される．

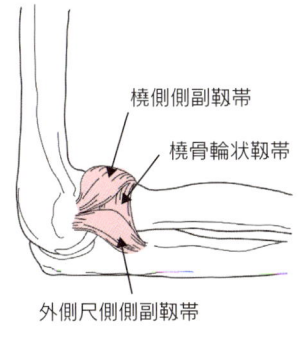

橈側側副靱帯
橈骨輪状靱帯
外側尺側側副靱帯

肘関節外側側副靱帯複合体

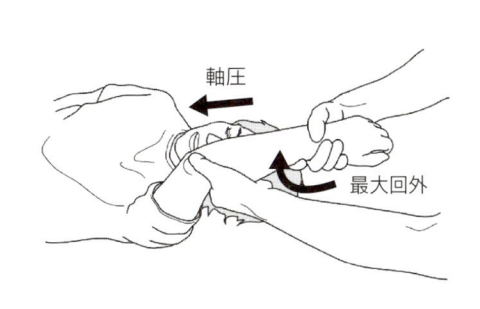

軸圧
最大回外

後外側回旋不安定性誘発テスト（pivot shift test）

7. 肘内側側副靱帯損傷

- 内側側副靱帯の解剖および略称を理解する．
- 発生機序を理解する．
- 評価法を理解する．

<特徴>
- 肘関節の内側側副靱帯は前斜走線維，後斜走線維，横走線維で構成される．
- 前斜走線維が外反ストレスに対し最も制動する．

<発生機序>
- 外傷：肘関節後方脱臼，橈骨頭（頸部）骨折などに合併して発生する場合と，手をつき損傷する場合などがある．
- オーバーユース：野球肘，特に投球動作時の肘関節外反動作の反復で発生する．

<症状>
- 肘関節内側側副靱帯部の圧痛．
- 急性期では腫脹，疼痛，関節可動域制限．
- 慢性期では尺骨神経刺激症状，肘関節外反での疼痛．

<徒手検査>
- 外反ストレステスト：肘関節に外反ストレスを加え，疼痛および不安定性を確認する．

<治療法>
- 骨折，脱臼，捻挫などに合併する場合は適切な固定と安静を行う．
- 完全断裂，重度の尺骨神経麻痺では観血療法を選択する．

<その他の特記事項>
- 小児の野球肘では，内側上顆骨端部損傷による裂離骨折が生じることがあり，リトルリーグ肘と呼ばれる．肘外反不安定性や尺骨神経障害が発生することがある．

8. 肘部管症候群

- 発生機序を理解する．
- 症状を理解する．
- 評価法を理解する．

<特徴>
- 上腕骨内側上顆後方の肘部管にある尺骨神経の圧迫や牽引によって発生する絞扼性神経障害である．

<発生機序>
- 肘関節外反変形，骨棘，ガングリオンなどにより，肘部管内にある尺骨神経に圧迫力や牽引力が加わり発症する．
- 上腕骨滑車形成不全や，上腕骨外顆骨折後の外反肘変形が原因となる．

7. 肘内側側副靱帯損傷，8. 肘部管症候群

1 肘内側側副靱帯損傷の特徴
- 内側側副靱帯は左下図のように3つの線維で構成される．外反ストレスに最も制動するのは ① 線維である．

2 肘内側側副靱帯損傷の検査法
- 外反ストレステスト：肘関節軽度屈曲位（15～30°），前腕回外位で，検者は肘関節に外反方向にストレスを加え，肘関節の ① 性や ② を確認する．

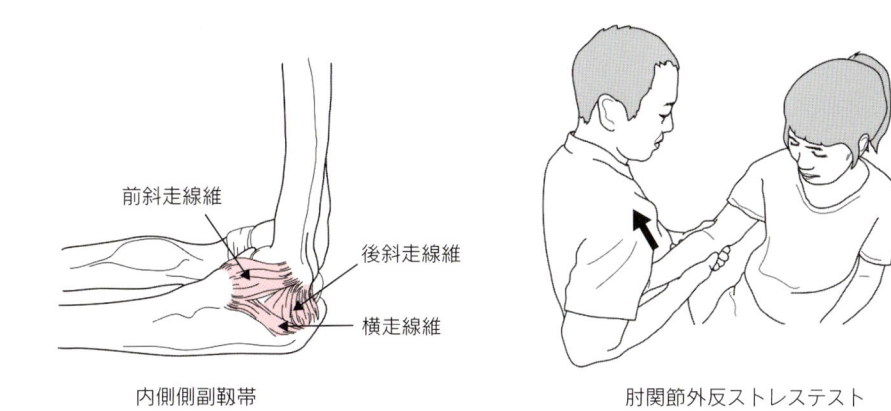

内側側副靱帯

肘関節外反ストレステスト

3 肘部管症候群の症状
- 鷲手： ① 神経麻痺により尺側のMP関節が ② し，PIP関節，DIP関節が ③ する．
- ボタンがかけにくいなどの ④ 運動障害がみられる．

4 肘部管症候群の徒手検査
- Tinel徴候：肘部管に向かって遠位から ① してゆくと，尺骨神経領域に痛みやしびれが放散する．
- フローマン徴候：母指と示指の間に紙を挟ませ，紙を引っ張る． ② 筋， ③ 筋， ④ 筋の筋力低下のために，正中神経支配の ⑤ 筋が代償して働き，母指IP関節が強く屈曲する．紙は容易に引き抜かれてしまう（右手）．

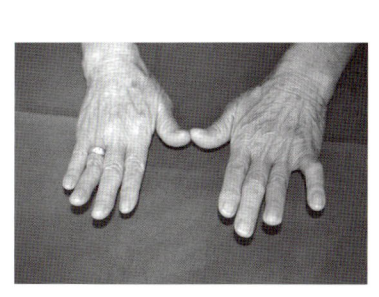

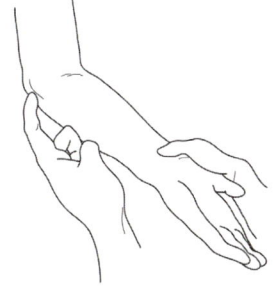

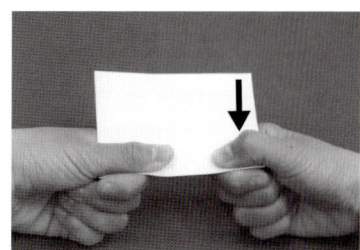

鷲手　　　Tinel徴候　　　フローマン徴候（Froment sign）

<症状>
- 前腕から手部におよぶ尺骨神経領域の痛みやしびれ．
- ボタンがかけにくい，箸が使いにくいなどの手指巧緻運動障害が認められる．
- 鉤爪手（claw hand）や鷲手（claw finger）を呈することがある．

<検査法>
- Tinel徴候，肘屈曲テスト（Elbow flexion test），フローマン徴候（Froment sign）

> **check point：** フローマン徴候とは，母指と示指で紙を挟ませ引っ張ると母指内転筋，短母指屈筋，第1背側骨間筋の筋力低下のために正中神経支配の長母指屈筋腱が代償して働き，母指IP関節が強く屈曲する．

<治療>
- 運動麻痺や筋萎縮が著明な場合は観血療法の適応である．

<その他特記事項>
- 遅発性尺骨神経麻痺：小児期の上腕骨外顆骨折，顆上骨折などに起因する．骨折後数ヵ月～数十年後に発症する尺骨神経麻痺である．肘部変形（特に外反変形）によって肘部管に牽引力と摩擦力が加わった結果発症する．

9. 変形性肘関節症

- 発生要因を理解する．
- 症状を理解する．

<特徴>
- 肘関節軟骨の退行性変性である．
- 肘部管症候群の原因の一つである．
  - ・一次性：大工，チェーンソー作業者，重量挙げ選手など，手を酷使する職業やスポーツに起因する．
  - ・二次性：外傷（骨折・脱臼・骨軟骨骨折など），関節炎，離断性骨軟骨炎などに起因する．

<症状>
- 運動や作業後の肘関節痛．
- 単純X線所見では，腕尺関節，腕橈関節，近位橈尺関節などに関節裂隙狭小化，骨棘形成，骨硬化像がある．
- 関節遊離体が形成されることがある．

<治療>
- 保存療法が原則である．
- 関節遊離体による嵌頓（locking），高度の関節可動域制限，ADLが高度に制限された場合は観血療法の適応である．

10. 野球肘

- 投球動作を理解する．
- 分類およびその症状を理解する．
- 好発年齢を理解する．
- 治療および予防法を理解する．

<特徴>
- 野球の投球動作によって生じる障害の総称である．

9. 変形性肘関節症，10. 野球肘

1 変形性肘関節症
- 上肢を酷使するスポーツや労働により肘関節に骨棘などの変形が生じ，□①□管が狭窄し，尺骨神経麻痺が生じる．

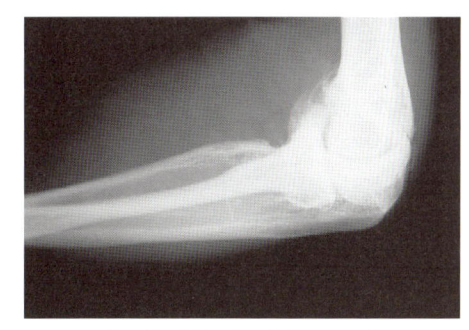

変形性肘関節症の単純X線写真

2 野球肘
- 野球肘の発生機序を図に示す．加速期 (acceleration phase) では，内側側副靱帯に加わる□①□力(a)，外側部に加わる□②□力(b)，肘頭部に加わる□②□力(c)が原因する．またフォロースルー期 (follow through phase) では，肘頭橈側に加わる□②□力が原因となる．
- 患側の単純X線写真では，骨片が近位に転位しているのがわかる．

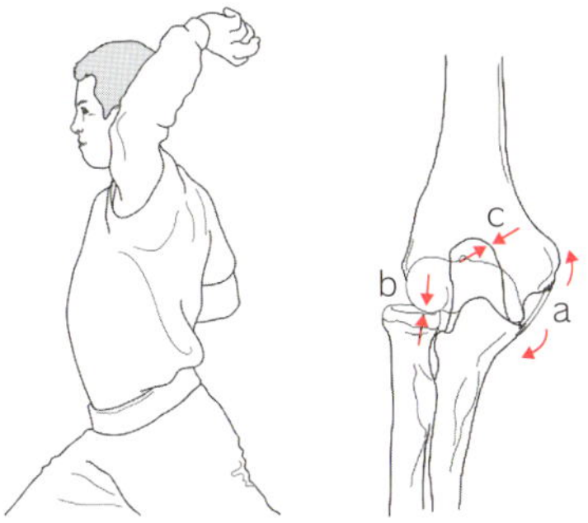

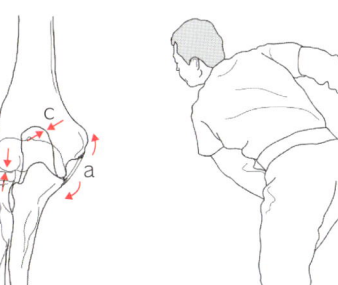

加速期 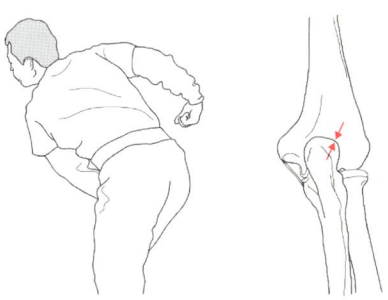　　　フォロースルー期

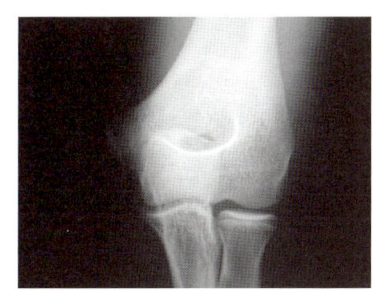

健側 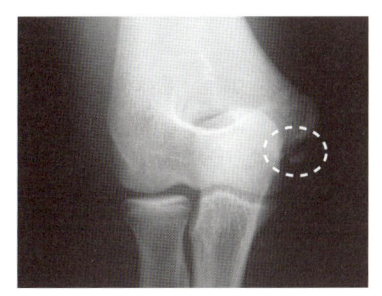　　　患側
内側型野球肘の単純X線像

- 投手，捕手に好発するが，他のポジションの選手にも発生する．
- 投球動作の反復・継続によるオーバーユースが原因である．
- 10〜16歳に好発する．

<症状>
- 投球時または投球後の肘関節痛
- 肘関節の屈曲，伸展制限．
- 肘関節の腫脹，内側部・外側部・後方部の圧痛．
- 軋音（crepitus），嵌頓症状（locking）を生じることもある．

<分類>
- 内側型：内側側副靱帯の牽引による裂離骨折（成長期では骨端核肥大，骨端線離開など），靱帯損傷など．（投球動作のコッキング期，加速期）
- 外側型：肘関節外側部の圧迫力による上腕骨小頭の離断性骨軟骨炎，関節内遊離体形成など．（投球動作の加速期からフォロースルー期）
- 後方型：肘頭骨端線閉鎖遅延，疲労骨折，骨棘形成など．（投球動作のフォロースルー期）

<治療>
- 予防と早期発見が最も重要である．
- 初期であれば，投球禁止と保存療法を行う．
- 選手に対する心理的フォローの必要性がある．
- 離断性骨軟骨炎の遊離期以上では観血療法の適応となる．（離断性骨軟骨炎の項を参照）

<その他特記事項>
- 野球肘の発生防止には，適切な投球制限が重要であり，指導者や保護者，本人に説明して理解を求めることが必要となる．
- 小学生は1日50球・週200球以下，中学生では1日70球・週350球以下，高校生では1日100球・週500球以下の投球制限が推奨されている（日本臨床スポーツ医学会学術委員会，2005）．

11. 離断性骨軟骨炎

- 好発する年齢およびスポーツを理解する．
- 治療法を理解する．
- 発生部位を理解する．

<特徴>
- 13〜17歳に好発し，野球の投手や投てきの選手に発生する．
- 関節遊離体は，一般的に関節ネズミとも呼ばれる．
- 上腕骨小頭に生じる軟骨下骨の壊死である．まれに橈骨頭にも発生する．
- 野球肘の外側型で発生する．内側型よりも発生頻度は低い．
- 関節遊離体は離断性骨軟骨炎だけではなく，変形性関節症，骨軟骨骨折，滑膜骨軟骨腫症，神経病性関節炎（シャルコー関節），結核性関節炎などでも発生する．

11. 離断性骨軟骨炎，12. 上腕骨外側上顆炎

1 離断性骨軟骨炎

- 離断性骨軟骨炎は ① 期， ② 期，遊離期に分けられる．早期発見により保存療法が可能となるが，遊離期へ進行してしまうと観血療法の適応となる．

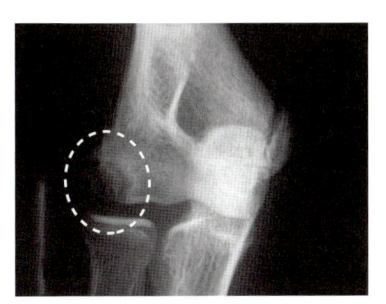

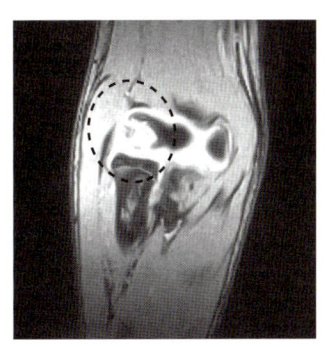

離断性骨軟骨炎のX線像

2 上腕骨外側上顆炎（バックハンドテニス肘）

- 上腕骨外側上顆に付着する筋は多いが，外側上顆のもっとも深部に付着する ① 筋が原因と考えられている．そのため徒手検査では，長短橈側手根伸筋をわけて第2指と第3指にそれぞれ負荷を加える検査を行う．

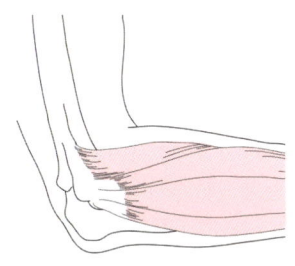

上腕骨外側上顆炎の原因となる筋

- トムゼンテストでは肘関節 ② 位，前腕 ③ 位，手関節 ④ 位とし，検者は手関節掌屈方向に抵抗を加える．チェアーテストでは肘関節 ② 位，前腕 ③ 位で椅子を持ち上げさせる．中指伸展テストでは，肘関節 ② 位，前腕 ③ 位，手関節 ④ 位で中指を ② させ，検者は屈曲方向に抵抗を加える．そのときに上腕骨外側上顆部に疼痛が誘発されればおのおの陽性とする．

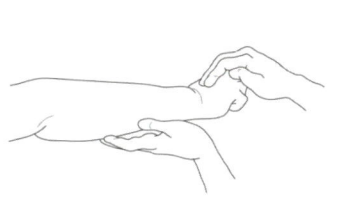

トムゼンテスト
(Thomsen test)

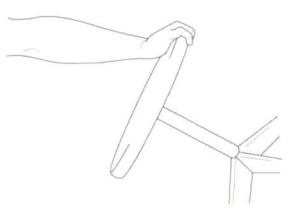

チェアーテスト
(chair test)

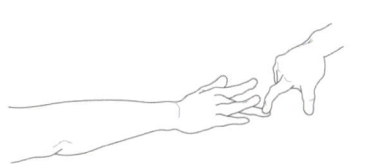

中指伸展テスト
(middle finger extension test)

<症状>
- 初期では投球・投てき動作時の疼痛から始まる．関節可動制限，腫脹など．
- 慢性期では関節可動域制限，轢音，嵌頓（ロッキング）などが起きる．

<治療>
- 透亮期，分離期，遊離期に分ける．透亮期では投球禁止と保存療法．
- 遊離期以上では観血療法．

12. 上腕骨外側上顆炎（バックハンドテニス肘）

<特徴>
- 上腕骨外側上顆に付着する短橈側手根伸筋の付着部炎である．
- 手関節や手指の使い過ぎによって生じた筋付着部の変性や微小断裂を起因とする．
- テニスのバックハンド動作，日常生活動作の反復によって発症する．

<症状>
- 手関節使用時の肘外側部痛．
- 上腕骨外側上顆部の圧痛．
- タオルを絞る，掃き掃除，戸の開け閉めなどで痛む．

<検査法>
- トムゼンテスト（Thomsen test）
  - 肘関節伸展位，前腕回内位，手関節背屈位とし，検者は手関節掌屈方向に抵抗を加える．上腕骨外側上顆部に疼痛が誘発されれば陽性とする．
- チェアーテスト（chair test）
  - 肘関節伸展位，前腕回内位で椅子を持ち上げたときに，上腕骨外側上顆部に疼痛が誘発されれば陽性とする．
- 中指伸展テスト（middle finger extension test）
  - 肘関節伸展位，前腕回内位，手関節背屈位で中指を伸展させ，検者は屈曲方向に抵抗を加える．そのときに上腕骨外側上顆部に疼痛が誘発されれば陽性とする．

<治療法>
- 初期は安静とし，物理療法，運動療法（ストレッチング，等尺性・等張性・抵抗運動），手技療法を漸次行う．
- 手関節の使い方の指導などもあわせて行う．

<その他特記事項>
- 上腕骨内側上顆炎はゴルフ肘とも呼ばれ，ゴルフやテニスのフォアハンドの反復動作が原因となる上腕屈筋群の障害である．

（市ヶ谷武生）

演習問題

1) パンナー病について誤っているのはどれか.
   1. 4～10歳の男児に多い.
   2. 利き腕に発症しやすい.
   3. 上腕骨外側上顆の骨端症である.
   4. 予後は良好である.

2) 円回内筋症候群について誤っているのはどれか.
   1. 母指球部にしびれ感を訴える.
   2. つまみ動作が困難となる.
   3. フローマン徴候が陽性となる.
   4. 著明な運動麻痺を認めないことが多い.

3) 後骨間神経麻痺について誤っているのはどれか.
   1. 手関節の背屈が不可能となる.
   2. 指の伸展が不可能となる.
   3. 通常は感覚障害を認めない.
   4. フローゼのアーケードにて絞扼される.

4) 前骨間神経麻痺について誤っているのはどれか.
   1. 浅指屈筋起始部腱性アーチにて絞扼される.
   2. 母指と示指でのピンチ動作不全となる.
   3. 母指球に知覚異常が出現する.
   4. tear drop sign が出現する.

5) 前腕コンパートメント症候群について誤っているのはどれか.
   1. 固定時の緊縛包帯が原因となることがある.
   2. 屈筋群の区画内圧が上昇すると, 橈骨神経が障害される.
   3. 筋肉は6～8時間以上で不可逆性変化を生じる.
   4. Volkmann拘縮に陥ると不可逆性となる.

6) 肘関節外側側副靱帯複合体損傷について正しいのはどれか.
   1. 外反ストレステストが陽性となる.
   2. pivot shift test が陽性となる.
   3. シャルコー関節となることが多い.
   4. リトルリーグ肘と呼ばれる.

7) 肘内側側副靱帯損傷を合併しやすい外傷はどれか. 2つ選べ.
   1. 肘関節後方脱臼
   2. Monteggia脱臼骨折
   3. 肘頭骨折
   4. 橈骨近位端部骨折

8) 肘部管症候群について誤っているのはどれか.
   1. 正中神経の絞扼性神経障害である.
   2. 外反肘変形が原因となる.
   3. 鉤爪手を呈することがある.
   4. 肘部管周辺を叩打するとTinel徴候が出現する.

9) 変形性肘関節症について正しいのはどれか.
   1. 中高年の女性に圧倒的に多くみられる.
   2. 単純X線検査にて骨硬化像を認める.
   3. 関節裂隙は拡大する.
   4. 保存療法の対象外である.

10) 野球肘について誤っている組合せはどれか.
    1. 内側型――裂離骨折
    2. 外側型――靱帯損傷
    3. 後方型――肘頭疲労骨折
    4. 後方型――骨棘形成

11) 離断性骨軟骨炎について誤っているのはどれか.
    1. 主に上腕骨滑車切痕部に生じる軟骨下骨の壊死である.
    2. 野球肘の外側型で発生する.
    3. 関節遊離体（関節ネズミ）を認めることもある.
    4. 慢性期では嵌頓（ロッキング）が出現する.

12) 上腕骨外側上顆炎の徒手検査について誤りはどれか.
    1. Thomsen test
    2. Phalen test
    3. 中指伸展テスト
    4. chair test

第6章 手および手指部の疾患

1. Kienböck病

- 発生部位を理解する．
- 好発するといわれている年齢および性別を理解する．

＜特徴＞
- Kienböck病とは何らかの原因によって栄養血管が途絶し，月状骨の阻血性壊死を引き起こすことをいう．
- 手根骨に生じる阻血性壊死の中では最も頻度が高い．
- 青壮年期の男性に好発する．
- 手を酷使する職業人に多いといわれている．
- 利き手に多い傾向がある．
- 病態が進行すると骨萎縮，圧壊，分節化する．

＜発生機序＞
- 明確な原因は不明である．
- 発症要因としてulnar minus variantや月状骨への反復する負荷などが挙げられるが，信憑性は乏しい．

＜症状＞
- 手のこわばりや運動痛，月状骨部の圧痛が主訴となる．
- 手背に腫脹を認める場合がある．
- 病態が進行すると手関節の可動域制限，握力の低下を生じる．
- 末期には変形性関節症，手根不安定症となる．

＜合併症＞
- 月状骨の変形により屈筋腱の断裂や手根管症候群を惹起する．

2. スワンネック変形（swan-neck変形）

- 変形の肢位を理解する．
- 基礎疾患がある場合の疾患を理解する．

＜特徴＞
- スワンネック変形とは，MP関節屈曲位，PIP関節過伸展位，DIP関節屈曲位を呈する手指の変形のことをいう．
- 本疾患はリウマチ患者に多い．
- 先天的に関節が弛緩している場合でも本疾患を引き起こすことがある．

＜発生機序＞
- PIP関節の掌側板損傷，または浅指屈筋腱損傷によって生じる．
- 虫様筋，骨間筋の拘縮によって生じることがある．

第6章 手および手指部の疾患　211

テキスト & ワーク

1. Kienböck病, 2. スワンネック変形, 3. Dupuytren拘縮

■ **Dupuytren拘縮**
- ① 年の ② 性に多く, 両側性のことが多い.
- 線維芽細胞の増殖によって ③ 結節となり, さらに腱膜が肥厚し ④ を形成する.
- 写真のように, 観血療法を行っても ⑤ する傾向がある.

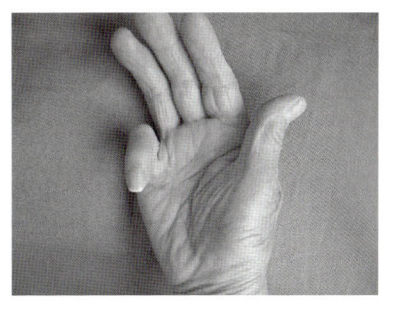

手術後再発をしたDupuytren拘縮の外観

- mallet finger の後遺症として生じることがある.
- 他にも要因として痙性麻痺手などが挙げられる.

<症状>
- 指の屈曲障害を生じる.
- ピンチ動作, 握力の低下をきたす.
- PIP関節の過伸展が増強するほど, DIP関節の屈曲も増強する.

<治療法>
- PIP関節の過伸展を防止する装具療法が主となる. しかし末期の変形, 関節リウマチが起因の場合は手術療法となる.

3. Dupuytren拘縮

<特徴>
- Dupuytren拘縮とは, 手掌腱膜の瘢痕性拘縮によって生じる手指の進行性屈曲拘縮のことである.
- 中高年の男性に多い.
- 発症初期に手掌の陥凹が出現する. 次いで線維芽細胞の増殖によって小結節となり, さらに腱膜が肥厚し腱索を形成する.
- 両側性のことが多い.
- 手術療法の適応となるが, 再発する傾向がある.
- 本疾患は欧米人に多くみられ, わが国では少なく, また発症しても比較的症状が軽い.

<発生機序>
- 本疾患は常染色体優性遺伝である.
- 糖尿病, てんかん, 過度な喫煙, 肝疾患などが本疾患と関連する傾向があるとされているが, はっきりとした原因は不明である.

<好発部位>
- 環指に最も多い．次いで小指，中指に多くみられる．

<症状>
- 無痛のことが多いが，肥厚した腱膜に沿って疼痛を認めることがある．
- はじめに MP 関節に屈曲拘縮が生じ，次いで PIP 関節に屈曲拘縮を生じる．
- DIP 関節に変化は起こらない．

<合併症>
- 手根管症候群
- 足底線維腫症：足底に発生する Dupuytren 拘縮をいう．

4. de Quervain 病

- 好発する年齢および性別を理解する．
- 発生部位および解剖を理解する．
- 発生機序を理解する．
- 評価法を理解する．
- 難治の理由を理解する

<特徴>
- de Quervain 病とは，背側手根区画の第1区画を通過する短母指伸筋腱，長母指外転筋腱が橈骨茎状突起部にて反復される機械的刺激により炎症を起こすことをいう．
- 本症は短母指伸筋腱の解剖学的破格が病態の主といわれている．
- 中高年の女性に多く，また産後に多いといわれている．

> ☞ check point：解剖学的破格とは，形態の多様性を指し，原則から逸脱しても機能的に問題がないバリエーションのことをいう．

<発生機序>
- スポーツ，家事など，主に母指の使い過ぎにより発症する．
- 背景に糖尿病，ホルモンバランスの乱れ，関節リウマチなどが示唆される．

<症状>
- 母指基部から手関節橈側にかけて腫脹，熱感，圧痛，腫瘤を認める．
- 母指の運動時痛が著明．
- Eichhoff テスト陽性．

<固定法・固定期間>
- 良肢位にて，母指の運動および尺屈を制限する副子固定を行う．
- 約1～2週間施行する．

<難治の理由>
- 難治性の症例では腱鞘に完全または不完全な隔壁が存在しているケースが多く，観血療法はそれらの除去が主となる．

4. de Quervain病

■ de Quervain病

- 手関節の背側には，伸筋腱が通過する腱鞘が存在する．6つの区画に分けられており，第1区画には ① 腱，② 腱，第2区画には ③ 腱，④ 腱，第3区画には ⑤ 腱，第4区画には総指伸筋腱と示指伸筋腱，第5区画には小指伸筋腱，第6区画には尺側手根伸筋腱が通過する．
- Eichhoffテスト：母指を ⑥ し，4指で握り，手関節を ⑦ させると橈骨茎状突起周辺に疼痛が誘発され，また母指を元の位置に戻すと瞬時に疼痛は消失する．

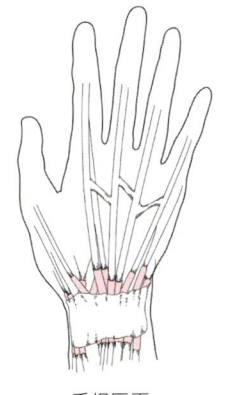

手根区画

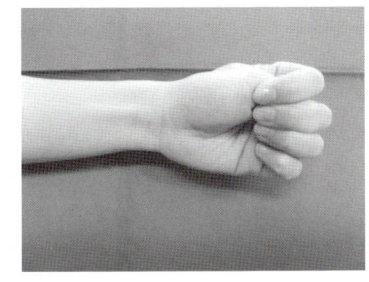

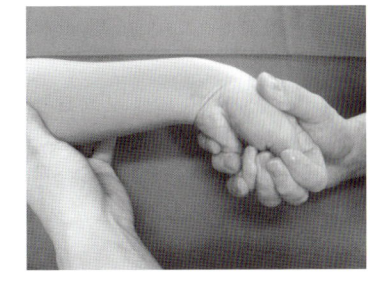

Eichhoffテスト（Finkelsteinテスト変法）

- 第1区画には，完全または不完全な隔壁の存在が多く，腱の走行に制限が生じ，本症を惹起しやすい．解剖学的破格として短母指伸筋腱，長母指外転筋腱も個人差があり，特に長母指外転筋腱は2〜4本以上認められることがある． ⑧ 療法では隔壁などの除去が主となる．

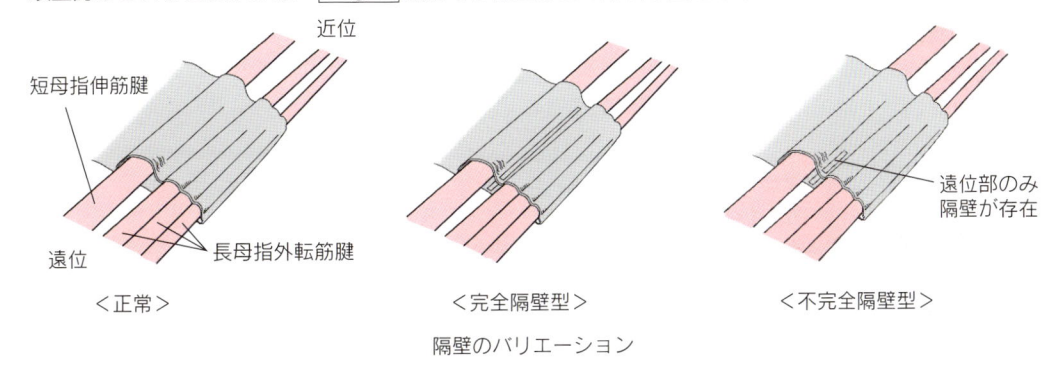

近位
短母指伸筋腱
遠位
長母指外転筋腱

遠位部のみ
隔壁が存在

＜正常＞　＜完全隔壁型＞　＜不完全隔壁型＞

隔壁のバリエーション

エキスパートへの道 1 　交叉性腱鞘炎：Intersection syndrome

第1区画（長母指外転筋，短母指伸筋）と第2区画（長，短橈側手根伸筋）の交叉部での腱鞘炎で，スポーツや仕事で手関節の使い過ぎによって生じることが多い．発生頻度は低い．圧痛や腫脹が著明で，手関節の掌背屈や母指の運動により同部が軋音を認めることもある．

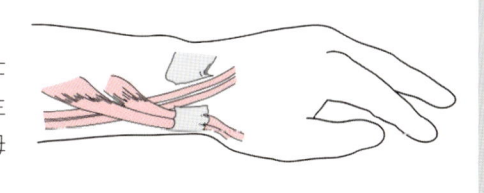

5. ばね指

- 好発年齢および性別，その要因を理解する．
- 発生機序および発生率が高まる基礎疾患を理解する．
- 好発部位を理解する．
- 症状を理解する．

<特徴>
- ばね指（snapping finger）とは，反復された機械的刺激などによって腱鞘が狭小または肥厚し，次いで屈筋腱が肥大・硬化することをいう．
- 中高年の女性に多く，特にホルモンバランスが乱れる出産後または閉経前後に多いといわれている．
- 両手，または複数の指に発症する場合もあり，これを多発性ばね指という．多発性ばね指の場合，膠原病や糖尿病を危惧する．
- 強剛母指は，小児にみられるばね指で，強い狭窄によって腱の滑動性が制限され，第1指IP関節の屈伸運動が不能となった状態のことをいう．成長とともに自然治癒する．

<発生機序>
- 成人では輪状靭帯の肥厚による狭窄性腱鞘炎が原因の1つと考えられる．
- 小児の場合（強剛母指）では，先天的な腱鞘の狭窄または腱の肥厚などが考えられる．
- 腱鞘炎の原因として，手指のオーバーユースが挙げられる．また腎透析，慢性関節リウマチ，手根管症候群などの合併症として生じることがある．

<好発部位>
- 利き手に多く，特に母指，中指に生じやすい．

<症状>
- 手指のこわばりや，明け方に症状が増強する．
- 弾発現象を認め，弾発時に疼痛を認める．
- 母指ではIP関節，他指ではPIP関節に生じる．
- MP関節部掌側に小結節を触知する．また同部に圧痛も認める．
- 症状が進行するとPIP関節屈曲位または伸展位で固定され，自動運動が不能となる

6. ロッキングフィンガー

<特徴>
- ロッキングフィンガー（locking finger）は，全指に起こりうるが，母指と，示指から小指では病態が異なる．
- 母指，示指のMP関節に多い．
- 母指のMP関節に生じた場合，MP関節は伸展位でロックする．
- 示指から小指のMP関節に生じた場合，MP関節は屈曲位でロックする．
- 母指の病態はMP関節掌側部にある掌側板，掌側板膜様部，側副靭帯などの破綻によって，その断裂部が第1中手骨骨頭に引っかかり生じる．
- 示指から小指の病態は，側副靭帯が中手骨骨頭の骨隆起部または骨棘に引っかかり生じる．

テキスト ＆ ワーク

<発生機序>
- 母指ではMP関節に過伸展強制された際に，示指では屈曲位を持続した際に生じる．

<症状>
- 母指の場合，MP関節屈曲不能となる．IP関節は屈曲位を呈する．
- 示指から小指の場合，MP関節の伸展不能となる．しかし，屈曲可能である．

<整復法>
- 母指の場合はMP関節を屈曲し，軸圧を加えつつ基節骨基部を背側より押し込み整復する．
- 示指から小指の場合，ロッキングされた状態からさらにMP関節を屈曲し，尺屈を加え整復する．
- 整復不能な場合は観血療法の適応となる．

7．Heberden結節

- 発生部位を理解する．

<特徴>
- DIP関節に生じる関節軟骨の変性または骨棘形成など，いわゆる変形性関節症のことである．
- 更年期の女性に多く，加齢に伴って発症頻度は高くなる．
- 数ヵ月～数年で複数の指に発症し，両側性となる場合が多い．
- 皮膚が隆起し光沢を認める．
- 単純X線写真上，関節裂隙の狭小化，骨端の硬化，骨棘形成，屈側または橈・尺側への偏位などを認める．
- PIP関節に生じる変形性関節症はBouchard結節といい，男性に多くみられる．

5．ばね指，6．ロッキングフィンガー，7．Heberden結節

■ Heberden結節
- ① 関節に生じる変形性関節症のことである．
- 更年期の ② に多く発症する．

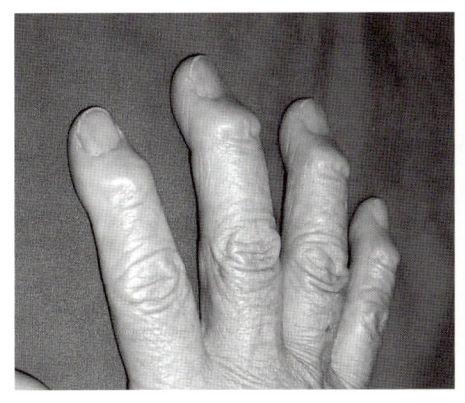

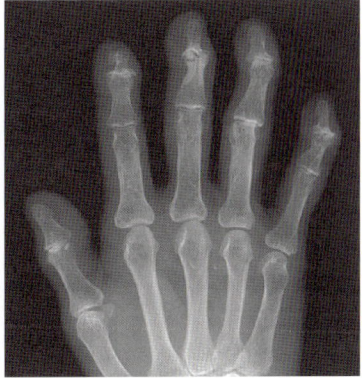

Heberden結節の外観と単純X線像

＜発生機序＞
- 手指の使い過ぎが起因とされているが，明確な原因は不明である．

＜症状＞
- 初期では DIP 関節に疼痛，腫脹，発赤，軋音を認める．
- 罹患関節の屈曲変形は，病態が進行すると屈曲拘縮へと移行する．
- DIP 関節の背側にゼラチン様内容物を形成することもある．

8. ボタン穴変形

- 変形の肢位および発生機序を理解する．

＜特徴＞
- ボタン穴変形とは，PIP 関節屈曲，DIP 関節過伸展を呈した手指の変形のことをいう．
- 発症初期では PIP 関節の伸展障害のみであるが，少しずつ側索が掌側に変位するため，結果，PIP 関節屈曲，DIP 関節過伸展と変形が助長されていく．

＜発生機序＞
- 正中索の断裂によって起こる．
- PIP 関節掌側脱臼の合併症として生じることがある．
- 関節リウマチの合併症として多くみられる．
- 熱傷が起因となることがある．

＜症状＞
- 主訴として指のひっかかりが多い．
- ピンチ動作が障害される．
- 症状が進行すると屈曲拘縮をきたす．

＜治療法＞
- 外傷が起因となる場合は，装具等により PIP 関節を伸展位で固定する．

9. Madelung 変形

- 好発する性別および年齢を理解する．
- 発生部位および変形を理解する．

＜特徴＞
- Madelung 変形とは，橈骨遠位骨端線掌尺側部の形成不全により早期に閉鎖が生じ，それに伴って起こる手関節の変形のことをいう．
- 学童期から思春期の女性に多く，両側性のことが多い．
- 橈骨遠位部は掌屈し，橈骨手根関節面は掌尺屈に変形する．また尺骨は背側に突出する．これらにより外観は銃剣状変形を呈する．

テキスト ＆ ワーク

8. ボタン穴変形，9. Madelung 変形，10. 母指（第1指）MP 関節尺側側副靱帯損傷

1 ボタン穴変形
- ボタン穴変形は PIP 関節 ① ，DIP 関節 ② を呈した手指の変形である． ③ の断裂によって起こる．

2 母指 MP 関節尺側側副靱帯損傷
- 母指 MP 関節で損傷が多いのは ① 靱帯である．
- スキーの転倒やゴールキーパーのボールの取りそこないなどによって母指が ② 強制され受傷し，側副靱帯に牽引され基節骨部が裂離骨折する場合がある．その際，断裂した側副靱帯が ③ 腱膜により反転することを ④ という．

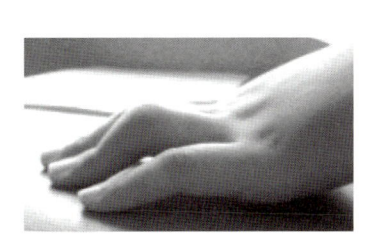

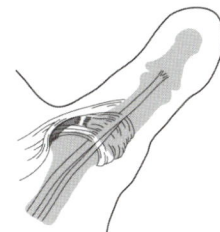

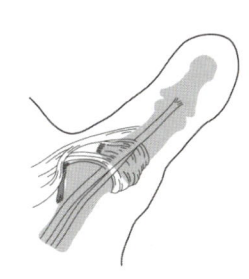

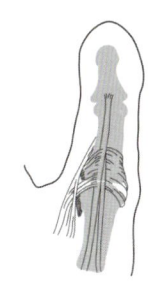

ボタン穴変形　　　Stener 損傷の発生機序

＜発生機序＞
- 多くは遺伝（常染色体優性遺伝）によって発生する．
- 掌側靱帯または方形回内筋付着部の異常によって成長軟骨板を障害する場合があると考えられている．
- 中間肢節短縮性低身長の部分症として発症することがある．

＜症状＞
- 手関節部の疼痛が主訴となる．骨の成長が進行すると疼痛は増強する．
- 手関節の背屈，回内，回外の可動域制限が出現する．

＜合併症＞
- 手根管症候群
- 尺骨の背側転位が増強すると総指伸筋，小指伸筋が損傷する場合がある．

10. 母指（第1指）MP 関節尺側側副靱帯損傷

＜特徴＞
- 母指 MP 関節で損傷が多いのは尺側側副靱帯である．
- 本症は別名 skier's thumb とも呼ばれる．
- スキーヤーに多い．
- 側副靱帯に牽引され基節骨基部が裂離骨折を呈する場合がある．
- 断裂した側副靱帯が母指内転筋腱膜により反転することを Stener 損傷（Stener lesion）という．

<発生機序>
- 尺側側副靱帯の損傷は，母指が外転強制され受傷する．
- スキーでストックを持ったまま転倒し，ストックが母指を外転して受傷する（skier's thumb）．
- サッカーのゴールキーパーなどがキャッチング動作などでボールを取りそこない受傷する．

<症状>
- 受傷部の疼痛（圧痛，運動時痛），腫脹を認める．
- ピンチ力が低下する．
- 外反不安定性を示す．

<徒手検査>
- 外反不安定性テスト：尺側側副靱帯損傷の場合では橈側に不安定性を認める．

<治療法>
- 完全断裂，Stener 損傷の場合では手術療法の適応となる．

11. 三角線維軟骨複合体損傷（TFCC 損傷）

- 解剖を理解する．
- 症状を理解する．

<特徴>
- 三角線維軟骨複合体（TFCC：triangular fibrocartilage complex）とは，手関節尺側にある関節円板および掌・背橈尺靱帯，手関節尺側側副靱帯などで構成される手関節尺側の支持機構のことをいう．
- 関節円板の変性は中年期から始まり，60代以降では約半数に関節円板の穿孔を認めるといわれている．

<発生機序>
- 手関節の背屈，前腕を回内・回外強制された際に生じやすい．
- スポーツ等で上記の運動の反復によっても生じる．
- 橈骨遠位端部骨折，尺骨茎状突起骨折，尺骨突き上げ症候群などに合併することがある．

<症状>
- 手関節尺側部に疼痛を認める．
- 発赤，腫脹は著明ではない．
- 損傷部に一致した限局性圧痛を認める．
- 握力の低下を認める．
- 尺骨の不安定性を認めることがある．
- 回内・回外の際，運動痛を認める．

<徒手検査>
- 尺骨頭ストレステスト
  前腕を回内または回外強制をさせながら尺屈すると，有痛性のクリックを触知する．

12. 手根管症候群

- 解剖を理解する．
- 好発する年齢および性別を理解する．
- 発生機序を理解する．
- 症状を理解する．
- 評価法を理解する．

＜特徴＞
- 手根管症候群とは，手関節の手根管部にて生じる正中神経の絞扼神経障害のことである．
- 手根管には，第2〜5指の浅指屈筋腱と深指屈筋腱，長母指屈筋腱，正中神経が通過する．
- 本症は絞扼神経障害の中で最も頻度が高い．
- 中年以降の女性に多く，特に出産前後また閉経期に多いことからホルモンバランスの乱れが示唆される．
- 両側性の場合もある．

＜発生機序＞
- 特発性が最も多い．
- 反復された機械刺激によって生じた滑膜の線維性肥厚が要因の1つといわれている．
- 橈骨遠位端部骨折後など，外傷に付随して生じることがある．
- 腎透析によるアミロイド沈着，関節リウマチによる滑膜炎の波及，糖尿病，膠原病など全身性疾患に付随して生じることがある．
- ガングリオンなど，占拠性病変が起因となることがある．
- 虫様筋，浅指屈筋の筋腹肥大といった解剖学的破格も要因として挙げられる．

＜症状＞
- 母指掌側から環指橈側半にかけての疼痛，しびれ感を認める．
- しびれ感の軽減を目的に自ら手指を振る動作（Flick sign）を行う．
- 肩から手にかけての夜間痛を訴える．
- 症状が進行すると母指球筋の萎縮が著明となる（猿手）．
- 手根管部に圧痛を認める．
- 母指球筋の筋力低下によって母指の対立運動が障害される．
- 高齢者の場合，運動障害より感覚障害が主訴となることが多い．

＜徒手検査＞
- Phalen test：手関節を1分間掌屈させ，症状の再現をみる．
- Tinel 徴候：手根管部で正中神経を叩打すると母指から環指橈側半にかけて放散痛を認める

エキスパートへの道 2　　正中神経高位麻痺と正中神経低位麻痺の鑑別

絞扼神経障害の場合，高位麻痺なのか低位麻痺なのか，または両者が合併している可能性も留意しなければならない．この際，正中神経障害の指標として母指球部の感覚障害の有無が挙げられる．正中神経は手根管部を通過する前に母指球部の感覚を支配する掌枝を分岐しているため，手根管症候群では母指球部の感覚は障害されない．

13. Guyon 管症候群（尺骨神経管症候群）

- 解剖を理解する．
- 発生機序を理解する．
- 評価法を理解する．

＜特徴＞
- Guyon 管（尺骨神経管）症候群とは，手根部掌側にある尺骨神経管にて，何らかの原因によって起こる尺骨神経の絞扼性神経障害のことである．
- 本症は比較的まれな疾患である．
- 尺骨神経は手関節近位で背側知覚枝を分岐する．さらに尺骨神経管内で浅枝（知覚枝），深枝（運動枝）に分岐する．

＜発生機序＞
- 占拠性病変（ガングリオン，外傷後の血腫，浮腫など）によって尺骨神経が圧迫され生じる．
- 手のオーバーユースが起因となる．
- 有鉤骨鉤骨折や骨性変化（変形性関節症，関節リウマチなど）によって生じることがある．

＜分類＞
- Shea の分類
  Ⅰ型：浅枝，深枝の両方が障害される．
  Ⅱ型：深枝のみ障害
  Ⅲ型：浅枝のみ障害

＜症状＞
- 巧緻運動障害，環指から小指にかけてのしびれ感を生じる．
- 浅枝のみの障害であれば感覚障害が，深枝のみの障害であれば母指内転筋，骨間筋群，小指球筋群の障害が主となる．
- 症状が進行し筋萎縮が出現すると，鷲手変形を認める．

＜徒手検査＞
- 絞扼部にて Tinel 徴候が出現する．
- 深枝のみの障害では Tinel 徴候は出現しない．
- 深枝に障害が生じた場合 Froment 徴候，Cross finger test，Egawa 徴候が陽性となる．

エキスパートへの道 3　　Tinel 徴候と Tinel 様徴候

本書では Tinel 徴候と表したが，Tinel 徴候と Tinel 様徴候は使い分けられることがある．
損傷した神経（切断されている）は神経の近位より遠位に向かって軸索が再生される．この再生されていく箇所を皮下から叩打すると，その神経支配領域に蟻走感やしびれ感を認める．これを Tinel 徴候という．一方，Tinel 様徴候は，絞扼などによる神経障害部（切断されていない）を叩打すると，その神経支配領域に放散痛を認める．Tinel 徴候と似ているが，本態は異なる．

（加藤明雄）

テキスト ＆ ワーク

11. 三角線維軟骨複合体損傷，12. 手根管症候群，13. Guyon 管症候群

1 手根管症候群の特徴
- 手根管には9本の腱（第2～5指の ① 腱と ② 腱， ③ 腱）と， ④ が通過する．

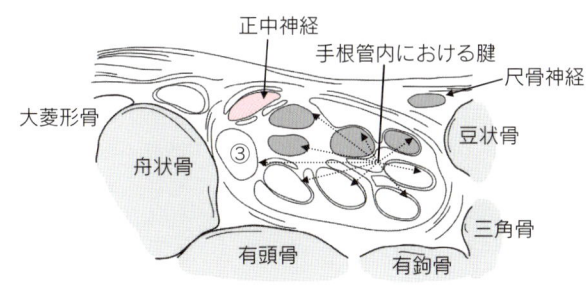

手根管の解剖

2 手根管症候群の徒手検査
- Phalen test：手関節を1分間 ① させる．その際に掌側母指から環指橈側半にかけて疼痛やしびれ感が増強すれば陽性である．偽陽性になることもしばしば認められる．
- Tinel 徴候：手根管部で正中神経を ② すると，母指から環指橈側半にかけて放散痛を認める．

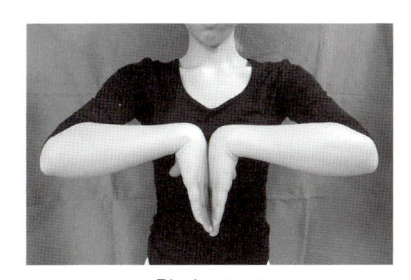

Phalen test

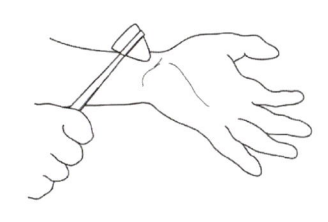

Tinel 徴候

3 Guyon 管症候群
- ① と ② の間の陥凹は，豆状骨靱帯によって Guyon 管と呼ばれる線維性および骨性の管になる．Guyon 管には ③ と尺骨動脈が通り，圧迫による損傷を受けやすい．

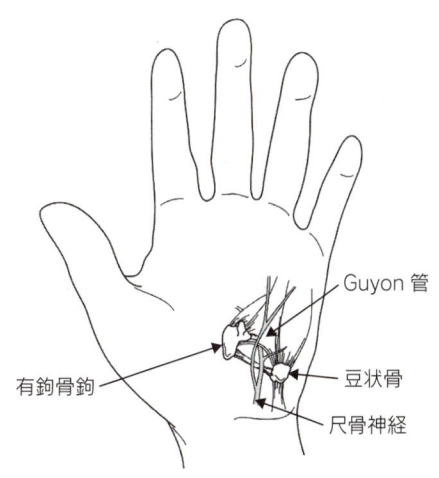

Guyon 管（尺骨神経管）の解剖

演習問題

1）Kienböck 病の特徴で正しいものを 2 つ選べ．
1．手根骨に生じる阻血性壊死の中では舟状骨に次いで多い．
2．利き手に多い傾向がある．
3．手を酷使する職業に多いといわれている．
4．予後良好である．

2）スワンネック変形の肢位はどれか．
1．MP 関節屈曲・PIP 関節屈曲・DIP 関節伸展
2．MP 関節伸展・PIP 関節過伸展・DIP 関節屈曲
3．MP 関節伸展・PIP 関節屈曲・DIP 関節屈曲
4．MP 関節屈曲・PIP 関節過伸展・DIP 関節屈曲

3）de Quervain 病で誤っているのはどれか．
1．母指基部～手関節橈側にかけて腫脹を認める．
2．母指の運動時痛が著明である．
3．Eichhoff テストは陽性となる．
4．橈屈を制限する副子固定を行う．

4）中指に生じたばね指で弾発現象を認める部位はどれか．
1．CM 関節
2．MP 関節
3．PIP 関節
4．DIP 関節

5）ばね指の発生機序で誤っているのはどれか．
1．腎透析が起因となることがある．
2．手根管症候群が起因となることがある．
3．手指のオーバーユースが起因となる．
4．強剛母指の場合，外傷が起因となる．

6）Heberden 結節が生じる部位はどれか．
1．CM 関節
2．MP 関節
3．PIP 関節
4．DIP 関節

7）ボタン穴変形の発生機序で誤っているのはどれか．
1．正中索の断裂によって起こる．
2．近位指節間関節掌側脱臼の合併症として生じることがある．
3．掌側板の損傷が起因となる．
4．熱傷が起因となることがある．

8）Madelung 変形で正しい組合せはどれか．
＜橈骨遠位部＞　　　＜尺骨＞
1．背屈　　　　　　掌側に突出
2．背屈　　　　　　背側に突出
3．掌屈　　　　　　掌側に突出
4．掌屈　　　　　　背側に突出

9）TFCC 損傷の受傷機転で正しいものを 2 つ選べ．
1．手関節の背屈，前腕を回内強制された際に生じやすい．
2．手関節の掌屈，前腕を回内強制された際に生じやすい．
3．手関節の背屈，前腕を回外強制された際に生じやすい．
4．手関節の掌屈，前腕を回外強制された際に生じやすい．

10）絞扼神経障害の中で最も頻度が高いのはどれか．
1．手根管症候群
2．Guyon 管症候群
3．円回内筋症候群
4．橈骨神経管症候群

11）手根管症候群について誤っているものを選べ．
1．手根管部にて Tinel 徴候を認める．
2．母指球部の感覚障害を認める．
3．Phalen test が陽性となる．
4．症状が進行すると猿手となる．

12）尺骨神経管症候群の症状で正しいものを 2 つ選べ．
1．症状が進行し筋萎縮が出現すると鷲手変形を認める．
2．浅枝が障害されると母指内転筋が障害される．
3．深枝が障害されると環指から小指にかけてのしびれ感が生じる．
4．患者は巧緻運動障害を訴える．

第7章 股部の疾患

1. 鼠径部痛症候群

- 好発するスポーツを理解する.
- 症状を理解する.

<特徴>
- キック動作を多用するサッカーやラグビー選手に好発する.
- 鼠径部およびその周辺（内転筋起始部，下腹部など）の不定愁訴を訴える.
- 原因として内転筋腱炎，腹直筋付着部炎，大腿直筋付着部炎，腸腰筋炎，恥骨結合炎などがある.
- 鼠径管後壁でのヘルニア潜在鼠径ヘルニアを起こしていることもある.

<症状>
- ダッシュやキック時に陰嚢から肛門への放散痛がある.
- ADLでは臥位の状態から起き上がる，あるいはくしゃみをした際に疼痛が強い.
- 外転筋力の低下や内転筋の拘縮がみられる.

☞ **check point**：不定愁訴とは，客観的所見に乏しく，日によって痛みが変化するような訴えのことをいう.

<鑑別診断>
- 恥骨坐骨結合部，大腿骨頚部の疲労骨折，坐骨結節の裂離骨折，真性鼠径ヘルニア

<治療法>
- 保存療法：運動療法により体幹から下肢の可動性・安定性・協調性を獲得する.
- 観血療法：内転筋・腹直筋腱起始部切離術，鼠径管後壁補強修復術（ほとんど行われない）.

2. ばね股（弾発股）

- 発生機序とそれに関与する軟部組織を理解する.

<特徴>
- 股関節運動において，弾発現象をきたす場合，ばね股と呼ばれる.

<分類>
- 関節内型：関節遊離体，関節唇断裂
- 関節外型：腸脛靱帯（大腿筋膜張筋）と大転子や腸腰筋と恥骨結合などの周辺組織の滑動障害

<発生機序>
- ランニングなどの股関節屈曲，伸展を繰り返す頻度の高いスポーツにおいて発生する.
- 屈曲伸展時に，大腿筋膜張筋が大転子を乗り越える際に弾くように移動し生じる.

<症状>
- 弾発時のクリック音.
- 滑液包炎を伴うと疼痛を生じる.

3. 梨状筋症候群

●関係する筋と神経を理解する.

<特徴>
- 坐骨神経の絞扼性神経障害である.
- 坐骨神経は坐骨結節と大転子の中点を通過する.
- 梨状筋は解剖学的破格が多く,坐骨神経との関係には多くのバリエーションがある.

<発生機序>
- 股関節運動の繰り返しによって,外旋筋群が柔軟性を失って坐骨神経を摩擦・絞扼し,神経障害を起こす.

<症状>
- 殿部から下腿へのしびれや放散痛が生じる.

<治療法>
- 梨状筋のストレッチ,温熱療法を行う.

4. ペルテス病

●好発する年齢および性別を理解する.

<特徴>
- 小児期に起こる阻血性大腿骨頭壊死であり,大腿骨頭の変形を伴う.
- 4〜9歳の男児に多い.

<症状>
- 跛行,股関節痛,膝の内側部痛(関連痛),可動域制限が生じる.

<診断>
- 確定診断には画像診断が必要であり,予後観察を要す.
- 画像診断:単純X線,MRI

<鑑別疾患>
- 単純性股関節炎

<治療法>
- 骨頭が圧潰すると変形性股関節症を引き起こすので注意を要する.
- 保存療法:外転内旋位免荷装具を用いる.
- 観血療法:大腿骨内反骨切術

1. 鼠径部痛症候群，2. ばね股，3. 梨状筋症候群

1 鼠径部痛症候群
- 鼠径部や [①] 筋起始部，下腹部などに疼痛や圧痛が出現する．

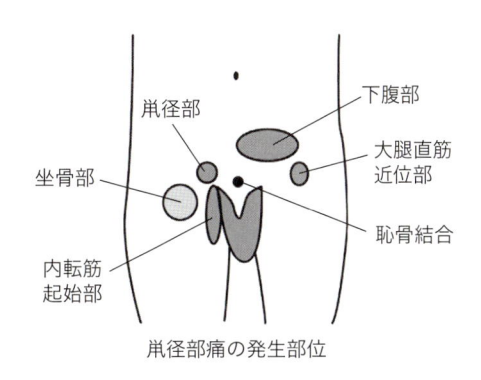

鼠径部痛の発生部位

2 関節外型のばね股（弾発股）の発生機序
- 関節外型の外側型：[①] 筋が [②] の後方から前方へ移動する際に弾発する．
- 関節外型の内側型：内側型では，股関節屈曲から伸展時に [③] 筋が [④] 隆起を乗り越える際に弾発する．

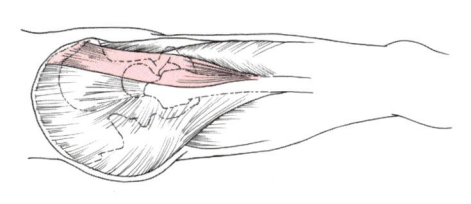

関節外型の外側型

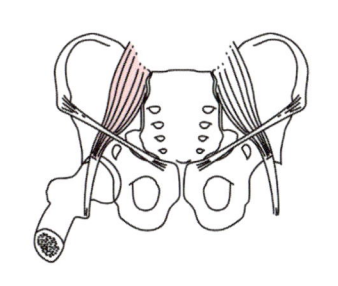

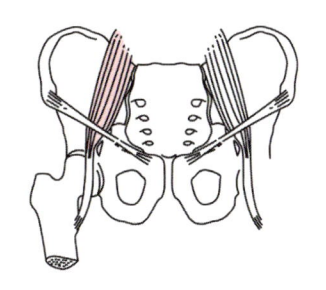

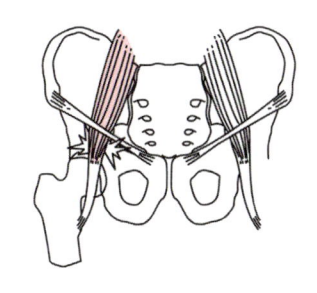

関節外型の内側型

3 梨状筋症候群
- 坐骨神経は [①] 結節と [②] の中点を通過する．梨状筋と坐骨神経の関係にはバリエーションが多く，圧迫を受けやすい．

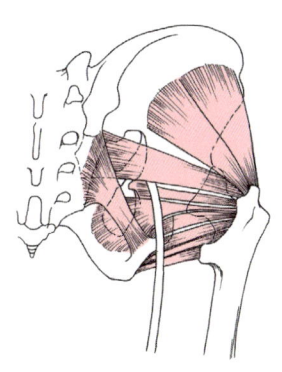

梨状筋と坐骨神経の関係

5. 大腿骨頭すべり症

- 好発する性別および体格を理解する．

<特徴>
- 成長期に大腿骨近位骨端線が離開する．
- 骨頭が頸部の後方へ転位する．
- 股関節の疼痛と可動域制限が起きる疾患．
- 肥満傾向の男児に多い．

<症状>
- 急性例
  ・軽度な外傷をきっかけに強い股関節痛がある．
  ・患肢に荷重できなくなる．
  ・可動域制限，運動時痛が生じる．
- 慢性例
  ・跛行，股関節痛，大腿部痛，あるいは膝関節痛が数ヵ月の経過で続き，運動負荷により悪化する．
  ・ドレーマン（Drehmann）徴候がみられる．
  ・高度なすべりではトレンデレンブルグ（Trendelenburg）徴候（中殿筋の機能不全）が陽性となる．

<診断>
- 単純X線正面像と側面像の2方向撮影が必要となる．

<後遺症>
- 大腿骨頭壊死，軟骨壊死，変形性股関節症に移行する．
- 確定診断には画像診断が必要である．

6. 単純性股関節炎

- 好発する年齢および性別を理解する．

<特徴>
- 小児の股関節疾患で発生頻度が高い．
- 1～2週の経過観察や，安静で自然治癒する．
- 3～10歳の男児に好発する．
- 滑膜が炎症を起こし，関節液が過剰に産生され貯留する．

<症状>
- 股関節痛，大腿部痛，膝部痛，跛行がみられる．
- 軽度の可動域制限がある．

4. ペルテス病，5. 大腿骨頭すべり症

1 ペルテス病
- 小児期の骨端核は外側骨端動脈から栄養を受けている．
- 外転内旋位免荷装具：ペルテス病の装具である．支柱の長さは調節でき，股関節 ① 位で，軽度の屈曲，内旋位で免荷をする．

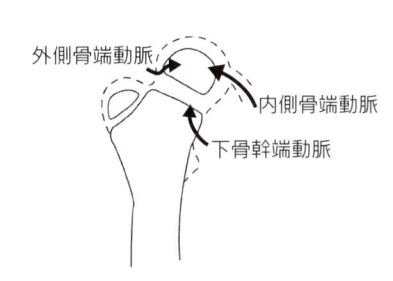

大腿骨近位骨幹端の血管分布

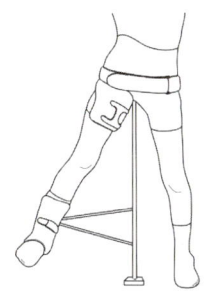

外転内旋位免荷装具

2 大腿骨頭すべり症の特徴
- 上段が正常である．下段がすべり症を認める所見である．右の下段の骨端核後方は，寛骨臼の外にある．大腿骨頭すべり症の骨端核は頚部外側の延長線（Klein's line）より内側にある（左下段）．
- 大腿骨頭すべり症は，思春期以前の ① 体型の ② 児に多い．

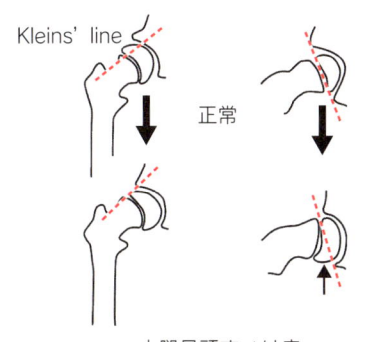

大腿骨頭すべり症

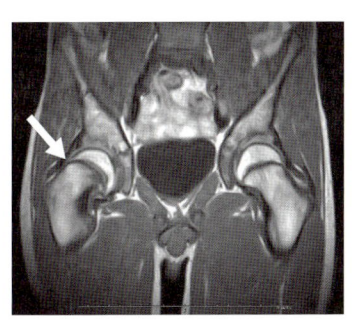

MRI画像（向かって左）

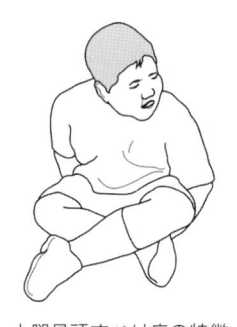

大腿骨頭すべり症の特徴

3 大腿骨頭すべり症の症状
- ドレーマン徴候は背臥位で股関節を ① していくと，大腿前面は，腹部に向かず ② ・ ③ して開排する．
- 股関節の ② 筋の機能不全が起きると，非荷重側の骨盤が低下する．大腿骨頭すべり症では大転子が高位となるため， ④ 筋の機能不全が起きて Trendlenburg sign が陽性となる．

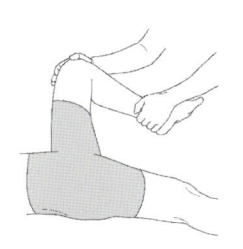

ドレーマン徴候

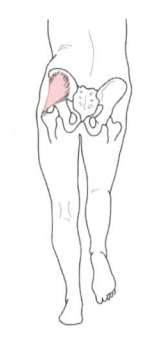

Trendelenburg sign

＜鑑別診断＞
- 下記の所見からペルテス病・化膿性股関節炎などが否定できるかを考慮する．
  - ・股関節痛・運動痛がある．
  - ・X線所見に異常がない．
  - ・超音波観察において関節液の貯留がある．
  - ・2週間程度で軽快する．

＜治療法＞
- 安静と経過観察が必要である．
- 症状が強い場合，入院による安静と45°屈曲位での牽引を行う．
- 確定診断には画像診断が必要であり，経過観察を要する．

7. 変形性股関節症

- 発生に関与する基礎疾患を理解する．

＜分類＞
- 一次性関節症
  - ・高齢化に伴う退行性変性による関節の破壊，変形，修復がみられるもの．
- 二次性関節症
  - ・先天的，後天的変形に基づき発症するもの．
  - ・先天性股関節脱臼，臼蓋形成不全などの先天性疾患によるものが多い．

＜症状＞
- 疼痛：股関節痛，殿部痛，大腿部痛，運動痛，歩行時痛が出現する．
- 可動域制限：疼痛の増強とともに生じる．
- 跛行：疼痛，筋力低下，下肢短縮により生じる．
- 筋萎縮：大腿四頭筋，大殿筋，股関節周囲筋の筋力低下が起こる．

＜診断＞
- 単純X線像によって骨頭の扁平化や骨嚢胞，関節裂隙の狭小化，関節の骨棘などの変形を確認する．

＜治療法＞
- 保存療法：可動域訓練，筋力強化訓練を行う．
- 観血療法：臼蓋形成術，大腿骨骨切り術，人工関節置換術を行う．

8. 大腿骨頭壊死症

- 原因および基礎疾患を理解する．

＜分類＞
- 症候性大腿骨頭壊死
  - ・外傷・潜函病・放射線照射など原因が明らかなもの．
- 特発性大腿骨頭壊死
  - ・ステロイド投与・アルコール多飲などが関与しているとされるが，原因が明らかでないもの．

6. 単純性股関節炎，7. 変形性股関節症，8. 大腿骨頭壊死症

1 単純性股関節炎
- 小児の股関節疾患では発生頻度が高い．　① 　が炎症を起こすため　② 　が過剰に産生され，貯留する．

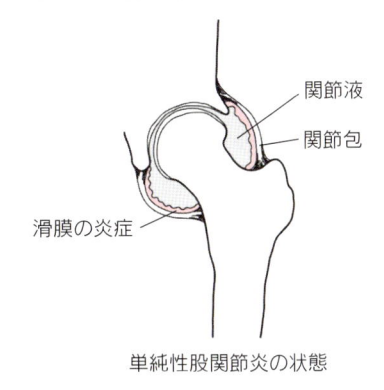

単純性股関節炎の状態

2 変形性股関節症
- 骨頭の　① 　や関節裂隙の　② 　化や骨棘，骨囊胞がみられる．

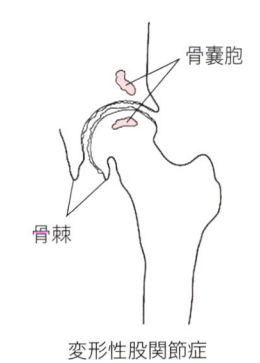

変形性股関節症

- 　③ 　不全などの先天性疾患を有し発症することが多い．

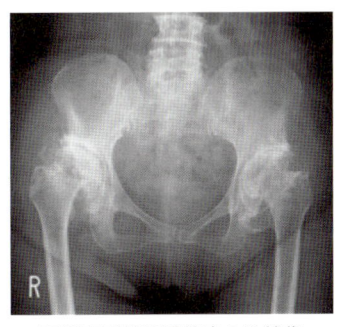

両側変形性股関節症のX線像

3 大腿骨頭壊死症
- 症候性大腿骨頭壊死では，外傷・潜函病・放射線照射など，原因が明らかであるが，特発性大腿骨頭壊死は，　① 　投与・　② 　多飲などが関与しているとされるが，原因は明らかでない．

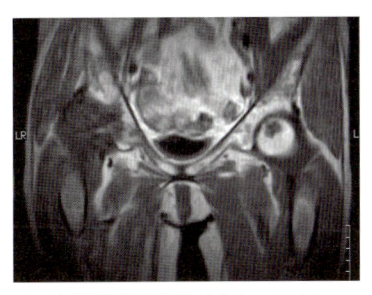

大腿骨頭壊死症（向かって右）

<症状>
- 荷重時の股関節痛，大腿部から膝周辺部の疼痛を生じる．
- 骨頭の圧潰が進行により減少し，可動域制限が出現する．

<診断>
- 既往歴と愁訴，単純X線像やMRI画像によってステージを確認する．

<治療法>
- 保存療法：骨頭圧潰ならびに関節症進行の防止を考慮する．
- 観血療法：骨頭穿孔術，各種骨移植術，各種骨切り術，人工関節置換術を行う．
- 確定診断には画像診断が必要であり，経過観察を要する．

9. 股関節拘縮

- 下肢長の変化を理解する．
- 症状および評価法を理解する．

1) 股関節外転位拘縮

<発生機序>
- 外転筋群の損傷では，伸長痛を軽減するため外転位を保持し外転位拘縮を起こす．

<症状>
- 背臥位で両下肢をそろえると患肢が長くみえる．
- 棘果長を計測すると，左右等長である（仮性延長）．
- 両側の上前腸骨棘部を結ぶ線と正中線が直交せず，患側の骨盤が下がり，戻すと外転位となる．

2) 股関節内転位拘縮

<発生機序>
- 内転筋群の損傷では，外転位拘縮と反対の現象を起こす．

<症状>
- 背臥位で両下肢をそろえると患肢が短くみえる．
- 棘果長を計測すると，左右等長である（仮性短縮）．
- 両側の上前腸骨棘部を結ぶ線と正中線が直交せず，患側の骨盤が上がり，戻すと内転位となる．

3) 股関節屈曲位拘縮

<発生機序>
- 腸腰筋，大腿直筋，縫工筋などの股関節屈筋群に損傷を起こした場合，疼痛軽減のために屈曲位を保持する屈曲位拘縮となる．

9. 股関節拘縮

■ 股関節屈曲位拘縮

- 腰椎の前弯が増強し，骨盤が前傾した姿勢をとる．この姿勢は股関節 ① 筋群の伸張性の低下を意味する．

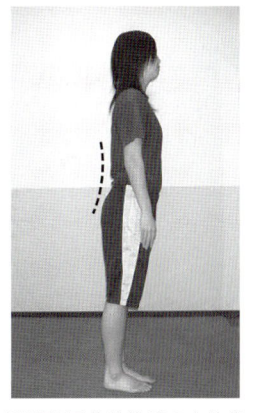

股関節屈曲位拘縮の立位像

- 背臥位で健側の膝を腋窩に向かって抱え込むと，患側の膝が床から浮かび上がってくる．これは， ② 筋の拘縮や伸張性の低下を意味する．

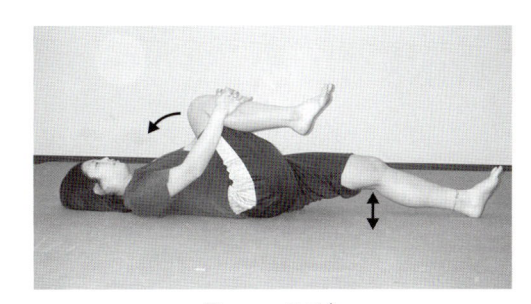

Thomas テスト

- 大腿四頭筋のタイトネステストである．腹臥位で膝関節を屈曲し踵部を殿部に近づけていく．2関節筋である ③ 筋に拘縮や伸張性の低下があると股関節が屈曲し， ④ が起きる．踵部と殿部の距離（踵殿距離）を測定する．

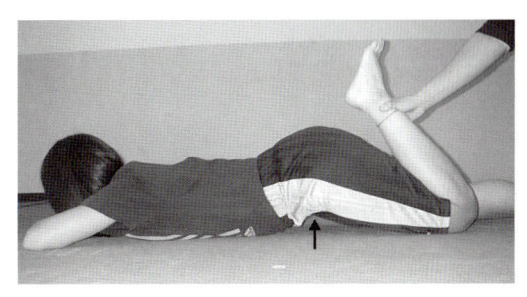

尻上がり現象

＜症状＞
- 起立時に骨盤は前方傾斜が増加するので，腰椎前弯が強くなる．
- 背臥位では屈曲位拘縮に気づかないことがある（Thomas テスト）．
- 下肢を外に振り出したり，尻を突き出す歩容になる．
- 大腿直筋の拘縮の場合，尻上がり現象がみられる．

エキスパートへの道 1 　先天性股関節脱臼と臼蓋形成不全

　以前は，先天的な疾患と考えられていたため，先天性股関節脱臼 (CDH) とよばれていた．股関節伸展位でのおむつなど，誤った育児習慣によって脱臼していたもので，紙おむつとなった今日では，股関節が脱臼して出生することはほとんどないことがわかっている．臼蓋形成不全などを有する場合に生後脱臼することがあり，発育性股関節脱臼 (DDH) と呼称が変わっている．

＜特徴＞
・女児に多い．

＜症状・診断＞
・Allis 徴候
　　脚長差を生じる．
・開排制限の有無
　　患側の開排が制限される．
・Ortolani のクリックサイン
　　開排時のクリック音がある．
・telescope sign
　　股関節部の異常な上昇下降運動がある．
・鼠径部皮膚のしわが非対称となる．
・診断には超音波断層検査が有用である．

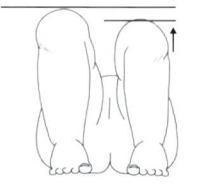

＜治療法＞
・整復を行い，生後 9 ヵ月くらいまでは保存療法とする．
・おむつ療法
・リーメンビューゲル法
・幼児期にはオーバーヘッド牽引法など
・整復されない場合は観血療法

Allis 徴候　　開排制限

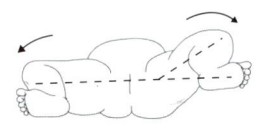

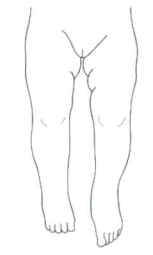

大腿内側皮膚溝の非対称

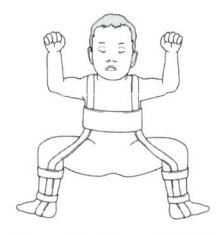

リーメンビューゲル法

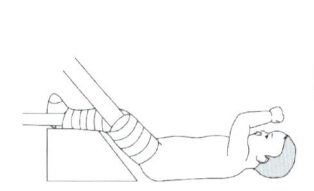

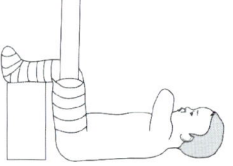

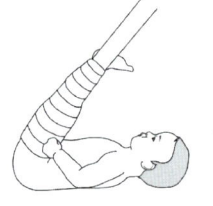

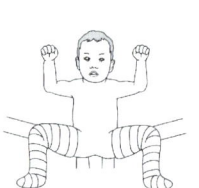

さまざまな牽引法

（高橋和司）

演習問題

1) 鼠径部痛症候群について誤っているのはどれか.
   1. サッカーやラグビーの選手に好発する.
   2. 素因として内転筋腱炎などがある.
   3. ダッシュやキック時に下腿後面までの放散痛を認める.
   4. くしゃみをした際などにも症状を認める.

2) ばね股（弾発股）について誤っているのはどれか.
   1. 股関節の弾発性固定を認める.
   2. ランニングなどの股関節屈曲伸展を繰り返すスポーツで発生する.
   3. 滑液包炎を伴うと疼痛を生じる.
   4. 大腿筋膜張筋が大転子を弾くように移動するために生じる.

3) 梨状筋症候群について誤っているのはどれか.
   1. 下位腰椎部での神経根障害である.
   2. 坐骨神経が障害される.
   3. 外旋筋群の柔軟性低下が原因となる.
   4. 殿部から下肢へのしびれや放散痛を訴える.

4) ペルテス病について誤っているのはどれか.
   1. 阻血性大腿骨頭壊死である.
   2. 女児に好発する.
   3. 膝周囲の疼痛を訴えることが多い.
   4. 単純性股関節炎との鑑別を要する.

5) ペルテス病について誤っているのはどれか.
   1. 4〜9歳に好発する.
   2. 大腿骨頭の変形を伴う.
   3. 跛行を認める.
   4. 保存療法の固定具としてPTBキャストがある.

6) 大腿骨頭すべり症について誤っているのはどれか.
   1. 成長期にみられる骨端線離開である.
   2. 大腿骨頭が頚部に対し前方へ転位することが多い.
   3. 股関節部の疼痛と可動域制限を認める.
   4. 肥満傾向の男児に多い.

7) 大腿骨頭すべり症の慢性例の症状について誤っているのはどれか.
   1. 跛行や膝関節痛が数ヵ月続く.
   2. ドレーマン徴候がみられる.
   3. Trendelenburg徴候がみられる.
   4. 膝関節痛を訴える患者は変形性膝関節症に移行しやすい.

8) 単純性股関節炎について誤っているのはどれか.
   1. 小児股関節疾患の中で発生頻度は高い.
   2. 自然治癒することが多い.
   3. 3〜10歳の男児に好発する.
   4. 両股関節に同時発症することが多い.

9) 先天性股関節脱臼について正しいのはどれか. 2つ選べ.
   1. 男児に多い.
   2. Allis徴候を認める.
   3. ドレーマン徴候を認める.
   4. 鼠径部皮膚のしわが非対称となる.

10) 症候性大腿骨頭壊死の原因でないのはどれか.
    1. 潜函病
    2. 放射線照射
    3. ステロイド投与
    4. 外傷

11) 股関節拘縮について誤っているのはどれか.
    1. 外転位拘縮では仮性延長を認める.
    2. 外転位拘縮では患側の骨盤が下がる.
    3. 内転位拘縮では患肢が短くみえる.
    4. 転子果長を計測すると左右等長である.

12) 股関節屈曲位拘縮について誤っているのはどれか.
    1. 起立時に腰椎前弯が強くなる.
    2. 背臥位では屈曲位拘縮に気付きにくい.
    3. 腸腰筋拘縮が原因の場合, 尻上がり現象がみられる.
    4. Thomasテストが陽性となる.

第8章 大腿および小児の膝部の疾患

1. 大腿部打撲

- 好発するスポーツを理解する.
- 治療法を実践できる.

＜発生機序＞
- コンタクトスポーツなどによって大腿部を強打して発生する.

＜症状＞
- 受傷直後は鈍痛と運動制限が出現する.
- 時間の経過により腫脹, 圧痛, 膝関節の屈曲制限が強くなる.
- 慢性化すると骨化性筋炎や筋組織の拘縮により膝関節の屈曲制限が残存する.

＜分類＞
- 軽度：膝関節の屈曲が90°以上可能（疼痛, 腫脹は軽い）.
- 中等度：膝関節の屈曲が90°以下のもの（疼痛, 腫脹はやや強い）.
- 重度：膝関節の屈曲が45°以下のもの（血腫を形成し, 運動は困難）.

＜治療法＞
- 急性期にはRICE処置を行う（血腫形成の予防）.
- 急性期を過ぎてから温熱療法や可動域訓練を行う.

2. 大腿部骨化性筋炎

- 発生機序を理解する.

＜発生機序＞
- 大腿部挫傷において治療時期が遅れた, 適切な初期処置が行えなかった, 無理に可動域訓練を行ったなど, 再受傷を繰り返す場合に骨化形成をみることがある.

＜症状＞
- 腫脹, 軽度の熱感が出現する.
- 大腿部の圧痛, 運動時痛を認める.
- 膝関節可動域制限が発生する.

＜診断＞
- 単純X線像にて大腿部に骨化像を確認する.

＜治療法＞
- 骨化が成熟するまで局所の安静を保つ.
- 痛みを自覚しない範囲での自動可動域訓練, 大腿四頭筋の等尺性運動, 温熱療法を行う.

第8章 大腿および小児の膝部の疾患　235

テキスト ＆ ワーク

1. 大腿部打撲，2. 大腿部骨化性筋炎，3. 大腿部の肉ばなれ

1 大腿部打撲
- 空手によりローキックを受け受傷した．大腿部に腫脹が著明で，大腿内側に皮下出血斑を認める．
- 初期治療により血腫を ① させないことが発症を予防する．

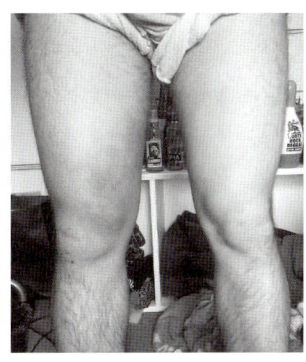

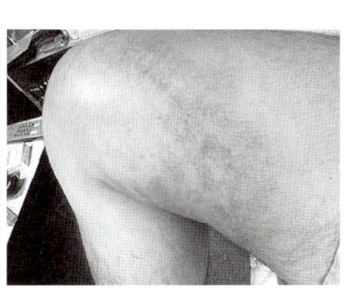

大腿部打撲 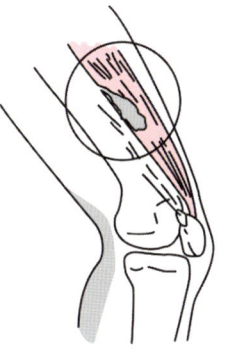　　　　　　　　　　骨化性筋炎

2 大腿部の肉ばなれ
- 大腿四頭筋肉ばなれでは，受傷後早期に膝関節を ① した状態で ② 処置を行う．ハムストリングス肉ばなれでは，膝関節は伸展位の状態で ② 処置を行う．
- ハムストリングスに対するストレッチはさまざまな方法があるが，膝関節を伸展した状態で体幹を ① させる．台の上などに下肢を乗せると効果的である．

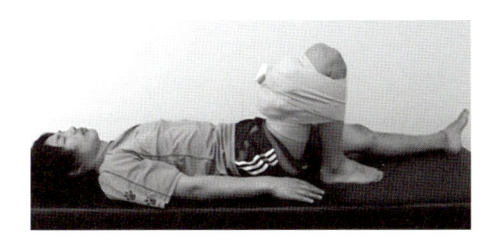

大腿前面部に対する RICE 処置 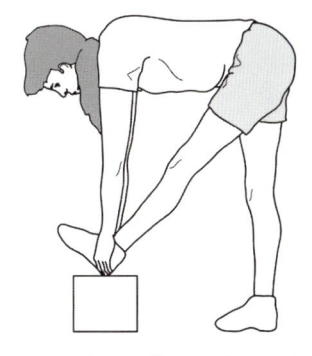　　　　ハムストリングスのストレッチ

エキスパートへの道 1　　チャーリーホース

　バスケットボールやサッカー，ラグビーなどのコンタクトスポーツで起こる大腿前面の打撲をいう．相手選手の膝が大腿部に入り，膝関節の屈曲がしづらくなり深部に鈍い痛みが起こる．地方により呼び方は異なるが，『ももかん』などとよばれている．受傷 24 時間後の膝関節の屈曲角度が復帰日数の目安となるため，受傷後早期に膝関節を屈曲した状態で RICE 処置を行う．時間経過により疼痛と腫脹は増強し，歩行困難な場合もある．

3. 大腿部の肉ばなれ

- 好発する筋を理解する．
- 発生部位を理解する．
- 発生機序を理解する．

1）大腿四頭筋肉ばなれ

<発生機序>
- 大腿直筋に多く，股関節伸展位，膝関節屈曲位にて収縮時に発生する．
- 1）筋疲労，2）再発，3）柔軟性，コンディショニング不良，4）不適切なウォーミングアップなどが要因となる．

<分類>
- Ⅰ度：軽度な痛みで，筋腱複合体の最小限の損傷
- Ⅱ度：筋力や可動域が制限される筋腱移行部の損傷
- Ⅲ度：とても大きな負荷による筋腱移行部の断裂

<症状>
- 疼痛：大腿部前方にあり．
- 腫脹：程度に応じてさまざまである．
- 陥凹：完全断裂では受傷直後に触れやすい．
- 皮下出血斑，硬結がみられる．
- 膝関節屈曲制限

> **check point：RICE 処置**
> Rest（安静）：患部を保護するため，痛みに応じ松葉杖などで免荷を行う．
> Icing（冷却）：氷による冷罨法をできるだけ早期に行う．
> Compression（圧迫）：腫脹を防ぐため，遠位から近位へ向かって圧迫包帯を巻く．
> Elevation（挙上）：腫脹の予防と除去目的で患部を心臓より高挙する．

<治療法>
- 急性期には膝関節を屈曲した状態でRICE処置（血腫形成の予防）を行う．
- 急性期を過ぎたならば，温熱療法，関節可動域訓練，ストレッチング

2）ハムストリングス肉ばなれ

<発生機序>
- 筋腱移行部で生じやすい．
- 遠心性収縮にて発生しやすい．

<症状>
- 疼痛：大腿部後方に突然の衝撃を感じる．発痛を伴う損傷筋の動作時痛が出現する．
- 可動域制限：伸展制限がみられる．
- 腫脹：程度に応じてさまざまである．皮下出血斑が認められる．
- 硬結
- 陥凹：完全断裂では受傷直後に触れやすい．

<治療法>
- 急性期にはRICE処置（血腫形成の予防）を行う．
- 急性期を過ぎてから温熱療法，可動域訓練，ストレッチングを施行する．
- スポーツ復帰に際しては，ストレッチ痛の消失や筋緊張などで慎重に評価し再発を防止する．

4. 小児の膝変形，5. 離断性骨軟骨炎

1 小児の膝変形
- Blount病：脛骨近位骨端，骨幹，骨幹端の後内側部の発育障害である．脛骨近位骨幹端を中心に発生する膝関節の ① ・脛骨の内旋変形がみられるため，下肢はO脚となる．

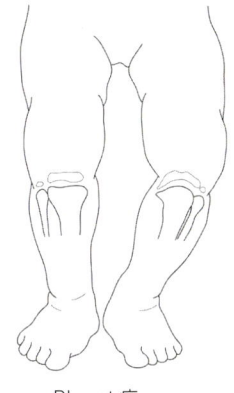

Blount病

2 離断性骨軟骨炎
- 小児の大腿骨の離断性骨軟骨炎では，大腿骨の ① に発生することが多いとされるが，MRI画像のように外側顆や膝蓋骨に発生するものもある．原因は不明であることが多い．
- 骨端線閉鎖以前で関節軟骨の連続性が保たれていれば，安静，免荷による保存療法を行い，経過観察する．
- 荷重部の関節軟骨欠損部が大きい場合は ② 術を行う．

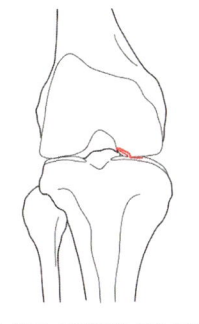

大腿骨の離断性骨軟骨炎 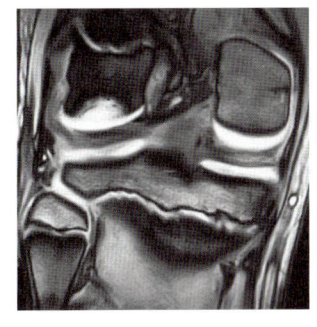　　MRI画像

4. 小児の膝変形

- 発症部位および変形を理解する．

1）反張膝
＜特徴＞
- 膝関節伸展可動域が20°を越えたもの．
- 先天性反張膝，先天性膝関節亜脱臼，先天性膝関節脱臼に分類．

2）内反膝・外反膝
＜特徴＞
- 下肢が外方凸に変形したものを内反膝（O脚）
- 下肢が内方凸に変形したものを外反膝（X脚）
- 左右非対称の場合や一側性の場合，代謝性疾患，内分泌疾患，骨端形成異常などが疑われる．

3）Blount病

<特徴>
- 脛骨近位骨端，骨幹端の後内側部の発育障害である．
- 脛骨近位骨幹端を中心に発生する膝関節の内反・脛骨の内旋変形（高度なO脚）
- 幼児型：1〜3歳までに発症
- 年長児型（学童型）：8歳以降に発症する．

4）大腿四頭筋拘縮症

<特徴>
- 先天性：胎生期に発生し，先天性股関節脱臼または先天性膝蓋骨脱臼が認められないものをいう．大腿四頭筋が著しく短縮する．
- 後天性：医原性や外傷性の後遺症として発生する．

☞ **check point**：医原性とは手術や投薬などの治療行為が原因となり起こることをいう．

5. 離断性骨軟骨炎

- 発生部位および治療法を理解する．

<特徴>
- 関節軟骨の一部が軟骨下骨層とともに壊死を起こす疾患．
- 壊死部は離断されて関節遊離体となる．
- 膝関節では大腿骨内側顆に多く発生する．

<症状>
- 疼痛：内・外側関節裂隙周辺に運動時痛
- 小児ではときに夜間痛
- 遊離体は膝の引っかかり感やクリック，嵌頓症状（ロッキング）を起こす．

<治療法>
- 骨端線閉鎖以前で関節軟骨の連続性が保たれていれば，安静，免荷による保存療法．
- 荷重部の関節軟骨欠損部が大きい場合は骨軟骨移植術を行う．

（高橋和司）

演習問題

1) 大腿部打撲について誤っているのはどれか.
   1. 時間の経過とともに腫脹や膝関節屈曲制限が強くなる.
   2. 受傷後,血腫形成を予防するRICE処置が優先される.
   3. 膝関節の屈曲が45°以下のものは中等度損傷と判断する.
   4. 骨化性筋炎を発症すると膝関節の屈曲制限が残存する.

2) 大腿四頭筋肉ばなれについて誤っているのはどれか.
   1. 中間広筋に好発する.
   2. 完全断裂では受傷直後に陥凹を触れやすい.
   3. 皮下出血斑,硬結などを認める.
   4. 急性期にはRICE処置が有効である.

3) RICE処置で行われる処置について正しいのはどれか.
   1. 安静,冷却,圧迫,下制
   2. 安静,冷却,圧迫,運動療法
   3. 安静,冷却,ストレッチ,挙上
   4. 安静,冷却,圧迫,挙上

4) 大腿部骨化性筋炎の原因でないのはどれか.
   1. 長期間の固定
   2. 治療開始時期の遅れ
   3. 適切な初期処置を行わなかった
   4. 無理な関節可動域訓練

5) チャーリーホースはどれか.
   1. 大腿四頭筋の肉ばなれ
   2. ハムストリングスの肉ばなれ
   3. 大腿前面部の打撲
   4. 大腿部骨化性筋炎

6) 大腿四頭筋の肉ばなれについて誤っているのはどれか.
   1. 大腿直筋に好発する.
   2. 股関節屈曲位・膝関節伸展位に筋が収縮すると発生する.
   3. 完全断裂では受傷直後に陥凹を触れやすい.
   4. 膝関節の屈曲制限が出現する.

7) ハムストリングスの肉ばなれについて誤っているのはどれか.
   1. 筋腹中央部に発生しやすい.
   2. 受傷時,大腿部後面に突然の衝撃を感じる.
   3. 膝関節伸展制限がみられる.
   4. ストレッチは急性期を過ぎてから施行する.

8) 小児の膝変形について正しいのはどれか.
   1. 膝関節伸展可動域が5°を越えたものを反張膝とよぶ.
   2. 膝関節が伸展位から屈曲できないものを反張膝とよぶ.
   3. 下肢が外方凸に変形したものを内反膝とよぶ.
   4. X脚では下肢が内方凸に変形している.

9) Blount病について誤っているのはどれか.
   1. 小児に発生する.
   2. 脛骨近位端部に発生する.
   3. 高度なO脚を呈する.
   4. 膝関節の外反変形を認める.

10) 離断性骨軟骨炎について誤っているのはどれか.
    1. 関節軟骨の一部が骨硬化を起こしたもの.
    2. 関節遊離体を認めることがある.
    3. 膝の引っかかり感やクリックを認める.
    4. 荷重部の関節軟骨欠損部が大きい場合は骨軟骨移植術を行う.

11) 小児に発生した膝関節離断性骨軟骨炎の症状でないのはどれか.
    1. 夜間痛
    2. 運動時痛
    3. 側方不安定性
    4. 嵌頓症状(ロッキング)

12) 膝関節離断性骨軟骨炎の好発部位はどれか.
    1. 大腿骨内側顆
    2. 大腿骨外側顆
    3. 脛骨外側顆
    4. 脛骨内側顆

第9章 膝部の疾患

1. 半月板損傷

- 評価法を理解する.
- 小児の円板状半月について理解する.

<特徴>
- 半月板は大腿骨と脛骨の関節辺縁部を覆う三日月型の線維軟骨である.
- 関節接触面の安定性を増大させ, 荷重を分散する.
- 形態や可動性の少なさから内側の損傷が多い.

<発生機序>
- 膝関節の屈曲伸展時に, 下腿の回旋が加わって受傷する.
- 内側半月は内側側副靱帯損傷や前十字靱帯損傷などに合併することが多い.
- 若年者はスポーツ活動で受傷することが多い.
- 小児では形態異常(円板状半月), 高齢者では変性を基盤として損傷する.

<症状>
- 疼痛:関節裂隙を中心とした荷重時痛, 圧痛, 運動時痛
- 関節血腫(十字靱帯損傷より水性), または関節水腫
- 嵌頓症状, クリック音

<徒手検査>
- McMurrayテスト:下腿を外(内)旋しながら伸展すると, 内(外)側関節裂隙に疼痛やクリックが認められる.
- Apleyテスト(圧迫)
- 膝蓋跳動

☞ **check point**:Apleyテストは今日ほとんど行われていない.

<治療法>
- 急性期にはRICE処置.
- 疼痛や腫脹が軽減すれば物理療法, 大腿四頭筋やハムストリングスを中心とした運動療法を行う.

エキスパートへの道 1　小児の円板状半月

正常の半月板は内側がC字, 外側がO字状の形をなし, 中央が抜けた三日月状であるが, 先天的な形態異常では中央が抜けずに円板状をしており, 厚さも正常より厚い. 欧米人には少なく, 日本人では約5%の発生率である. 先天的に外側半月の円板状半月が多く, そのため学童期において外側半月損傷が多く発生する. 単純X線写真では関節裂隙が広く映る.

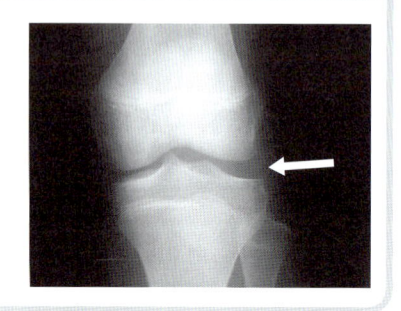

1. 半月板損傷，2. 内側側副靱帯損傷，3. 外側側副靱帯損傷

1 半月板損傷
- McMurrayテスト：半月板損傷をみるテスト法である．下腿を外（内）旋しながら伸展していくと，内（外）側 ① に疼痛やクリックが認められる．

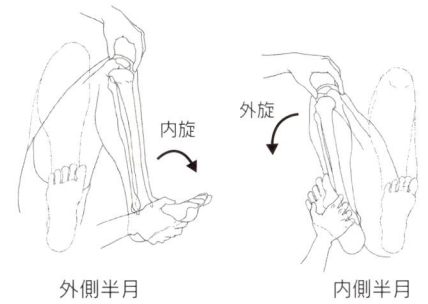

McMurray test

2 内側側副靱帯損傷
- 内側側副靱帯損傷：膝関節に強い ① 力が加わり受傷する．完全断裂の場合には ② 損傷や後十字靱帯損傷を合併しやすい．

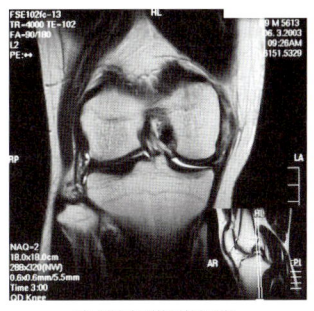

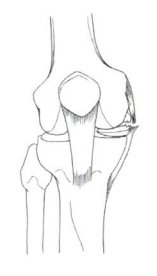

内側側副靱帯損傷

- 外反ストレステスト：膝関節0°伸展位で不安定性を認めず，30°屈曲位で不安定性を認める場合は内側側副靱帯の単独損傷である．0°伸展位においても不安定性を認める場合は， ② 損傷の合併が疑われる．

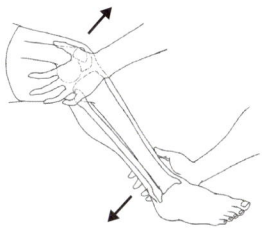

膝関節30°屈曲位　　膝関節0°伸展位

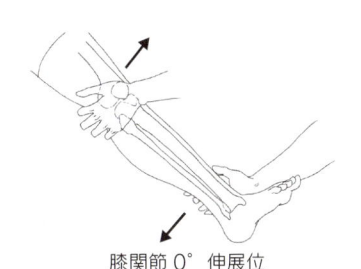

エキスパートへの道 2　　後外側構成体損傷

膝関節の後面外側には，腸脛靱帯，大腿二頭筋，ファベラ腓骨靱帯，膝窩筋腱，弓状靱帯，後方関節包などが存在し補強する．膝関節を内反強制された場合，外側側副靱帯の単独損傷はまれで，これらの後外側構成体損傷が合併する．

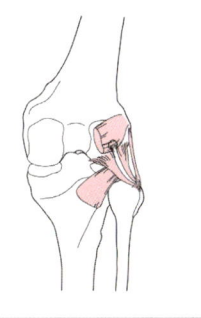

- 前十字靱帯などとの複合損傷や関節水症, ロッキングなどが併発する場合は観血療法が望ましい.

2. 内側側副靱帯損傷

- 発生機序と不安定な方向を理解する.
- 評価法を理解する.

<特徴>
- 大腿骨内側上顆から脛骨内顆部に付着する.
- 膝関節の外反と下腿の外旋を制御する.
- 発生頻度が高い.
- 前十字靱帯や半月板など, 他の損傷を合併することが多い.

<発生機序>
- 膝関節に強い外反力が加わり損傷する.

<症状>
- 膝内側部の腫脹
- 疼痛:運動時痛, 膝内側部の限局した圧痛
- 膝関節の外反不安定性

<徒手検査>
- 外反ストレステスト

<治療法>
- 急性期はRICE処置を行う.
- 不安定性を認める場合, 膝関節軽度屈曲位で副子固定を施し, 免荷を指示する.
- 疼痛や不安定性が軽減すれば物理療法, 大腿四頭筋やハムストリングスを中心とした運動療法を行う.
- 装具やテーピングなどにより, 膝が受傷肢位 (knee in toe out) をとらないように注意する.

3. 外側側副靱帯損傷

- 複合損傷であることを理解する.

<特徴>
- 大腿骨外側上顆から腓骨頭に付着する.
- 膝関節の内反と下腿の外旋を制御する.

<発生機序>
- 膝関節伸展位で強い内反力が加わり損傷する.

<症状>
- 膝外側部の腫脹
- 疼痛:運動時痛, 膝外側部の限局した圧痛
- 膝関節の内反不安定性
- 単独損傷はまれであり, 後外側構成体の合併損傷が多い.

<徒手検査>
- 内反ストレステスト

<治療法>
- 内側側副靱帯損傷に準ずる．

4. 前十字靱帯損傷

- 受傷機転を理解する．
- 症状を理解する．
- 評価法を理解する．
- 治療法の原則について理解する．

<特徴>
- 前十字靱帯は膝関節内の大腿骨外顆内壁から脛骨顆間部中央前方に扇状に広がりながら付着する．
- 脛骨の前方偏位および下腿内旋を制御する．

<発生機序>
- 非接触型：ジャンプでの着地や急停止，急な方向転換など，大腿四頭筋の自家筋力が発生に関与する．
- 接触型：柔道やラグビーのタックルなどで膝関節に外反・回旋が加わり発生する．他の靱帯損傷を合併することが多い．

<症状>
- 疼痛と膝の不安定感を訴える
- 膝くずれ（giving way）
- 断裂音（pop 音）を自覚する
- 関節血腫による膝蓋跳動
- 関節可動域制限

<徒手検査>
- 前方引き出しテスト（anterior drawer test）：膝関節 90°屈曲位で前方に引き出す．
- Lachman テスト：約 20°屈曲位で大腿部の遠位を外側から，下腿近位を内側から把持して前方に引き出す．
- N-テスト（pivot shift test）：下腿に内旋力と膝の外反力を加えつつ，膝関節 90°屈曲位から徐々に伸展させていくと 20〜40°屈曲位付近で，下腿が前方へ亜脱臼するか不安感を訴える．

<治療法>
- 断裂した前十字靱帯は保存療法では癒合が望めない．
- 急性期では，血腫消失まで固定と免荷を行う．
- 急性期が過ぎた時点で，不安定感が強く QOL を障害する場合やスポーツへの復帰を希望する場合は観血療法が望ましい．
- 不安定性が強く膝くずれを反復すると二次的に関節軟骨や半月板の損傷をきたす．
- 再建術後リハビリテーションは一般的に復帰まで 6〜10 ヵ月の期間を要す．
- knee in toe out にならないように注意する．
- リハビリテーションプロトコールの理論的背景を理解しないと再断裂のリスクが高い．

5. 後十字靱帯損傷

- 受傷機転を理解する．
- 症状および評価法を理解する．

<特徴>
- 後十字靱帯は大腿骨内顆の内側前方より脛骨顆部後方に付着する．
- 膝の屈曲に伴う大腿骨顆部の後方移動を誘導するとともに，脛骨の後方偏位および内旋を制御する．

<発生機序>
- 交通外傷（ダッシュボード損傷，オートバイ事故）．
- 膝関節屈曲位で脛骨粗面部を強打して発生する．

<症状>
- 疼痛と膝の不安定感を訴える．
- 膝窩部の疼痛，皮下出血
- 脛骨粗面部の擦過傷

<徒手検査>
- 後方押し込みテスト（posterior drawer test）：膝関節90°屈曲位で後方へ押し込む．
- 後方落ち込み徴候（sagging sign）：下腿に重力がかかる肢位で，脛骨が後方に落ち込む．

<治療法>
- 他の靱帯損傷に準じる．
- 高度の不安定性を有する活動性の高い場合には観血療法が望ましい．

6. Osgood-Schlatter病

- 好発年齢を理解する．
- 発生部位および治療法を理解する．

<特徴>
- 脛骨粗面部に疼痛と腫脹を生じる．
- 10歳代前半に起こる骨端症の一つである．
- スポーツ活動をしている男児に多い．

<発生機序>
- 大腿四頭筋の過度収縮が脛骨粗面を繰り返し牽引することにより発生する．

<症状>
- 脛骨粗面部の運動時痛
- 脛骨粗面部の膨隆
- 骨端線が閉鎖する頃には症状は消失する．

<治療法>
- スポーツ活動の制限による局所の安静
- 大腿四頭筋のストレッチ

4. 前十字靱帯損傷，5. 後十字靱帯損傷

1 前十字靱帯損傷

- MRI画像では，中央部に血腫と思われる高信号域を認め，　①　靱帯は連続性が途絶えている．
- 膝関節90°屈曲位で前方に引き出す　②　テストと，約20°屈曲位で大腿部の遠位を外側から把持し，下腿近位を内側から把持して前方に引き出す　③　テストがある．ともに前方の移動量だけでなく，firm end pointの有無を確認する必要がある．
- 受傷時は可動域が腫脹と疼痛のため減少していることから，　③　テストが行われる．

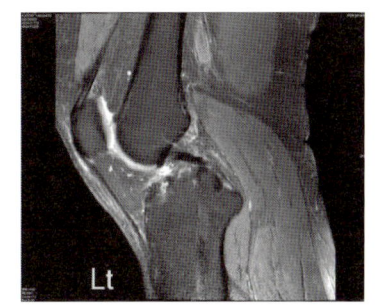

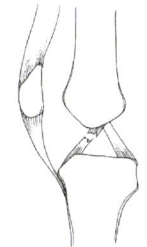

前十字靱帯損傷 のMRI画像とその模式図

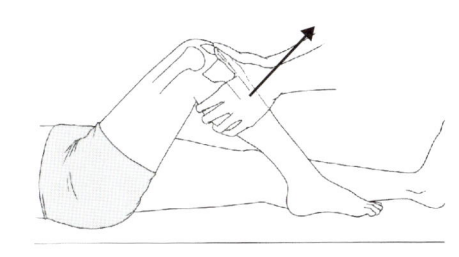

前方引き出しテスト 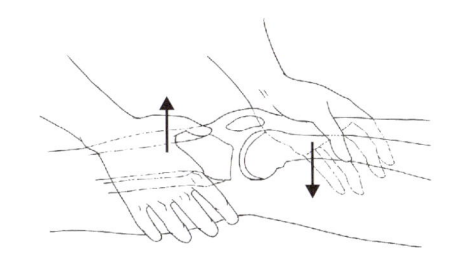　　Lachmanテスト

前十字靱帯損傷に対するテスト法

2 後十字靱帯損傷

- MRI画像では後十字靱帯の黒いラインが途絶え，靱帯周囲に高信号域を認める．
- 下腿に重力がかかるような肢位をとらせると，後十字靱帯損傷膝では，脛骨が　①　に落ち込む．写真では右下腿が　①　に落ち込んでいるのがわかる

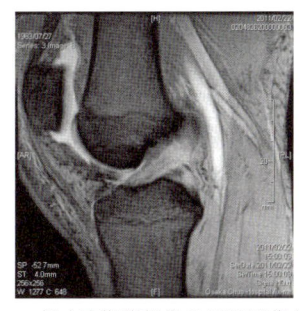

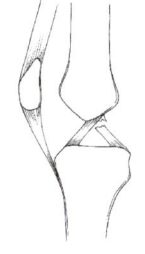

後十字靱帯損傷のMRI画像とその模式図

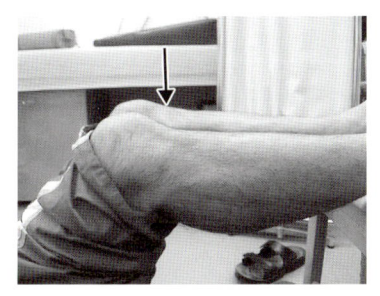

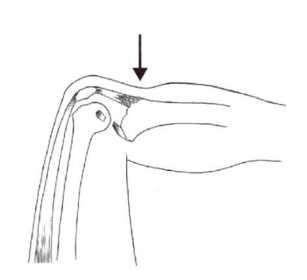

sagging sign

- 運動前には十分なウォーミングアップ
- 運動後にはアイシング
- 膝蓋腱を前面よりおさえる装具の使用
- 脛骨粗面部が膨隆したまま治癒するものもある.

7. ジャンパー膝（Jumper's knee）

- 発生機序および発生部位を理解する.

<特徴>
- ジャンプを頻回に繰り返すスポーツ選手に多い.
- 膝蓋骨下極に生じる膝蓋腱炎である.
- 膝関節伸展機構のオーバーユースシンドローム（overuse syndrome）である.

<発生機序>
- 急な加速や減速, ジャンプ, 着地などの繰り返しで, 膝関節伸展機構に過度の張力が加わり発生する.

<症状>
- 運動時の膝前面の疼痛
- 膝蓋尖部や膝蓋底部の圧痛
- 尻上がり現象が陽性のことが多い.

<治療法>
- 十分なウォーミングアップ
- 大腿四頭筋, ハムストリングスの筋力訓練, ストレッチング
- 運動後にはアイシング

8. 腸脛靱帯炎

- 発生機序および発生部位を理解する.
- 評価法を理解する

<発生機序>
- 腸脛靱帯と大腿骨外顆との摩擦により生じる.
- 膝関節の屈曲伸展を繰り返す動作により発症.
- 内反膝（O脚）の人に多い.

<症状>
- 膝関節外側部に圧痛, 運動時痛.

<徒手検査>
- グラスピングテスト（grasping test）：膝関節屈曲位で, 大腿骨外顆よりやや近位部の腸脛靱帯を圧迫しながら膝関節を伸展させると, 大腿骨外側顆に疼痛が誘発される.

<治療法>
- 患部の安静を保ち, 腸脛靱帯のストレッチングを十分に行う.

テキスト & ワーク

6. Osgood-Schlatter病, 7. ジャンパー膝

1 Osgood-Schlatter病
- X線写真では，脛骨 ① 部の分離，離開を認める．
- 治療法として， ① を前面より圧迫する装具を用いる．

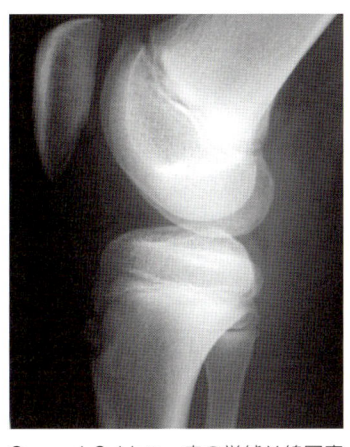

Osgood-Schlatter病の単純X線写真

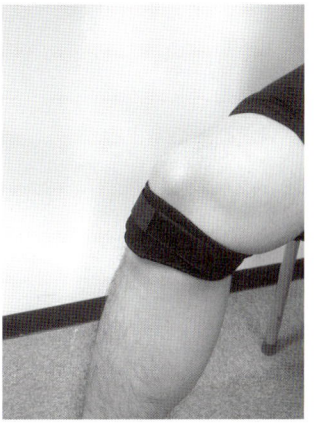

Osgood-Schlatter病用バンド

2 ジャンパー膝（Jumper's knee）
- 膝蓋骨下極に生じる ① 炎である．ジャンプを繰り返すスポーツに多く発生するが，サッカー，バスケットボール，ラグビーなど，方向転換を行う競技においても発生する．ジャンプ，着地，急な加速や減速，方向転換動作などの繰り返しで，膝関節伸展機構に過度の張力が加わり発生する．

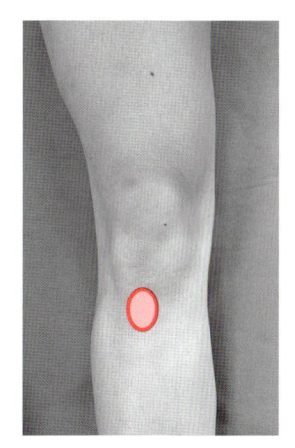

ジャンパー膝の障害部位

エキスパートへの道 3 　　Sinding-Larsen-Johansson 病

　10歳前後の男児にOsgood-Schlatter病と同様の発生機序により膝蓋腱の起始部が機械的刺激を受け石灰化を起こす疾患である．単純X線像において膝蓋骨遠位端に裂離骨片様の不整あるいは骨化像を認める．

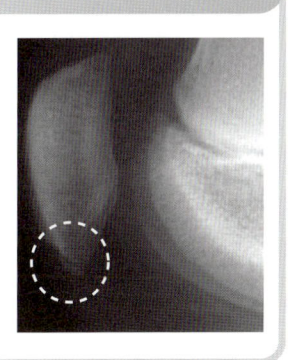

9. タナ（棚）障害

- 発生部位および症状を理解する.

<特徴>
- 膝蓋内側滑膜ヒダが，膝関節屈曲伸展を行った際に内側膝蓋大腿関節内にはさみ込まれる.
- 若い女性に好発する.

<症状>
- 膝蓋骨内下縁に運動痛や違和感
- 膝関節屈伸でクリックを触知する.

<治療法>
- 包帯固定，運動の中止.
- 頑固な疼痛，嵌頓症状が残存する場合は関節鏡視下に切除.

10. 膝蓋軟骨軟化症

- 好発する年齢および性別を理解する.

<特徴>
- 膝蓋骨の関節軟骨に変性をきたす疾患である.
- 15〜30歳の女性に好発する.
- 力学的異常が発症に関与すると考えられる.

<症状>
- 疼痛：運動時や階段昇降時.
- グライディングテスト：膝関節軽度屈曲位で，膝蓋骨を大腿骨に圧迫しながら上下・左右に動かすとざらざらした感じを触知し，疼痛が誘発される.

<治療法>
- 階段昇降やしゃがみ込みなど，大腿膝蓋関節に負担のかかる動作の禁止.
- 膝関節伸展位での大腿四頭筋筋力訓練.
- 膝蓋骨を安定させる装具.

11. 鵞足炎

- 鵞足の解剖を理解する.

<発生機序>
- 鵞足（内側から縫工筋，薄筋，半腱様筋付着部）に過度にかかるストレスにより生じる炎症である.
- 長距離走，ジャンプを繰り返す，ボールを蹴り出すなどの動作により発症する.
- 外反膝（X脚）や回内足に多い.

<症状>
- 脛骨近位内側部に圧痛，運動時痛

8. 腸脛靱帯炎，9. タナ(棚)障害，10. 膝蓋軟骨軟化症

1 腸脛靱帯炎
- 腸脛靱帯と大腿骨 ① との摩擦により生じる．膝関節の屈曲伸展を繰り返す長距離ランナーに好発する．
- グラスピングテスト：大腿骨外顆上部の腸脛靱帯を圧迫し，膝関節 ② 位から ③ させると大腿骨外顆部に疼痛が誘発される．

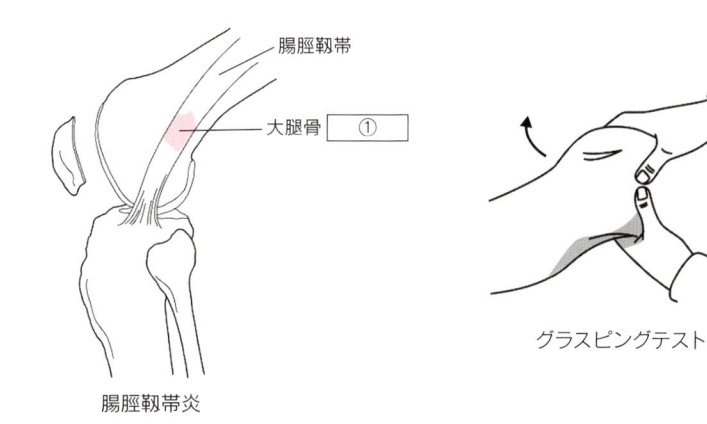

腸脛靱帯炎

グラスピングテスト

2 膝蓋軟骨軟化症
- 膝蓋軟骨軟化症は，20歳代前後の ① 性に多く発生する．膝蓋大腿関節の形態異常やQ-angleなどが影響する．

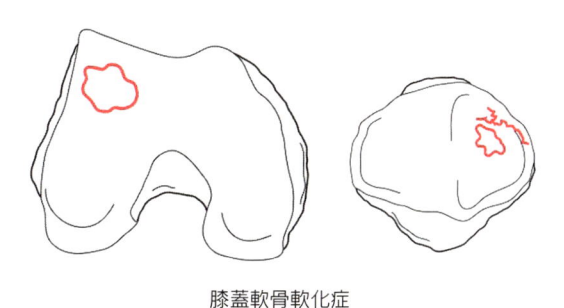

膝蓋軟骨軟化症

<治療法>
- 運動量やフォームの調整，ストレッチ・アイシングの徹底

12. 滑液包炎

<特徴>
- 膝関節周辺には滑液包が多く存在し，他組織とのストレスを軽減させている．
- 機械的刺激によりしばしば炎症を生じ，膝関節痛の原因となる．

13. 変形性膝関節症

- 好発する年齢および性別を理解する．
- 症状および変形を理解する．

<特徴>
- 50歳代に発症し，女性に多い．
- 内反変形を呈する（O脚変形）．
- 関節裂隙の狭小化や骨棘形成がみられる．

<症状>
- 疼痛：初動時痛，荷重時痛，歩行時痛，階段昇降時の痛み，膝関節内側部の圧痛
- 筋力低下：大腿四頭筋に著明
- 可動域制限：屈曲拘縮
- 正座は不可能となる．
- 関節液の貯留による膝蓋跳動
- 歩行時の側方動揺

<治療法>
- 保存療法：日常生活上での指導，膝周辺の筋力強化，ストレッチ，足底挿板
- 観血療法：人工関節置換術，骨切り術，関節鏡下デブリドマン

エキスパートへの道 4　　ベーカー嚢腫

膝窩部の関節包や腓腹筋半膜様筋包が後方へ腫大し嚢胞を形成したもので，変形性膝関節症や関節リウマチに合併して生じる．中年以降の女性に多い．貯留の少ない場合は無症状で，貯留が増えると膝窩部の圧迫感や鈍痛を訴える．

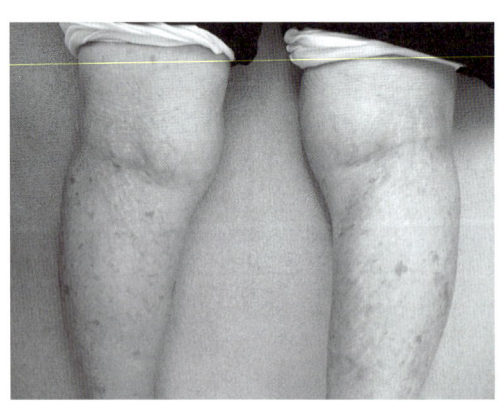

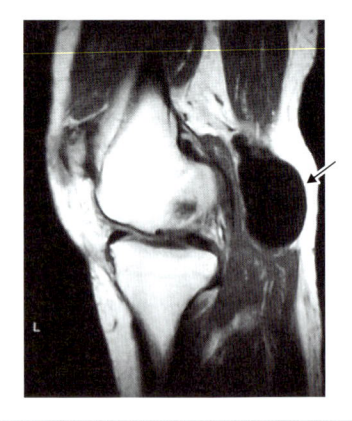

（高橋和司）

テキスト & ワーク

11. 鵞足炎，12. 滑液包炎，13. 変形性膝関節症

1 鵞足炎
- 鵞足を構成するのは，内側から ① 筋，② 筋，③ 筋である．

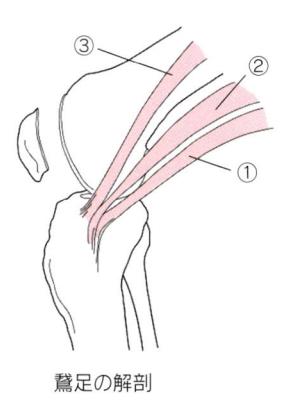

鵞足の解剖

2 変形性膝関節症
- 変形性膝関節症などで関節液などの貯留などがみられる場合には，① が認められる．膝関節 ② 位で，一方の手掌を膝蓋上包部に広く押し当てて，そこに貯留した液を遠位へ押すことにより膝蓋骨は浮上する．その際，他方の指で軽く膝蓋骨を沈めるように押すと，液量が多い場合に膝蓋骨が浮き沈みするのを指で感じ取ることができる．これを ① という．大量の液貯留があれば波動がみられる．貯留液は必ずしも関節液とは限らず，血性や膿性のこともある．

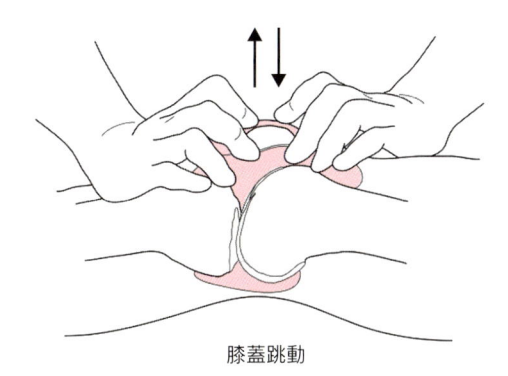

膝蓋跳動

演習問題

1) 半月板損傷について誤っているのはどれか．
   1. 膝関節屈曲あるいは伸展時に下腿の回旋が加わると受傷しやすい．
   2. 半月板損傷は後十字靱帯損傷を合併することが多い．
   3. 外側よりも内側半月板損傷が多い．
   4. 小児では円板状半月を基盤とした外側半月板損傷が多い．

2) 半月板損傷の症状について誤っているのはどれか．
   1. クリック音
   2. 関節血腫
   3. 嵌頓症状
   4. 膝くずれ

3) 膝側副靱帯損傷について誤っている組合せはどれか．
   1. 内側側副靱帯損傷——膝関節外反強制により発生
   2. 内側側副靱帯損傷——単独損傷はまれ
   3. 外側側副靱帯損傷——外反ストレステスト
   4. 外側側副靱帯損傷——単独損傷はまれ

4) 前十字靱帯損傷について誤っているのはどれか．
   1. 膝関節屈曲位で脛骨近位前面を強打すると発生する．
   2. 受傷時に断裂音（pop音）を自覚する．
   3. 関節血腫による膝蓋跳動を認める．
   4. 膝くずれ（giving way）を認める．

5) 前十字靱帯損傷のテスト法でないのはどれか．
   1. N-テスト
   2. McMurrayテスト
   3. 前方引き出しテスト
   4. Lachmanテスト

6) 後十字靱帯損傷について誤っているのはどれか．
   1. 交通外傷（ダッシュボード損傷）としても発生する．
   2. 膝の疼痛と不安定感を訴える．
   3. 前十字靱帯損傷よりも機能障害が著明となる．
   4. 後方落ち込み徴候が陽性となる．

7) Osgood-Schlatler病について誤っているのはどれか．
   1. スポーツ活動をしている男児に多い．
   2. 10歳代前半に発生する骨端症の一つである．
   3. 脛骨粗面部の運動時痛や膨隆を認める．
   4. ストレッチなどの患部にストレスを加える治療は禁忌である．

8) ジャンパー膝について誤っているのはどれか．
   1. 膝関節伸展機構のオーバーユースシンドロームである．
   2. 脛骨粗面部の炎症である．
   3. 運動後にはアイシングが有効である．
   4. 膝蓋腱起始部に骨化異常を認めるものはSinding-Larsen-Johansson病と呼ばれる．

9) 腸脛靱帯炎について誤っているのはどれか．
   1. 膝関節の屈曲伸展を繰り返す動作が原因となる．
   2. 外反膝の人に好発する．
   3. グラスピングテストが陽性になる．
   4. ストレッチが有効である．

10) 膝蓋軟骨軟化症について正しいのはどれか．
    1. 高齢者に好発する．
    2. 軟骨損傷のため疼痛は認めない．
    3. グライディングテストが陽性となる．
    4. スクワットなどの荷重をかけた訓練が有効である．

11) 鵞足炎について正しいのはどれか．
    1. O脚の人に多い．
    2. 内反足の人に多い．
    3. 脛骨近位内側部に圧痛や運動痛を認める．
    4. 関節血腫を伴うことが多い．

12) 変形性膝関節症について誤っているのはどれか．
    1. 中年期以降に発症しやすい．
    2. 女性に多い．
    3. 内反変形を呈することが多い．
    4. 進行すると伸展位拘縮を起こすことが多い．

第10章 下腿および足部の疾患

1. コンパートメント症候群

- 好発するコンパートメントを理解する.
- 症状を理解する.

<特徴>
- 下腿のコンパートメントは前方区画, 外側区画, 浅後方区画, 深後方区画に分類される. 前方ならびに外側区画に好発する.

(1) 急性型
- 原因:外傷性筋内出血および浮腫, ギプスや包帯の緊縛, ランニングやジャンプの反復
- 症状:罹患筋群の伸張で疼痛増強, 夜間痛, 自動運動困難, 動脈の拍動は触知可能(区画内圧の上昇より血管内圧の方が高いため)
- 治療:筋膜切開が第一選択とされる. RICE処置のcompressionとelevationは筋への血流減少に至るため実施しない.

(2) 慢性型:原因は急性型に準ずるが, 経過や症状も緩やかで, 施術は安静を第一選択とする.

2. アキレス腱炎・周囲炎

- 発生要因を理解する.

<特徴>
- アキレス腱実質またはパラテノンの炎症・肥厚による腱との癒着に分類されるが, 両者の鑑別は困難.
- 外反扁平足などの足部アライメントの不良, スプリング機構の機能不全, 下腿三頭筋の伸張性低下を素因に, ランニングなどの負荷の増大で発生する.
- 治療は下腿三頭筋のストレッチング, 足底板の処方により筋緊張を緩和させる.

3. アキレス腱断裂

- 症状を理解する.
- 治療法を理解する.
- 検査法を理解する.

<原因>
- 着地時や踏み込んだ際に足部が背屈を強制され過度な伸張性収縮となったり, ジャンプした際の過度な筋収縮により発生する.

<症状>
- 完全断裂が多く(男女比2:1), 部分断裂は少ない.
- 踵骨隆起より3〜5cm近位の狭窄部に好発し, 断裂音(pop音)を自覚する.
- 断裂部に陥凹を触知する.
- つま先立ちは不能となる.
- 足関節の自動底屈は可能である(後脛骨筋・長母指屈筋・長趾屈筋・足底筋の作用).
- 歩行は通常歩行ではないが, べた足で支えるのみであれば可能である.

<検査法>
- シモンズ・トンプソンテスト（Shimmonds-Thompson test）：下腿三頭筋を把握しても足関節が底屈しない現象.
  陳旧例では発現しないことが多い（線維性に連絡しているため）
- マトレステスト（Matles test）：腹臥位で，膝関節を90°屈曲すると足関節が背屈する現象.
  陳旧例でも発現する（線維性に結合していても延長しているため）

<治療>
- 保存療法：膝関節軽度屈曲位，足関節最大底屈位で，大腿中央からMTP関節手前までを副子固定する．経過が良ければ膝下の固定に変更し，自然下垂位から中間位に移行する．ギプス除去後の2週間は再断裂が好発する．6ヵ月間は注意を要する．
- 観血療法：腱を断端縫合し，パラテノンで周囲を覆い保存療法と同様に固定する．

4. 腓骨筋腱脱臼

- 長腓骨筋腱の単独脱臼が多い．

<原因>
- 外傷性：足関節捻挫．
- 非外傷性：腓骨筋溝の形成不全や伸筋支帯の一部欠損

<症状>
- 外傷性：腓骨筋支帯を損傷して腓骨筋腱が外果前方へ逸脱し，腫脹・疼痛を伴う．
- 非外傷性：外返し時に腓骨筋腱が外果前方へ逸脱するが，戻すと整復される．

5. 脛骨過労性骨膜炎・シンスプリント（shin splint）

- 発生部位および関係する解剖を理解する．
- 足部のアライメントの関与を理解する．

<原因>
- 足関節底背屈の反復により脛骨中・下1/3内側後縁に機械的反復刺激が加わり，ヒラメ筋・長趾屈筋・後脛骨筋の引っ張り張力により，同部位に炎症が起こる．

<症状>
- 扁平足・回内足・膝外反などのアライメント異常が素因
- 脛骨内側縁の圧痛・自発痛
- 起因筋の伸張時痛・抵抗運動時痛
- 単純X線では異常所見を認めないが，MRIでは骨髄や脛骨内側縁に高輝度像を認める．

<治療法>
- RICE処置を第一選択とする．
- 急性期以降は，温熱療法やストレッチング，筋力強化に移行する．

1. コンパートメント症候群，2. アキレス腱炎・周囲炎，3. アキレス腱断裂

1 下腿のコンパートメント症候群
- 下腿のコンパートメントは ① ， ② ， ③ ， ④ に分類される． ① ならびに ② に好発する．

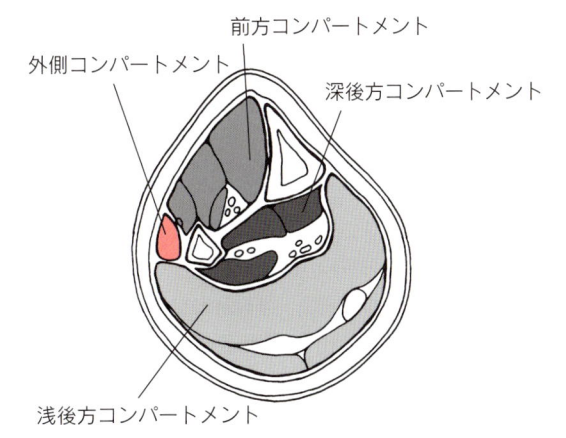

下腿のコンパートメント

2 アキレス腱断裂
- 下腿三頭筋を把握すると正常では足関節が底屈するが，アキレス腱が断裂していると収縮力が伝達されず ① 屈しない（シモンズ・トンプソンテスト）．陳旧例では線維性に結合しているため，底屈することが多い．
- 一方，マトレステストは，腹臥位で膝関節を90°屈曲する．アキレス腱断裂があると，足関節が底屈位を保持できず背屈する．陳旧例においても腱が延長しているため発現する．

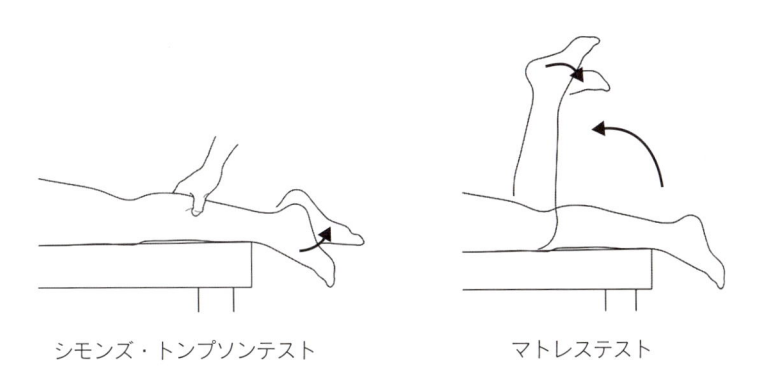

シモンズ・トンプソンテスト　　マトレステスト

アキレス腱断裂の徒手検査

6. 足関節外側側副靱帯損傷（内がえし捻挫）
- 解剖を理解する．
- 評価法を理解する．
- 発生機序を理解する．
  - 発生機序：内がえし強制により受傷する．前距腓靱帯，ついで踵腓靱帯が損傷する．

<症状>
- 足関節外側部に腫脹および疼痛．
- 外果周囲に皮下出血斑．

<徒手検査>
- 前方引き出しテスト：前距腓靱帯損傷
- 内反ストレステスト：踵腓靱帯損傷

> **check point：**
> O'donoghue の靱帯損傷の分類
> Ⅰ度（軽度）：靱帯の弛緩・微細損傷・不安定性なし
> Ⅱ度（中度）：靱帯の部分断裂・不安定性あり
> Ⅲ度（重度）：靱帯の完全断裂・不安定性あり

<治療法>
- RICE 処置を第一選択とする．
- 損傷程度に応じて，副子固定を併用する．
- 部分断裂（Ⅱ度）では約 2～3 週間の固定をする．完全断裂（Ⅲ度）では約 6 週間の固定をする場合もある．
- 固定中から等尺性運動を実施し，外側側副靱帯損傷の固定除去後は，長・短腓骨筋や第 3 腓骨筋の筋力強化を実施する．
- バランスボードなどの神経筋協調訓練を行う．

7. 足関節内側側副靱帯損傷（外がえし捻挫）

- 三角靱帯の断裂より内果の裂離骨折の発生頻度の方が高い．

8. その他の足部靱帯損傷

- 発生機序を理解する．
- 遠位脛腓靱帯損傷：足関節の外転・外旋，距骨の回旋により発生する．
- 二分靱帯損傷：内がえしにより外側側副靱帯損傷と同様の機転で発生する（Chopart 関節捻挫）．
- Lisfranc 靱帯損傷：足根中足関節とも呼ばれ，前足部の捻転で発生する．

9. 扁平足障害

- 主に内側縦アーチが減少した状態．
  - 小児期扁平足：成長に伴い改善され，良好な経過をたどる．
  - 思春期扁平足：運動量・強度の増加に伴い発生する．足根骨癒合症を合併すると観血的処置が必要．
  - 成人期扁平足：加齢による筋力低下や負荷に耐えられず生じたもの（静力学的扁平足）．
  - 外傷性扁平足：踵骨骨折後に後遺することが多い．
  - 先天性扁平足：舟底足様変形を伴いやすく，二分脊椎・神経線維腫も合併．
  - 麻痺性扁平足：アーチを構成する筋群の機能障害によるもの．

10. 後足部の疾患

1) Sever 病

- 10 歳前後の男児に好発する骨端症．
- 安静・固定などにより症状は改善し，予後良好．

4. 腓骨筋腱脱臼，5. 脛骨過労性骨膜炎・シンスプリント，6. 足関節外側側副靱帯損傷，7. 足関節内側側副靱帯損傷，8. その他の足部靱帯損傷

1 足関節外側側副靱帯損傷（内がえし捻挫）
- ［ ① ］靱帯損傷がもっとも多く，ついで［ ② ］靱帯損傷が多い．前方引き出しテストは［ ① ］靱帯を評価し，内反ストレステストは［ ② ］靱帯を評価する．

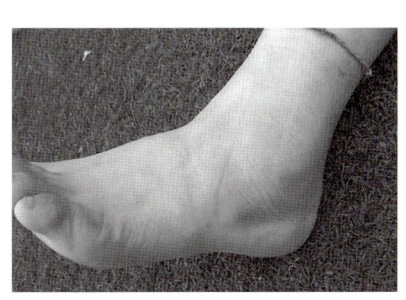

内がえし捻挫（Ⅱ度損傷） 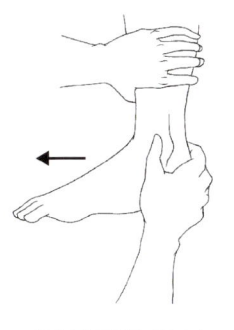　　前方引き出しテスト 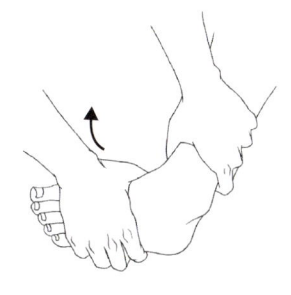　　内反ストレステスト

内がえし捻挫の外観と徒手検査

2 足関節内側側副靱帯損傷（外がえし捻挫）
- ［ ① ］靱帯は強靱なため，完全断裂は少なく，断裂した場合には脱臼あるいは亜脱臼が起きる．

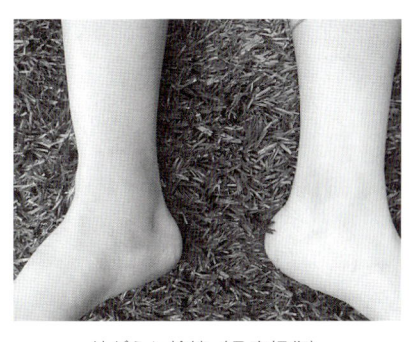

外がえし捻挫（Ⅱ度損傷）

3 Chopart関節捻挫（二分靱帯損傷）
- 圧痛点は［ ① ］と第［ ② ］中足骨基部を結ぶ線の中点からやや遠位内側に位置する．内がえし捻挫と同様の機序で発生する．

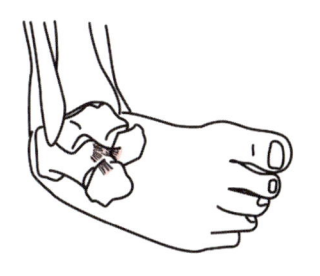

Chopart関節捻挫（二分靱帯損傷）

2）アキレス腱滑液包炎
- アキレス腱踵骨付着部に好発する．
- 女性にやや多く両側性．
- 圧痛，運動時痛を認め，急性期には発赤，腫脹が強く，慢性期には硬結化する．

3）有痛性三角骨障害
- 距骨後外側の過剰骨による．
- 距骨後突起骨折との鑑別を要する．

4）有痛性外脛骨
- 青壮年の足の舟状骨内側の過剰骨による．
- 後脛骨筋が付着し，内側縦アーチ保持に関与．扁平足と関係が強い．

5）踵骨棘
- 壮年期の踵骨内側突起に認める有痛性骨増殖で，性差はない．
- 踵骨棘を認めても，痛みがないこともある．

6）足底腱膜炎
- 内側縦アーチに一致した圧痛，炎症を認める．朝の第一歩の疼痛が特徴である．

7）第1 Köhler病
- 小学校入学前後の男児に好発する骨端症である．単純X線写真で舟状骨に硬化・圧潰像を認める．

8）足根管症候群
- 内果後方の屈筋支帯部での絞扼性神経障害．
- 外傷，ガングリオンなどの占拠性病変，足根骨癒合症，回内足などに起因する．

11．前足部の疾患

1）外反母趾
- 内側縦アーチの低下に伴う中足骨の開張（開張足）により，第1趾がMTP関節で外反する．
- 女性ではハイヒールが誘因とされる．
- 中足骨頭が内側に突出することでバニオン（滑液包炎）を認める．
- 変形が進行すると第2・3中足骨頭に一致する足底部に胼胝（ベンチ）を形成することがある．

2）種子骨障害
- 第1趾MTP関節近位部にある種子骨が運動時に反復刺激を受けることで，圧痛，荷重痛，運動時痛などを認める疾患の総称．疲労骨折を起こすことがある．

3）第2 Köhler病（Freiberg病）
- 思春期の女性に好発する第2（3）中足骨頭部の骨端症．
- 第1 Köhler病に比べて骨頭の萎縮・硬化などの変性を残しやすく予後は悪い．

4）Morton病
- 女性に好発する第3・4中足骨間の総底側趾神経鞘腫．
- 深横中足靱帯と中足骨頭での圧迫が原因とされる．

（川口央修）

第 10 章　下腿および足部の疾患　259

テキスト ＆ ワーク

9. 扁平足障害, 10. 後足部の疾患, 11. 前足部の疾患

1 Sever病
- 10歳前後の ① に好発する踵骨の骨端症である.

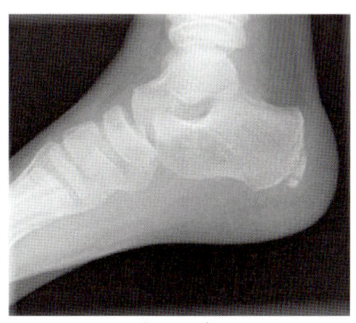

Sever 病

2 有痛性外脛骨, 第1 Köhler病
- 有痛性外脛骨は扁平足に関係して発症し, この部位には ① 筋が付着する. 第1Köhler病は小学校入学前後の ② 児に好発する.

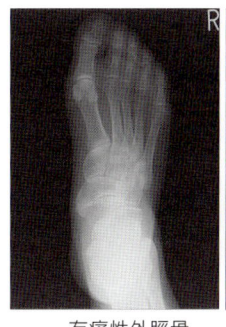

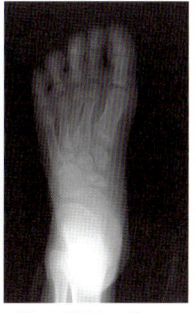

有痛性外脛骨　第1 Köhler病
舟状骨に関連した疾患

3 外反母趾
- 内側縦アーチが低下し ① 足になることで, 第1趾がMTP関節で ② する. 中足骨頭が ③ に突出することでバニオン(滑液包炎)を認める.

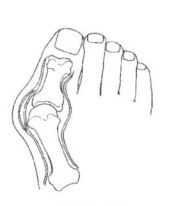

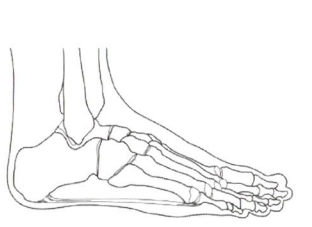

バニオン　　内側縦アーチの低下　　開張足
　　　　　　　外反母趾

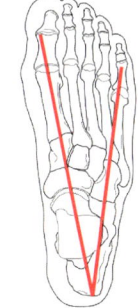

4 種子骨障害
- 種子骨障害では, 運動時に反復刺激を受けて ① 骨折などを起こすことがある.

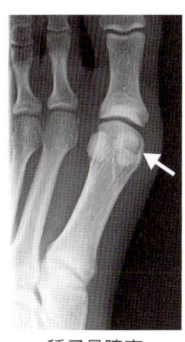

種子骨障害

演習問題

1) 下腿コンパートメント症候群の好発部位はどれか．2つ選べ．
   1. 前方区画
   2. 外側区画
   3. 浅後方区画
   4. 深後方区画

2) 下腿コンパートメント症候群について誤っているのはどれか．
   1. 緊縛包帯が原因となる．
   2. 強い疼痛を認める．
   3. 足背動脈の拍動は触知不可となる．
   4. RICE処置の圧迫および挙上は行ってはならない．

3) アキレス腱断裂について正しいのはどれか．
   1. 部分断裂が多い．
   2. 圧倒的に女性に多い．
   3. 断裂音を自覚することが多い．
   4. 筋腱移行部に多く，受傷部に陥凹を触知できる．

4) アキレス腱断裂について誤っているのはどれか．
   1. つま先立ちは不能である．
   2. 足関節自動底屈は不能である．
   3. 正常歩行は不能である．
   4. 検査法にThompsonテストやマトレステストがある．

5) 誤っているのはどれか．
   1. アキレス腱周囲炎は外反扁平足などの足部アライメント異常により発生する．
   2. 腓骨筋腱脱臼は長腓骨筋腱の単独脱臼が多い．
   3. シンスプリントは脛骨上1/3内側後縁に発生しやすい．
   4. 下腿コンパートメント症候群の慢性型は安静を第一選択とする．

6) 足関節外側側副靱帯損傷について誤っているのはどれか．
   1. 内がえし強制により発生する．
   2. 前距腓靱帯損傷が多い．
   3. 内反ストレステスト陽性の場合は前距腓靱帯の単独損傷である．
   4. リハビリとして腓骨筋の筋力訓練が有効である．

7) 足関節内側側副靱帯損傷について誤っているのはどれか．
   1. 靱帯断裂より内果の裂離骨折が多い．
   2. 踵腓靱帯が損傷しやすい．
   3. O'donoghue分類のⅠ度では不安定性を認めない．
   4. O'donoghue分類のⅢ度は完全断裂である．

8) 足部の外傷・障害について誤っているのはどれか．
   1. 二分靱帯損傷は内がえし強制により発生する．
   2. リスフラン靱帯損傷は前足部の捻転により発生する．
   3. 小児期扁平足は成長に伴い増悪する傾向が強い．
   4. Sever病は10歳前後の男子に好発する．

9) 足部の障害について誤っているのはどれか．
   1. Sever病は踵骨の骨端症である．
   2. アキレス腱滑液包炎は女性にやや多い傾向がある．
   3. 有痛性三角骨障害は距骨後突起骨折との鑑別を要する．
   4. 有痛性外脛骨障害には前脛骨筋の牽引力が最も関与する．

10) 足部の外傷について誤っているのはどれか．
    1. 踵骨棘はスポーツ活動が盛んな10代前半に発生しやすい．
    2. 足底腱膜炎は内側縦アーチに一致した圧痛を認める．
    3. 第1 Köhler病は男児に発生しやすい．
    4. 足根管症候群は内果後方での絞扼性神経障害である．

11) 外反母趾について誤っているのはどれか．
    1. 第1趾がMTP関節部で外反したものである．
    2. 内側縦アーチの低下に伴う中足骨の開張が原因となる．
    3. バニオン（滑液包炎）を認める．
    4. 胼胝は内側縦アーチ部に出現することが多い．

索 引

あ

アイロン体操　130
アキレス腱炎　253
アキレス腱滑液包炎　258
アキレス腱周囲炎　253
アキレス腱断裂　253
アドソンテスト　164
アプリヘンションサイン　148
アレンテスト　164
鞍鼻型　8

い

インピンジメント徴候　184,190
医原性　238

う

ウエイターズチップポジション　168
烏口下脱臼　126
烏口突起骨折　30
腕立て伏せ　62
内がえし捻挫　255
運搬角　41

え

エデンテスト　164
エルブーデュシェンヌ型　168
腋窩神経絞扼障害　191
腋窩神経損傷　34
腋窩動脈損傷　34
円回内筋症候群　195
円回内筋付着部　51
円板状半月　240
炎症性斜頚　161
遠位脛腓靱帯損傷　256
遠位橈尺関節脱臼　138

お

オーバーラッピングフィンガー　69
鴨嘴状骨折　110

か

下角骨折　28
下顎骨骨折　6
下顎骨骨体部骨折　6
下顎枝部骨折　6
下垂指　54
下垂手　40
下腿果上骨折　102
下腿骨骨幹部疲労骨折　104
化膿性脊椎炎　179
過外転症候群　164

鵞足炎　248
開口位　10
階段状変形　140
解剖学的整復　52
外傷性顎関節損傷　157
外傷性骨化性筋炎　146
外傷性腕神経叢麻痺　166
外側側副靱帯損傷　242
外転内旋位免荷装具　224
外反ストレステスト　202,242
外反膝　237
外反肘　44
外反肘変形　44
外反不安定性　44
外反母趾　258
鉤爪手　204
顎関節症　116,156
顎関節脱臼　116
顎関節内障　156
顎関節捻挫　157
顎内障　156
肩関節外旋位固定　130
肩関節周囲炎　192
肩関節脱臼　126
滑液包炎　249
関節ネズミ　206
関節窩骨折（肩甲骨）　28
関節突起頚部骨折　6
関節内骨折　42
環軸関節回旋位固定　161
環軸関節の脱臼　120
環椎破裂骨折　10
眼窩下神経麻痺　4
眼窩底破裂骨折　4
眼窩底吹き抜け骨折　4
眼鏡様皮下出血　2
癌転移　178

き

逆 Bennett 骨折　70
亀裂骨折　2
基節骨骨折　73
基部骨折（中節骨）　74
機能的装具固定　40
偽関節　38
虐待　22
臼蓋形成不全　232
距骨頚部骨折　108
距骨骨折　108
距骨後突起骨折　110
距骨体部骨折　110
胸郭出口症候群　162

胸骨骨折　21
胸鎖関節脱臼　123
胸椎脱臼　120
胸椎椎体圧迫骨折　16
胸椎部脱臼骨折　120
胸背部の軟部組織損傷　171
胸壁動揺　22
胸腰椎移行部脱臼骨折　121
胸腰椎移行部椎体圧迫骨折　16
胸肋関節損傷　158
強剛母指　214
強直性脊椎炎　179
頬骨弓単独骨折　6
頬骨体部骨折　6
棘果長　79
棘上筋テスト　184
棘突起骨折　14
筋性斜頚　161

く

クラッチフィールド　120
クリック　58
クルンプケ型　168
クローズドロック　156
グライディングテスト　248
グラスピングテスト　246

け

下駄骨折　112,113
脛骨プラトー骨折　95
脛骨過労性骨膜炎　254
脛骨顆間隆起骨折　96
脛骨顆部骨折　95
脛骨粗面骨折　98
脛骨単独骨折　100
脛骨疲労骨折　104
脛腓両骨折　100
痙性斜頚　161
傾斜角　41
頚髄損傷　169
頚体角　82
頚椎カラー固定　166
頚椎症　162
頚椎症性神経根症　162
頚椎症性脊髄症　162
頚椎椎間板ヘルニア　161
頚部骨折（肩甲骨）　28
頚部骨折（中節骨）　74
頚肋症候群　164
結核性脊椎炎　180
楔状変形　12,16
月状骨骨折　64

索引

月状骨周囲脱臼　138,139
月状骨脱臼　138,139
肩甲骨骨折　28
肩甲骨骨体部骨折　28
肩甲上神経絞扼障害　191
肩鎖関節脱臼　124
肩峰下インピンジメント症候群　34,188
肩峰骨　30
肩峰骨折　30
肩峰骨頭間距離　182
腱板疎部損傷　185
腱板損傷　182
原発腫瘍　178

こ

コッドマン体操　130
コッヘル法　129
コンパートメント症候群　198（前腕）,200,253（下腿）
股関節拘縮　230
股関節の脱臼　145
五十肩　192
口外法　118
口内法　118
交叉性腱鞘炎　213
後外側回旋不安定性誘発テスト　200
後外側構成体損傷　241
後骨間神経麻痺　196
後十字靭帯損傷　244
後十字靭帯付着部裂離骨折　96
後縦靭帯骨化症　162
後方押し込みテスト　244
後方落ち込み徴候　244
後方四角腔　191
骨幹部骨折（中節骨）　74
骨幹部骨折（末節骨）　76
骨化性筋炎　42
骨性バンカート損傷　128
骨性斜頚　161
骨粗鬆症　16
骨盤単独骨折　79
骨盤輪骨折　79
骨盤裂離骨折　80
根引き抜き損傷　168

さ

サルカス徴候　191
鎖骨遠位端骨融解症　26
鎖骨骨折　24
鎖骨若木骨折　136
坐骨骨折　79
最大脳頭蓋線　2
猿手　219
三角筋付着部　38
三角骨　110

三角骨骨折　65
三角線維軟骨複合体損傷　218

し

シモンズ・トンプソンテスト　254
シンスプリント　254
ジャンパー膝　246
指節間関節脱臼　142
自動車運転手骨折　60
軸椎関節突起間骨折　12
軸椎歯突起骨折　10
疾走型　104
膝蓋腱膜　90
膝蓋骨骨折　90
膝蓋骨脱臼　148
膝蓋内側滑膜ヒダ　248
膝蓋軟骨軟化症　248
膝関節脱臼　150
斜角筋症候群　164
斜頚　161
斜鼻型　8
尺骨神経管症候群　220
尺骨肘頭骨折　46
尺骨突き上げ症候群　58
手根管症候群　219
手根中手（CM）関節脱臼　139
手根不安定症　64
手指巧緻運動障害　162
種子骨障害　258
舟状骨骨折　62,111
舟状骨有頭骨骨折症候群　65
習慣性脱臼　116
銃剣状変形　56,216
小胸筋症候群　164
小児の急性塑性変形　54
小児の膝変形　237
小児骨端線損傷　49
掌蹠膿疱症性骨関節炎　126
掌側 Barton 骨折　58
掌側板付着部裂離骨折　74
踵棘　258
踵骨骨折　110
踵骨前方突起骨折　111
踵骨隆起関節角　110
上角骨折　28
上顎骨骨折　4
上顎骨矢状骨折　4
上部胸椎棘突起骨折　16
上腕骨外側上顆炎　208
上腕骨解剖頚骨折　32
上腕骨顆上骨折　40
上腕骨近位骨端線離開　34
上腕骨外科頚骨折　33
上腕骨骨幹部骨折　38
上腕骨骨頭骨折　32

上腕骨小結節骨折　34
上腕骨大結節骨折　34
上腕骨内側上顆骨折　44
上腕二頭筋長頭腱損傷　184
上腕二頭筋長頭腱脱臼　34
尻上がり現象　231

す

スカイラインビュー　150
スカルパ三角　82
スコップ作業者骨折　14,16
スコップ作業者病　14,16
スピードテスト　186
スライス骨折　121
スワンネック変形　210
頭蓋冠骨折　2
頭蓋骨骨折　2
頭蓋直達牽引　12,120
頭蓋底骨折　2
水平脱臼（手根中手関節）　140
垂直重複骨折　80
垂直脱臼（手根中手関節）　140
鋤型変形　57

せ

セイヤー（Sayre）絆創膏固定法　26
正中神経高位麻痺　219
正中神経低位麻痺　219
脊髄腫瘍　180
脊椎カリエス　180
脊椎炎　179
脊椎分離すべり症　173
石灰沈着性腱板炎　192
仙骨骨折　79
仙腸靭帯　172
先天性股関節脱臼（CDH）　232
線状骨折　2
全身関節弛緩性　148
前骨間神経麻痺　198
前十字靭帯損傷　243
前十字靭帯付着部裂離骨折　96
前捻角　82
前方引き出しテスト　243,256
前腕両骨後方脱臼　132
前腕両骨骨幹部骨折　52
前腕両骨前方脱臼　134
前腕両骨側方脱臼　134
前腕両骨分散（開排）脱臼　134
阻血性拘縮　42
阻血性大腿骨頭壊死　145,146
鼡径部痛症候群　223

そ

粗面部骨折（末節骨）　76
相反性クリック　156

足関節外側側副靱帯損傷　255
足関節果部骨折　107
足関節内側側副靱帯損傷　256
足根管症候群　258
足趾の脱臼　152
足趾骨骨折　112
足底腱膜炎　258
足底線維腫症　212
側弯症　173
外がえし捻挫　256

た
タナ（棚）障害　248
ダッシュボード損傷　80,98,145
大腿（スカルパ）三角部　82,145
大腿骨遠位骨端線離開　88
大腿骨顆上骨折　88
大腿骨顆部骨折　88
大腿骨頚部骨折　82
大腿骨骨幹部骨折　87
大腿骨骨頭骨折　80
大腿骨小転子骨折　84
大腿骨大転子骨折　84
大腿骨頭すべり症　226
大腿骨頭壊死症　228
大腿三角　82
大腿四頭筋拘縮症　238
大腿四頭筋肉ばなれ　236
大腿内側皮膚溝　232
大腿部の肉ばなれ　236
大腿部骨化性筋炎　234
大腿部打撲　234
大菱形骨骨折　65
代償動作　182
第1Köhler病　258
第2Köhler病　258
第5中手骨基部骨折　71
第5中足骨基部骨折　113
竹棒状脊椎　179
脱臼骨折の整復　54
単純性股関節炎　226
弾発現象　214
弾発股　223
弾発性固定　34

ち
チェアーテスト　208
チャーリーホース　235
恥骨骨折　79
遅発性尺骨神経麻痺　44,204
中指伸展テスト　208
中手骨基部骨折　70
中手骨頚部骨折　68
中手骨骨幹部骨折　69
中手骨骨頭部骨折　68

中手指節関節脱臼　140
中節骨骨折　73
中足骨骨折　112
肘関節後外側回旋不安定症　200
肘頭高位　42
肘内障　136
肘内側側副靱帯損傷　202
肘部管症候群　202
長胸神経麻痺　169
腸脛靱帯炎　246
腸骨翼骨折　79
跳躍型　104
跳躍型脛骨疲労骨折　104

つ
突き指損傷　142
椎間関節　171
椎間靱帯　172
椎間板変性　177
椎体間関節　172
椎体楔状圧迫骨折　12
椎体破裂骨折　14,18
槌指　76

て
デゾー（Desault）包帯固定法　26
デパルマ法　129,132
転子果長　79

と
トムゼンテスト　208
トレンデレンブルグ徴候　226
ドレーマン徴候　226
ドロップアームサイン　184
豆状骨骨折　66
疼痛緩和肢位　21,24
橈骨遠位骨端線離開　60
橈骨近位端部骨折　48
橈骨茎状突起骨折　60
橈骨手根関節脱臼　138
橈骨神経麻痺　40
橈骨単独骨折　51
橈骨頭単独脱臼　134
頭部・顔面打撲　158
動揺性肩関節　190
特発性側弯症　173

な
ナウマン症候　108
ナックルキャスト　69
ナックルパートの消失　68
内側側副靱帯損傷　242
内側側副靱帯付着部裂離骨折　90
内反ストレステスト　242,256
内反膝　237

に
二分靱帯損傷　111,256

ね
寝違え　164

は
ハムストリングス肉ばなれ　236
ハンギングキャスト　34
バウマン角　41
バックハンドテニス肘　208
バトル徴候　2
バレ・リーウー症候群　166
バンカート損傷　128
バンド固定法　26
バンブー・スパイン　179
パンチ骨折　69
パンナー病　195
ばね股　223
ばね指　214
ばね様固定　34
破壊性病変　178
背臥位吊り上げ整復法　17
背側 Barton 骨折　58
発育性股関節脱臼（DDH）　232
反張膝　237
反張背臥位整復法　17
反跳徴候　124
反復性肩関節脱臼　129
反復性脱臼　116
半月板損傷　240
絆創膏固定法　124

ひ
ヒポクラテス法　118,129
ヒル-サックス損傷　32,128
ピアノキーサイン　124
皮下出血斑　24
腓骨筋腱脱臼　254
腓骨骨幹部単独骨折　102
腓骨頭骨折　99
腓骨疲労骨折　104
尾骨骨折　80
鼻骨骨折　8
膝サポーター　148
膝くずれ　243
肘屈曲テスト　186

ふ
ファイター骨折　68
フォーク状変形　56
フォルクマン拘縮　42,43
フランスヒール骨折　111
フローゼのアーケード　196

ブラウン架台　101,103
ブラガードテスト　176
ブラックアイ　2
不安定性に基づく腰痛　173
不定愁訴　223
振り子運動　36
振り子体操　130
副神経麻痺　168
分娩麻痺　169
分裂膝蓋骨　92

へ

ベーカー嚢腫　250
ベーラー（Böhler）角　110
ベーラー（Böhler）整復法　17
ベーラー肢位　17
ベーラー体操　17
ペインフルアークサイン　184
ペルテス病　224
変形性肩関節症　193
変形性肩鎖関節症　193
変形性股関節症　228
変形性膝関節症　250
変形性脊椎症　174
変形性肘関節症　204
扁平足障害　256

ほ

母指 MP 関節尺側側副靱帯損傷　217
ボクサー骨折　68
ボタン穴機構　146
ボタン穴変形　216
ボルカース法　118
ポットの三徴　180
放散痛　174
膀胱直腸障害　162
末節骨骨折　76

み

ミエロパチーハンド　162
ミッテルドルフ三角副子　34
ミルウォーキーブレース　174

む

むちうち損傷　166

も

モーリーテスト　164
モーレンハイム窩　128

や

ヤーガソンテスト　186
野球肘　204

ゆ

有鉤骨鉤骨折　66
有鉤骨体部骨折　66
有痛性外脛骨　258
有痛性三角骨障害　258
有痛性分裂膝蓋骨　90
有頭骨骨折　65

よ

腰椎脱臼　120
腰椎椎間板ヘルニア　176
腰椎肋骨突起骨折　18
腰部脊柱管狭窄症　173,174
腰部の軟部組織損傷　171
翼状肩甲骨　169

ら

ライトテスト　164
ラセーグ徴候　176

り

リーメンビューゲル法　232
リトルリーガーズショルダー　34,190
リトルリーグ肘　202
リング固定法　26
梨状筋症候群　224
離断性骨軟骨炎　206,238
立方骨骨折　111
隣接指固定　74

る

ルーステスト　164
ルドロフ（Ludloff）徴候　84
ルフォール（Le Fort）分類　4
涙滴徴候　198

れ

軋音　58

ろ

ローゼル・ネラトン線　145
ローゼル法　132
ロッキングフィンガー　214
肋鎖症候群　164
肋間筋損傷　159
肋骨骨折，肋軟骨骨折　22
肋骨隆起　173

わ

ワードの三角　82
鷲手　204

数字

5P 徴候　199,200
8 字帯固定法　26

A

Allis 徴候　232
Anderson 分類　10
APD　54

B

BA　41
Bennett 骨折　70
Bennett 病変　186
Blount 病　238
boot top fracture　100
Bouchard 結節　215

C

CA　41
Chance 骨折　17
chauffeur 骨折　60
Chopart 関節捻挫　256
Chopart 関節脱臼　151
Circular cylinder cast　48
Cobb 法　174
Codman 体操　192
Colles 骨折　54
Cotton Lorder 位　57
Cotton（コットン）骨折　107
Crank test　188
crepitus　58

D

de Quervain 病　212
Dupuytren 拘縮　211
Dupuytren（デュピュイトラン）骨折　107
Duverney 骨折　79

E

Eichhoff テスト　212
extension lag　76

F

flexion-compression fracture　21
FNS テスト　176
Freiberg 病　258
FTA　148
functional brace　40

G

Galeazzi 脱臼骨折　54
Garden 分類　82
Guyon 管症候群　220

H

hangman 骨折　12

Hawkins' impingement sign　190
Hawkins 分類　108
Heberden 結節　215
Horner 徴候　168
Hüter 三角　132
Hüter 線　42

I

intrinsic plus position　69

J

Jackson test　162
Jefferson 骨折　10
Jones 骨折　112,113

K

Kemp テスト　174
Kienböck 病　64,210

L

Lachman テスト　243
Lauge-Hansen 分類　106
lift off test　184
Lisfranc 靱帯損傷　256
Lisfranc 関節脱臼　151

M

Madelung 変形　216
Maisonneuve（メソヌーブ）骨折　106
Malgaigne 骨折　80
mallet finger　76
McMurray テスト　240
Meyerding 分類　173
Meyers-McKeever 分類　96,98
Monteggia 脱臼骨折　54

N

Naumann 症候　108
Neer's impingement sign　190
Neer 分類　188

N－テスト　243

O

O'donoghue の靱帯損傷の分類　256
OPLL　162
Ortolani のクリックサイン　232
Osgood-Schlatter 病　98,244

P

Panner 病　195
passive muscle stretching test　199,200
passive stretch sign　43
Pauwels 分類　82
Payr 徴候　18
Phalen test　219
pivot shift test　200
PLRI　200
Pott（ポット）骨折　107
pull off 型　42
push off 型　42

Q

Q-angle　148
Quad setting　148

R

rib hump　173
RICE 処置　236
Roland 骨折　70
rotaor cuff の損傷　182

S

safe position　74
Salter-Harris Ⅱ型　34
Salter-Harris 分類　49,88
Scaphoid shift test　64
seat belt syndrome　21
Segond 骨折　99
Sever 病　258
Shea の分類　220
Shenton 線　46

Shephard 骨折　108
Sinding-Larsen-Johansson 病　247
SLAP 損傷　186
slipping 現象　191
SLR テスト　176
SMD　79
Smith 骨折　57
snuff box　62
Snyder 分類　188
SOMI 装具　12
Spurling test　162
steering wheel injury　21
Stener 損傷　217

T

TA　41
tangential 撮影　46
tear drop sign　198
tear drop 骨折　12
telescope sign　232
TFCC　58
TFCC 損傷　218
Thomas テスト　231
Tietze（ティーツェ）症候群　159
Tinel 徴候　204,219,220
Tinel 様徴候　220
TMD　79
Tossy 分類　124
trick motion　182
Tripod fracture　6

V

Volkmann 阻血性拘縮　198

W

Watson-Jones 分類　54
Watson-Jones 法　124

Z

Z字型変形　140,152

付 ワーク・演習問題解答

第1部　骨　折

第1章　頭部・顔面部の骨折

● ワーク

1．頭蓋骨骨折

p.3 **1** ①最大脳頭蓋線　②頭蓋冠骨折　③頭蓋底骨折　④眉間　⑤外後頭隆起　⑥直達外力　⑦介達外力
2 ①前頭蓋窩　②中頭蓋窩　③後頭蓋窩　**3** ①前頭蓋底骨折　②中頭蓋底骨折　③眼鏡様皮下出血

2．眼窩底吹き抜け骨折，3．上顎骨骨折

p.5 **1** ①下直筋　②上転障害　**2** ①三叉神経　②上顎神経　③頬　④上口唇　**3** ①上顎骨矢状骨折　②ルフォールⅠ型　③髄液鼻漏

4．下顎骨骨折，5．頬骨・頬骨弓骨折，6．鼻骨骨折

p.7 **1** ①正中部　②オトガイ孔部　③大臼歯部　④下顎角部　⑤関節突起頸部　⑥筋突起部　⑦顎関節脱臼
2 ①3ヵ所　②V字　③頬骨前頭縫合部　④頬骨弓　⑤上顎頬骨縫合部　**3** ①斜鼻　②鞍鼻

p.8 **4** ①骨癒合

p.9 ● 演習問題

1）……… 1　2）……… 1　3）……… 2　4）……… 2　5）……… 3　6）……… 1
7）……… 2・3　8）……… 3　9）……… 3　10）……… 3　11）……… 4　12）……… 2

第2章　頸部の骨折

● ワーク

1．Jefferson 骨折，2．軸椎歯突起骨折

p.11 **1** ①Jefferson　②頸髄損傷　③開口位　**2** ①Anderson　②開口位

3．hangman 骨折，4．椎体楔状圧迫骨折，5．tear drop 骨折，6．椎体破裂骨折，7．棘突起骨折

p.13 **1** ①hangman　**2** ①椎体楔状圧迫　②tear drop　**3** ①前下部　**4** ①脊髄損傷　**5** ①7　②スコップ作業者　③外傷　④疲労

p.15 ● 演習問題

1）……… 2　2）……… 3　3）……… 1　4）……… 1　5）……… 3　6）……… 2
7）……… 1　8）……… 4　9）……… 3　10）……… 3　11）……… 2　12）……… 1

第3章 体幹部の骨折

● ワーク

1. 上部胸椎棘突起骨折，2. 胸椎椎体圧迫骨折および胸腰椎移行部椎体圧迫骨折，3. Chance骨折

p.17 **1** ①骨粗鬆症 ②12 ③1 ④胸腰椎移行 ⑤叩打痛 ⑥楔状 **2** ①胸骨上端 ②恥骨結合 ③骨折

4. 椎体破裂骨折，5. 腰椎肋骨突起骨折

p.19 **1** ①腰椎 ②椎体 ③椎弓根 ④椎弓 ⑤脊髄 **2** ①大腰 ②腰方形 ③健側 ④payr徴候 ⑤腫脹 ⑥圧痛 ⑦腎

p.20 ● 演習問題

1)……1　2)……2　3)……4　4)……1　5)……1　6)……3
7)……2　8)……2　9)……4　10)……3　11)……4　12)……3

第4章 胸郭部の骨折

● ワーク

1. 胸骨骨折，2. 肋骨骨折・肋軟骨骨折

p.23 **1** ①内方凸 ②外方凸 **2** ①5 ②8 ③7 ④非利き手 ⑤6 ⑥肋骨角 ⑦1 **3** ①奇異呼吸 ②胸壁動揺

3. 鎖骨骨折

p.25 **1** ①介達 ②中外1/3 **2** ①上方 ②後方 ③下方 ④短縮 ⑤上方凸 **3** ①胸鎖乳突 ②患側 ③皮下出血斑 ④下垂 ⑤減少

p.27 **4** ①短縮 ②下方 **5** ①胸を張った ②8字帯（リング） ③デゾー包帯（セイヤー絆創膏） **6** ①3 ②皮膚貫通 ③粉砕

3. 鎖骨骨折，4. 肩甲骨骨折

p.29 **7** ①観血 ②烏口鎖骨 **8** ①直達 ②横 ③肩甲挙 ④上内方 ⑤大円 ⑥前鋸 ⑦前外上方

p.31 ● 演習問題

1)……3　2)……4　3)……4　4)……2　5)……1　6)……4
7)……3　8)……2　9)……2　10)……1　11)……4　12)……1

第5章 上腕骨近位端部の骨折

● ワーク

1. 上腕骨骨頭骨折，2. 上腕骨解剖頚骨折，3. 上腕骨外科頚骨折

p.35 **1** ①外転 ②軽度内転 ③自動 **2** ①偽関節 ②遷延 ③臥床 ④小児 ⑤協力 ⑥意識障害 **3** ①上腕外側 ②橈骨

4. 上腕骨大結節骨折，5. 上腕骨小結節骨折，6. 上腕骨近位骨端線離開

p.36 **1** ①前方脱臼 ②外転 ③外旋 ④肩峰下インピジメント症候群 **2** ①後方脱臼 ②肩甲下 ③上腕二頭筋長頭腱 **3** ①リトルリーガーズショルダー ②Salter-Harris Ⅱ型

p.37 ●演習問題
1)……2 2)……3 3)……1 4)……4 5)……1 6)……3
7)……4 8)……4 9)……2・4 10)……3 11)……2 12)……3

第6章　上腕骨骨幹部および肘関節周辺部の骨折

● ワーク

1. 上腕骨骨幹部骨折
p.39　**1** ①内旋　②外旋　**2** ①筋萎縮　②関節拘縮　**3** ①偽関節　②下垂手　③母指　④示指　⑤中指

2. 上腕骨顆上骨折
p.43　**1** ①幼小児期　②青壮年期　③異常　④弾発性　⑤乱れない　⑥肘頭高位　**2** ①90〜100°（鋭角）　②回内　**3** ①矯正

3. 上腕骨外顆骨折
p.45　**1** ①内反　②前腕伸筋　③外反　④橈骨頭　**2** ①回転　②偽関節　③外反　④遅発性尺骨神経麻痺

4. 上腕骨内側上顆骨折，5. 尺骨肘頭骨折，6. 橈骨近位端部骨折
p.47　**1** ①外反　②屈筋　③内側側副　④前下方（遠位前方）　⑤回内　**2** ①屈曲　②上腕三頭　③後上方（近位後方）　④伸展　**3** ①成人　②小児

p.50 ●演習問題
1)……4 2)……1 3)……2 4)……3 5)……3 6)……2
7)……4 8)……2 9)……4 10)……3

第7章　前腕骨骨幹部から遠位端部の骨折

● ワーク

1. 橈骨単独骨折，2. 前腕両骨骨幹部骨折，3. Monteggia脱臼骨折，4. Galeazzi脱臼骨折
p.53　**1** ①尺骨　②橈骨頭　③骨折　④脱臼　⑤下垂手　⑥下垂指　⑦背屈　⑧伸展　**2** ①橈骨　②遠位橈尺関節　③掌側

5. Colles骨折
p.55　**1** ①背屈　②掌側　③回外　**2** ①フォーク状　②銃剣状　③背側　④橈側　⑤短縮　⑥回外　⑦回内　⑧23　⑨11

6. Smith骨折，7. 背側Barton骨折，8. 掌側Barton骨折，9. chauffeur骨折，10. 橈骨遠位骨端線離開
p.59　**1** ①回外　②掌屈　③背側　**2** ①鋤型　**3** ①回外　②背屈　③尺屈　④方形回内筋

p.61 ●演習問題
1)……4 2)……3 3)……2 4)……2 5)……1 6)……4
7)……3 8)……4 9)……2・3 10)……3・4 11)……3 12)……4

第8章　手根部の骨折

● ワーク

1. 舟状骨骨折，2. 月状骨骨折，3. 三角骨骨折，4. 大菱形骨骨折，5. 有頭骨骨折，6. 有鉤骨鉤骨折，7. 有鉤骨体部骨折，8. 豆状骨骨折

p.63　**1** ①結節部　②腰部　**2** ①snuff box　②長母指伸筋　③長母指外転筋　④短母指伸筋　⑤背屈　⑥橈屈　⑦1　⑧2　⑨腕立て伏せ

p.67 ●演習問題
1)……1　2)……4　3)……2　4)……2　5)……3・4　6)……3
7)……1・2　8)……3　9)……3　10)……1　11)……4　12)……2

第9章　中手部の骨折

● ワーク

1. 中手骨骨頭部骨折，2. 中手骨頚部骨折，3. 中手骨骨幹部骨折，4. 中手骨基部骨折

p.71　**1** ①ボクサー　②4　③5　④背側凸　**2** ①オーバーラッピングフィンガー　②2　③5　**3** ①長母指外転　②尺側手根伸

p.72 ●演習問題
1)……2　2)……4　3)……3　4)……3・4　5)……4　6)……1
7)……2　8)……1・3　9)……2　10)……3　11)……1　12)……4

第10章　手指骨の骨折

● ワーク

1. 基節骨骨折，2. 中節骨骨折

p.75　**1** ①小児　②骨端線離開　**2** ①隣接指　②屈曲　**3** ①緊張　②関節拘縮　**4** ①背側凸　②伸展　③掌側凸　④屈曲

3. 末節骨骨折

p.77　**1** ①転位　**2** ①脱臼骨折　②6〜8　③5〜6

p.78 ●演習問題
1)……3　2)……1・3　3)……1　4)……4　5)……2　6)……4
7)……3　8)……1　9)……2　10)……1　11)……2・3　12)……4

第11章　骨盤および股関節周辺部の骨折

● ワーク

1. 骨盤輪骨折，2. 骨盤裂離骨折，3. Malgaigne骨折

p.81　**1** ①直達外力　②延長　③冊径　④会陰　⑤筋腱付着　**2** ①外腹斜　②縫工　③大腿筋膜張　④大腿直

⑤ハムストリングス **3** ①Malgaigne ②垂直重複 ③ショック ④健側

4．大腿骨骨頭骨折，5．大腿骨頸部骨折

p.83 **1** ①内反 ②外反 ③30 ④有利 ⑤70 ⑥非転位 **2** ①鼡径靱帯 ②縫工筋 ③長内転筋 ④大腿神経 ⑤大腿静脈 ⑥大腿動脈 ⑦大腿骨頭 ⑧外旋

5．大腿骨頸部骨折，6．大腿骨大転子骨折，7．大腿骨小転子骨折

p.85 **3** ①大腿骨頭壊死 ②頚体角 ③130 ④前捻角 **4** ①保存 ②人工骨頭置換 ③CHS **5** ①小転子 ②腸腰 ③屈曲

p.86 ●演習問題

1) ……2 2) ……3 3) ……3 4) ……4 5) ……2 6) ……2
7) ……1 8) ……2・4 9) ……4 10) ……2 11) ……3 12) ……2

第12章　大腿骨および膝蓋部の骨折

● ワーク

1．大腿骨骨幹部骨折，2．大腿骨顆上骨折

p.89 **1** ①屈曲 ②外転 ③外旋 ④短縮 ⑤内上方 ⑥内転 ⑦後上方 ⑧中間 ⑨後方 **2** ①前方 ②後上方

3．大腿骨遠位骨端線離開，4．大腿骨顆部骨折，5．内側側副靱帯付着部裂離骨折

p.91 **1** ①Ⅱ ②成長 ③脚長 ④膝窩 **2** ①外反 ②内反 ③Q-angle ④増大 ⑤減少 ⑥十字 ⑦半月板 ⑧不安定 **3** ①外反不安定 ②内側

6．膝蓋骨骨折

p.93 **1** ①多く ②横 ③縦 ④粉砕 ⑤伸展 ⑥膝蓋腱膜 **2** ①分裂膝蓋骨 ②先天 ③後天 ④外上方

p.94 ●演習問題

1) ……4 2) ……3 3) ……4 4) ……2 5) ……2 6) ……2
7) ……2 8) ……1 9) ……1 10) ……1 11) ……3 12) ……1

第13章　下腿部の骨折

● ワーク

1．脛骨顆部骨折，2．脛骨顆間隆起骨折，3．脛骨粗面骨折

p.97 **1** ①外反 ②内反 ③腓骨頭 ④内側側副靱帯 ⑤外側側副靱帯 ⑥陥没 ⑦段差 **2** ①小児 **3** ①大腿四頭

4．腓骨頭骨折，5．脛骨単独骨折および脛腓両骨骨折

p.99 **1** ①遠位 ②近位 ③前内方 ④後外上方 ⑤前方

6．腓骨骨幹部単独骨折，7．下腿骨果上骨折，8．下腿骨骨幹部疲労骨折

p.103 **1** ①疾走型 ②跳躍型

p.105 ●演習問題

1) ……3 2) ……1 3) ……3・4 4) ……3 5) ……3 6) ……1
7) ……2 8) ……3 9) ……4 10) ……1 11) ……4 12) ……2

第14章 足関節周辺部および足部の骨折

● ワーク

1. 足関節果部骨折
p. 107　**1**①骨折線　**2**①回外　**3**①三角　②遠位脛腓

2. 距骨骨折，3. 踵骨骨折
p. 109　**1**①脱臼　**2**①踵骨隆起　②踵骨前方突起　**3**①内反　②外反　③底

4. 舟状骨骨折，5. 立方骨骨折，6. 中足骨骨折，7. 足趾骨骨折
p. 113　**1**①第1Köhler　②外脛骨　**2**①短腓骨　②2・3　③Jones　④遷延　⑤偽関節

p. 114 ●演習問題
1)……4　2)……1　3)……4　4)……1　5)……3　6)……1
7)……2　8)……4　9)……1　10)……4　11)……2　12)……2

第2部　脱　臼

第1章　頭部および体幹の脱臼

● ワーク

1. 顎関節脱臼
p. 117　**1**①前方　**2**①側頭筋　②咬筋　③外側翼突筋　④内側翼突筋　⑤舌骨筋群　**3**①健側
p. 119　**4**①咀嚼筋　②感染症予防　③下顎骨骨折　④反復性脱臼　⑤習慣性脱臼　⑥ヒポクラテス法

2. 環軸関節の脱臼および脱臼骨折，3. 頸椎脱臼，4. 胸椎部脱臼骨折，5. 胸腰椎移行部脱臼骨折
p. 121　**1**①歯突起　②前方　③環椎横　④脱臼骨折　**2**①脱臼

p. 122 ●演習問題
1)……3　2)……3　3)……2　4)……3　5)……4　6)……2
7)……1　8)……4　9)……3　10)……4　11)……4　12)……3

第2章　肩周辺部の脱臼

● ワーク

1. 胸鎖関節脱臼，2. 肩鎖関節脱臼
p. 125　**1**①肩鎖　②烏口鎖骨　③1/2　**2**①下方

3. 肩関節脱臼
p. 127　**1**①反復性肩関節　②関節唇　③関節窩　④後外側　**2**①消失　②増大

p. 131 ●演習問題
1)……4　2)……4　3)……1　4)……2　5)……1　6)……2
7)……2　8)……3　9)……3　10)……2・4　11)……2　12)……2

第3章　肘部の脱臼

ワーク

1. 前腕両骨後方脱臼
p.133　**1** ①過伸展　**2** ①索状　②弾発性　③ヒューター三角　④高位　⑤短縮

2. 前腕両骨前方脱臼，3. 前腕両骨側方脱臼，4. 前腕両骨分散（開排）脱臼，5. 橈骨頭単独脱臼，6. 肘内障
p.135　**1** ①前後径　②肘頭　**2** ①増大　②内顆　③橈骨頭　④外顆　⑤尺骨頭　**3** ①後方　②前方　③内方　④外方　**4** ①2　②4　③回内　④下垂　⑤回外

●演習問題
p.137
1) 2　2) 2　3) 4　4) 4　5) 3　6) 3
7) 1　8) 4　9) 3　10) 1　11) 3・4　12) 2

第4章　手および手指部の脱臼

ワーク

1. 遠位橈尺関節脱臼，2. 橈骨手根関節脱臼，3. 月状骨脱臼および月状骨周囲脱臼，4. 手根中手（CM）関節脱臼，5. 中手指節関節脱臼
p.141　**1** ①橈骨　**2** ①Z字型　②背側　③掌側板　④ロッキング　⑤中手骨骨頭　⑥牽引

6. 指節間関節脱臼
p.143　**1** ①背側　②掌側板　③不安定性

●演習問題
p.144
1) 3　2) 1・3　3) 3　4) 3　5) 2　6) 2・3
7) 3　8) 1　9) 3　10) 4　11) 3　12) 3

第5章　下肢の脱臼

ワーク

1. 股関節脱臼
p.147　**1** ①ダッシュボード　②屈曲　③内転　④内旋　⑤後方　⑥大腿骨頭　⑦上前腸骨棘　⑧坐骨結節　⑨高位　**2** ①屈曲　②外転　③外旋

2. 膝蓋骨脱臼，3. 膝関節脱臼
p.149　**1** ①TypeⅢ　**2** ①外反　②下前腸骨棘　③脛骨粗面　**3** ①外方　②不安感　③内側広筋

4. Chopart関節脱臼，5. Lisfranc関節脱臼，6. 足趾の脱臼
p.153　**1** ①底屈　**2** ①舟状骨　②5　③1　④立方　⑤2　**3** ①Z

●演習問題
p.154
1) 4　2) 1　3) 3　4) 2　5) 1　6) 1
7) 2・4　8) 3　9) 2　10) 4　11) 1　12) 3

第3部　軟部組織損傷

第1章　頭部・胸郭の疾患

● ワーク

1．顎関節症，2．顎関節捻挫，3．頭部・顔面打撲，4．胸肋関節損傷，5．肋間筋損傷

p.157 ■ ①相反性クリック　②開口障害　③クローズドロック　④前方

p.160 ●演習問題

1)……2　2)……1・4　3)……1　4)……2　5)……3　6)……1
7)……1　8)……2・3　9)……2　10)……2　11)……1　12)……1・3

第2章　頚部の疾患

● ワーク

1．斜頚，2．環軸関節回旋位固定，3．頚椎椎間板ヘルニア，4．頚椎症

p.163 **1** ①側屈　②回旋　**2** ①神経根　②脊髄　**3** ①低下　②減弱　③Jackson test　④Spurling test

5．後縦靱帯骨化症，6．胸郭出口症候群

p.165 **1** ①前斜角　②中斜角　③第1肋骨　④鎖骨　⑤小胸　⑥胸壁　⑦頚肋　**2** ①偽陽性

7．寝違え，8．むちうち損傷，9．外傷性腕神経叢麻痺，10．副神経麻痺，11．頚部の神経麻痺

p.167 **1** ①過伸展　②過屈曲　**2** ①第5頚　②第1胸　③オートバイ事故　**3** ①節前　②節後　③変性

p.170 ●演習問題

1)……2　2)……3　3)……3　4)……1　5)……4　6)……4
7)……4　8)……1　9)……3　10)……2　11)……4　12)……4

第3章　胸背部・腰部の疾患

● ワーク

1．胸背部の軟部組織損傷，2．腰部の軟部組織損傷，3．不安定性に基づく腰痛

p.175 **1** ①上位　②下位　③前方　**2** ①凸　②肩甲骨　③非対称　④Cobb

4．変形性脊椎症，5．腰椎椎間板ヘルニア，6．破壊性病変，7．脊髄腫瘍

p.177 **1** ①後側屈　**2** ①男　**3** ①FNS　②坐骨

p.181 ●演習問題

1)……3　2)……1　3)……4　4)……4　5)……1　6)……3
7)……1・4　8)……2　9)……1　10)……3　11)……2　12)……4

第4章　肩部および上腕部の疾患

● ワーク

1. 腱板損傷
p.183　**1** ①棘状　**2** ①肩峰骨頭間距離　②代償　③trick motion　**3** ①painful arc sign　②drop arm sign　③肩甲下筋　④lift off test

2. 上腕二頭筋長頭腱損傷
p.185　**1** ①遠位　**2** ①ヤーガソンテスト　②スピードテスト　③肘屈曲テスト

3. Bennett病変，4. SLAP損傷
p.187　**1** ①関節下結節　**2** ①投球動作　②上腕二頭筋長頭腱　**3** ①クリック

5. 肩峰下インピジメント症候群，6. リトルリーガーズショルダー，7. 動揺性肩関節
p.189　**1** ①内旋　②外転　③外旋　**2** ①内後方　**3** ①slipping　②下方

8. 肩甲上神経絞扼障害，9. 腋窩神経絞扼障害，10. 肩関節周囲炎，11. 石灰沈着性腱板炎，12. 変形性肩関節症，変形性肩鎖関節症
p.193　**1** ①棘下　**2** ①肩甲骨外縁　②肩関節下包　③上腕三頭筋　④大円筋　**3** ①女性　②夜間

p.194　● 演習問題
1) 2　2) 1　3) 4　4) 3　5) 4　6) 2
7) 1　8) 1　9) 1　10) 2　11) 4　12) 2

第5章　肘部の疾患

● ワーク

1. パンナー病，2. 円回内筋症候群
p.197　**1** ①運動　②小頭　**2** ①上腕二頭筋腱膜　②円回内筋腱膜様組織　③浅指屈筋腱膜様アーチ　**3** ①誘発

3. 後骨間神経麻痺，4. 前骨間神経麻痺
p.199　**1** ①運動　②フローゼ　**2** ①背屈　②伸展　③Monteggia　④橈骨頭　**3** ①屈曲　②伸展

5. コンパートメント症候群，6. 肘関節後外側回旋不安定症
p.201　**1** ①前腕伸筋群　②前腕屈筋群　③橈側伸筋群　**2** ①手指　②伸展　③前腕屈筋　④感覚　⑤運動　**3** ①pivot shift test

7. 肘内側側副靱帯損傷，8. 肘部管症候群
p.203　**1** ①前斜走　**2** ①不安定　②疼痛　**3** ①尺骨　②過伸展　③屈曲　④手指巧緻性　**4** ①叩打　②母指内転　③短母指屈　④第1背側骨間　⑤長母指屈

9. 変形性肘関節症，10. 野球肘
p.205　**1** ①肘部　**2** ①伸張　②圧迫

11. 離断性骨軟骨炎，12. 上腕骨外側上顆
p.207　**1** ①透亮　②分離　**2** ①短橈側手根伸　②伸展　③回内　④背屈

p.209　● 演習問題
1) 3　2) 3　3) 1　4) 3　5) 2　6) 2
7) 1・4　8) 1　9) 2　10) 2　11) 1　12) 2

第6章　手および手指部の疾患

● **ワーク**

1. Kienböck病，2. スワンネック変形，3. Dupuytren拘縮
p.211 ■ ①中高　②男　③小　④腱索　⑤再発

4. de Qurevain病
p.213 ■ ①短母指伸筋　②長母指外転筋　③長橈側手根伸筋　④短橈側手根伸筋　⑤長母指伸筋　⑥内転　⑦尺屈　⑧観血

5. ばね指，6. ロッキングフィンガー，7. Heberden結節
p.215 ■ ①DIP　②女性

8. ボタン穴変形，9. Madelung変形，10. 母指（第1指）MP関節尺側側副靭帯損傷
p.217 **1**①屈曲　②過伸展　③正中索　**2**①尺側側副　②外転　③母指内転筋　④Stener損傷

11. 三角線維軟骨複合体損傷，12. 手根管症候群，13. Guyon管症候群
p.221 **1**①浅指屈筋　②深指屈筋　③長母指屈筋　④正中神経　**2**①掌屈　②叩打　**3**①豆状骨　②有鉤骨　③尺骨神経

p.222 ● **演習問題**
　　1）……2・3　2）……4　3）……4　4）……3　5）……4　6）……4
　　7）……3　8）……4　9）……1・3　10）……1　11）……2　12）……1・4

第7章　股部の疾患

● **ワーク**

1. 鼠径部痛症候群，2. ばね股，3. 梨状筋症候群
p.225 **1**①内転　**2**①大腿筋膜張　②大転子　③腸腰　④恥骨　**3**①坐骨　②大転子

4. ペルテス病，5. 大腿骨頭すべり症
p.227 **1**①外転　**2**①肥満　②男　**3**①屈曲　②外転　③外旋　④中殿（外転）

6. 単純性股関節炎，7. 変形性股関節症，8. 大腿骨頭壊死症
p.229 **1**①滑膜　②関節液　**2**①変形　②狭小　③臼蓋形成　**3**①ステロイド　②アルコール

9. 股関節拘縮
p.231 ■ ①屈　②腸腰　③大腿直　④尻上がり現象

p.233 ● **演習問題**
　　1）……3　2）……1　3）……1　4）……2　5）……4　6）……2
　　7）……4　8）……4　9）……2・4　10）……3　11）……4　12）……3

第8章　大腿および小児の膝部の疾患

● **ワーク**

1. 大腿部打撲，2. 大腿部骨化性筋炎，3. 大腿部の肉ばなれ
p.235 **1**①形成（増大）　**2**①屈曲　②RICE

4. 小児の膝変形，5. 離断性骨軟骨炎
p.237 **1**①内反　**2**①内側顆　②骨軟骨移植

p. 239 ●演習問題
1）……3　2）……1　3）……4　4）……1　5）……3　6）……2
7）……1　8）……3　9）……4　10）……1　11）……3　12）……1

第9章　膝部の疾患

● ワーク

1．半月板損傷，2．内側側副靱帯損傷，3．外側側副靱帯損傷
p. 241　**1** ①関節裂隙　**2** ①外反　②前十字靱帯

4．前十字靱帯損傷，5．後十字靱帯損傷
p. 245　**1** ①前十字　②前方引き出し　③Lachman　**2** ①後方

6．Osgood-Schlatter 病，7．ジャンパー膝
p. 247　**1** ①膝蓋腱　**2** ①膝蓋腱

8．腸脛靱帯炎，9．タナ（棚）障害，10．膝蓋軟骨軟化症
p. 249　**1** ①外顆　②屈曲　③伸展　**2** ①女

11．鵞足炎，12．滑液包炎，13．変形性膝関節症
p. 251　**1** ①縫工　②薄　③半腱様　**2** ①膝蓋跳動　②伸展

p. 252 ●演習問題
1）……2　2）……4　3）……3　4）……1　5）……2　6）……3
7）……4　8）……2　9）……2　10）……3　11）……3　12）……4

第10章　下腿および足部の疾患

● ワーク

1．コンパートメント症候群，2．アキレス腱炎・周囲炎，3．アキレス腱断裂
p. 255　**1** ①前方　②外側　③浅後方　④深後方　**2** ①底

4．腓骨筋腱脱臼，5．脛骨過労性骨膜炎・シンスプリント，6．足関節外側側副靱帯損傷，7．足関節内側側副靱帯損傷，8．その他の足部靱帯損傷
p. 257　**1** ①前距腓　②踵腓　**2** ①三角　**3** ①外果　②5

9．扁平足障害，10．後足部の疾患，11．前足部の疾患
p. 259　**1** ①男子　**2** ①後脛骨　②男　**3** ①開張　②外反　③内側　**4** ①疲労

p. 260 ●演習問題
1）……1・2　2）……3　3）……3　4）……2　5）……3　6）……3
7）……2　8）……3　9）……4　10）……1　11）……4

【監修者略歴】

目 崎　　登
- 1972年　東京大学産婦人科助手
- 1976年　筑波大学産婦人科講師・助教授
- 1978年　医学博士（東京大学）
- 1997年　筑波大学スポーツ医学教授
- 2001年　筑波大学大学院人間総合科学研究科
　　　　　スポーツ医学専攻長・副研究科長
- 2007年　帝京平成大学地域医療学部教授

【編者略歴】

小 林　直 行
- 2006年　関東学園大学スポーツセンター
- 2009年　博士（スポーツ医学）（筑波大学大学院人間総合科学研究科）
- 2009年　筑波大学大学院人間総合科学研究科客員研究員
- 2010年　帝京平成大学地域医療学部講師

運動器疾患ワークブック　　ISBN978-4-263-24280-3

2012年4月10日　第1版第1刷発行

監修　目崎　　登
編集　小林　直行
発行者　大畑　秀穂

発行所　医歯薬出版株式会社

〒113-8612　東京都文京区本駒込1-7-10
TEL.(03)5395-7641(編集)・7616(販売)
FAX.(03)5395-7624(編集)・7611(販売)
http://www.ishiyaku.co.jp/
郵便振替番号 00190-5-13816

乱丁，落丁の際はお取り替えいたします　　印刷・あづま堂印刷／製本・愛千製本所

© Ishiyaku Publishers, Inc., 2012. Printed in Japan

本書の複製権・翻訳権・翻案権・上映権・譲渡権・貸与権・公衆送信権（送信可能化権を含む）・口述権は，医歯薬出版(株)が保有します．

本書を無断で複製する行為（コピー，スキャン，デジタルデータ化など）は，「私的使用のための複製」などの著作権法上の限られた例外を除き禁じられています．また私的使用に該当する場合であっても，請負業者等の第三者に依頼し上記の行為を行うことは違法となります．

JCOPY <(社)出版者著作権管理機構　委託出版物>

本書を複写される場合は，そのつど事前に(社)出版者著作権管理機構（電話 03-3513-6969，FAX 03-3513-6979，e-mail: info@jcopy.or.jp）の許諾を得てください．